食品成分表 ②
食材編

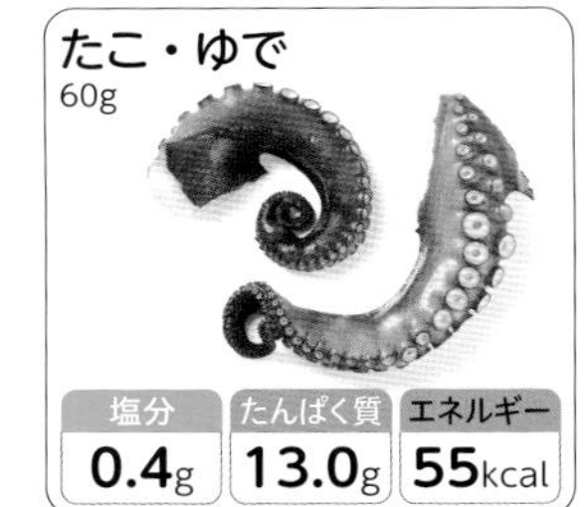
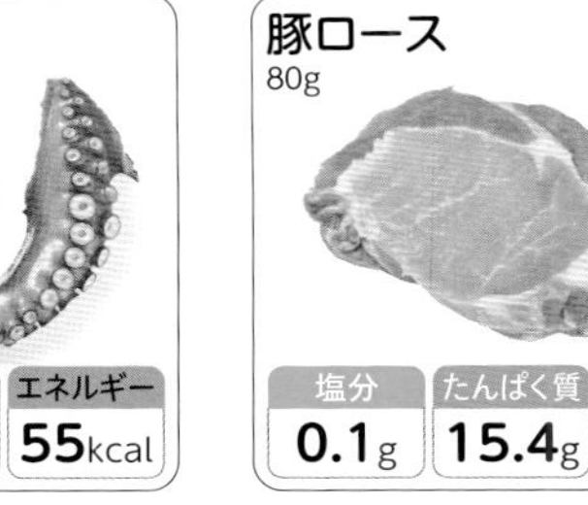
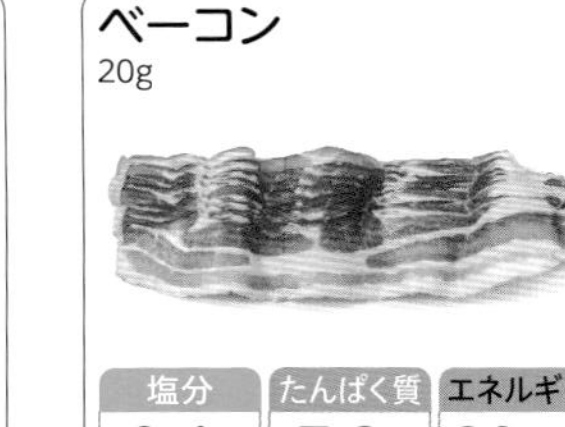
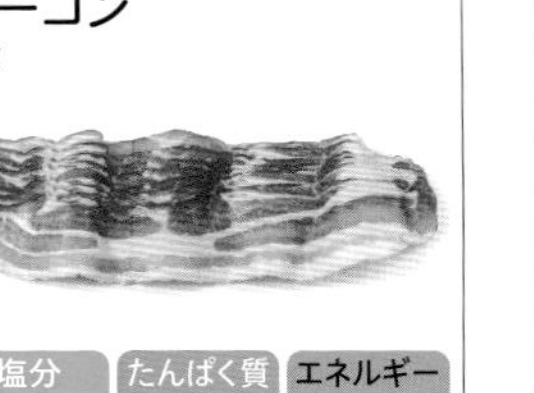
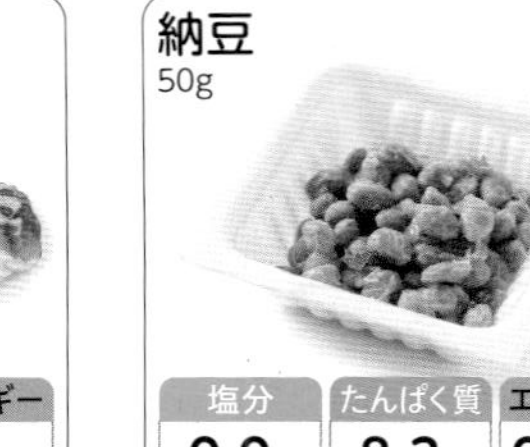
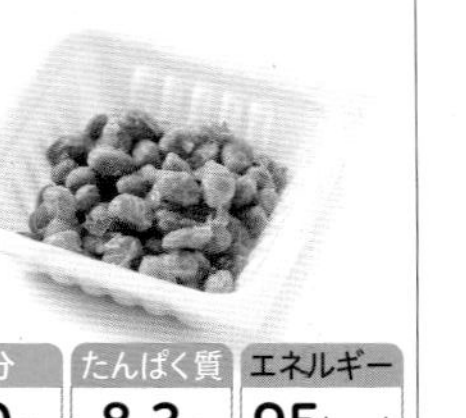
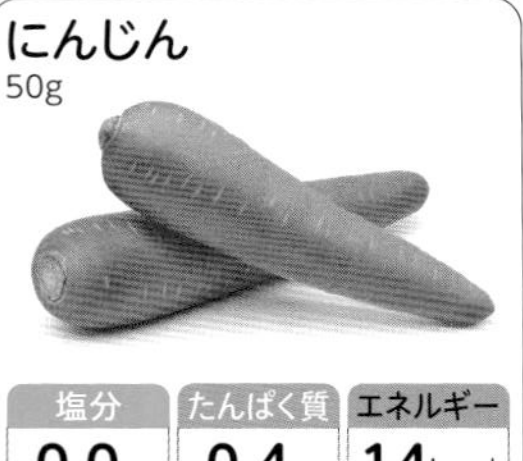

食品	分量	塩分	たんぱく質	エネルギー
たこ・ゆで	60g	0.4g	13.0g	55kcal
豚ロース	80g	0.1g	15.4g	1[illegible]8kcal
ベーコン	20g	0.4g	7.8g	80kcal
納豆	50g	0.0g	8.3g	95kcal
にんじん	50g	0.0g	0.4g	14kcal

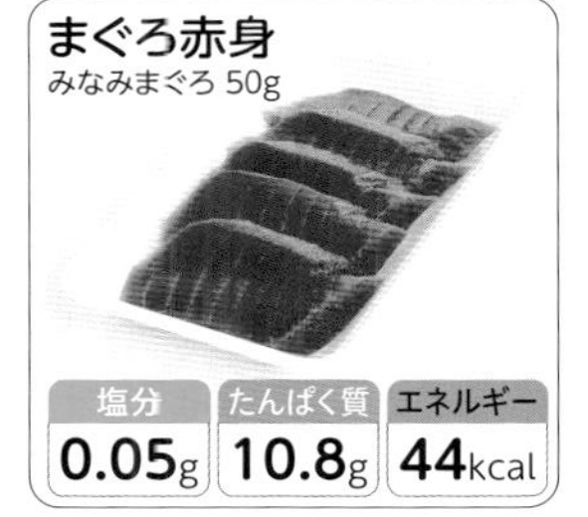
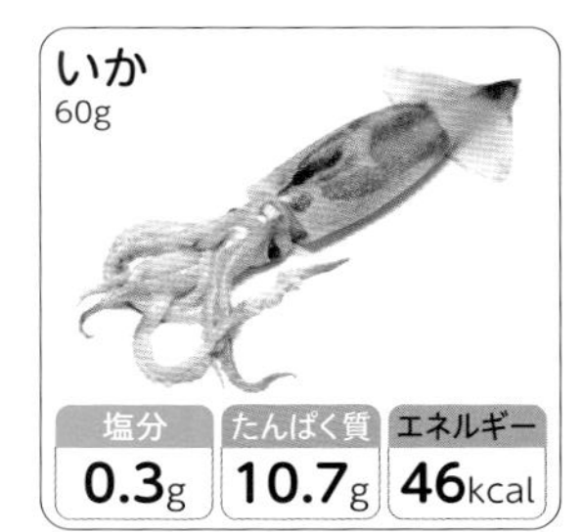
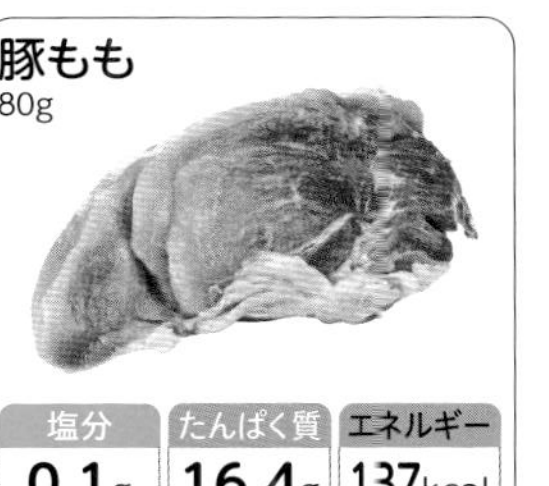
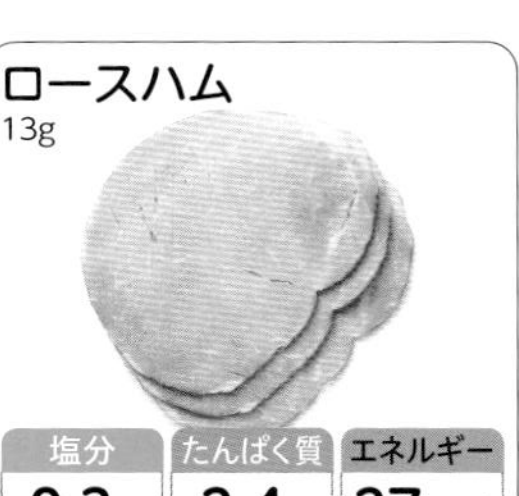
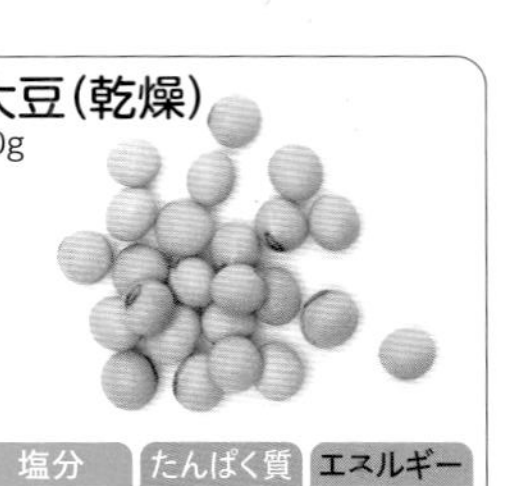
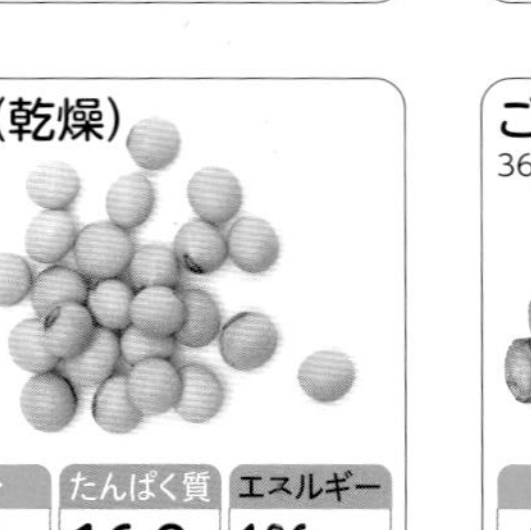
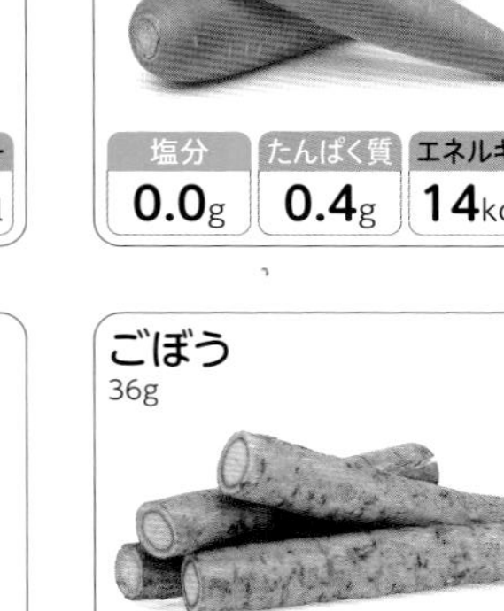

食品	分量	塩分	たんぱく質	エネルギー
まぐろ赤身	みなみまぐろ 50g	0.05g	10.8g	44kcal
いか	60g	0.3g	10.7g	46kcal
豚もも	80g	0.1g	16.4g	137kcal
ロースハム	13g	0.3g	2.4g	27kcal
大豆（乾燥）	50g	0.0g	16.9g	186kcal
ごぼう	36g	0.0g	0.6g	21kcal

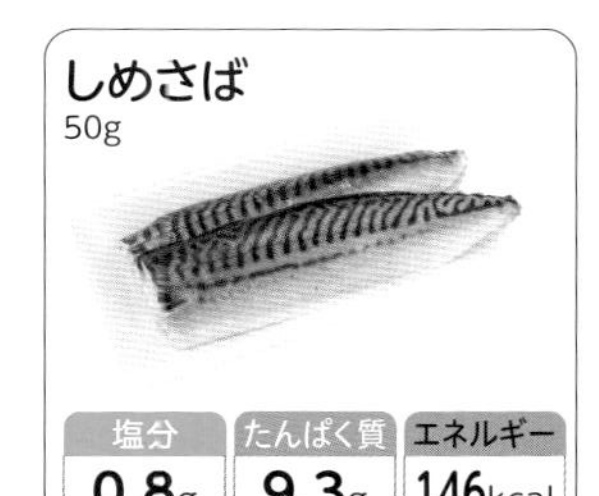
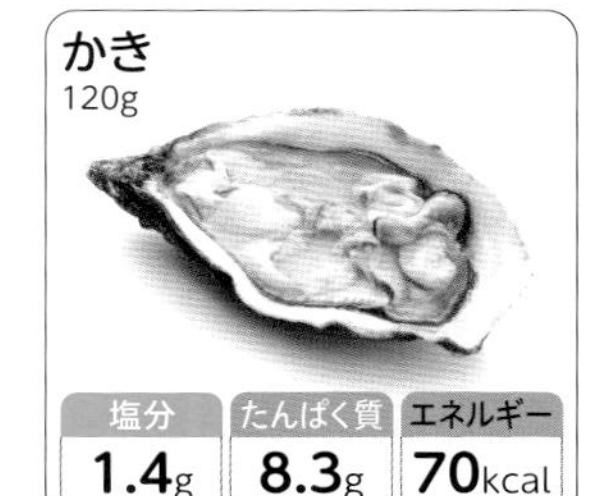
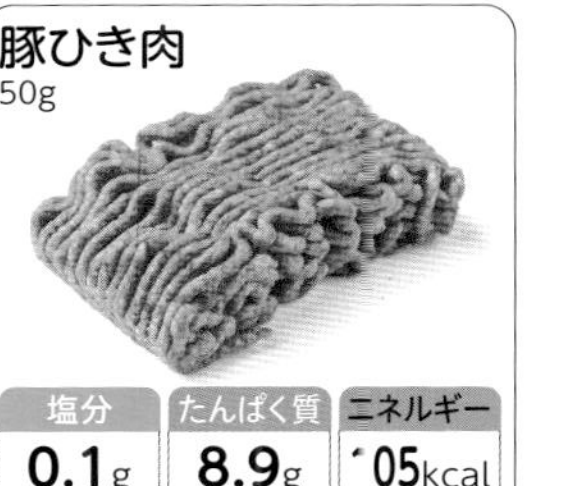
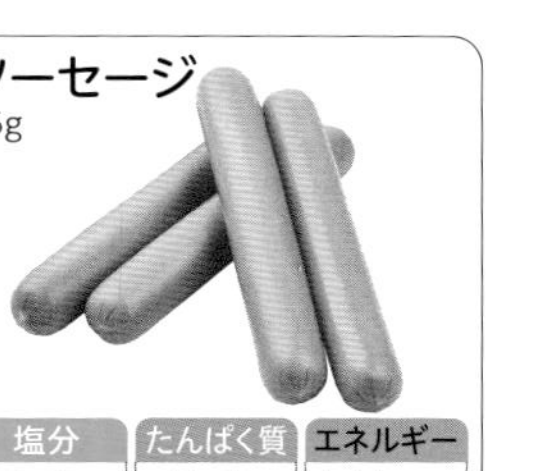
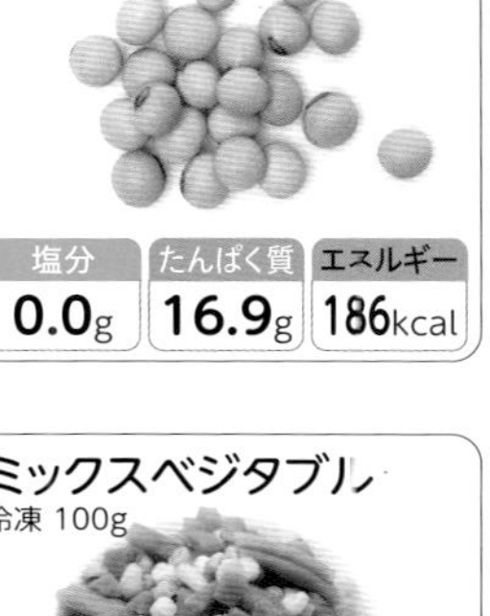
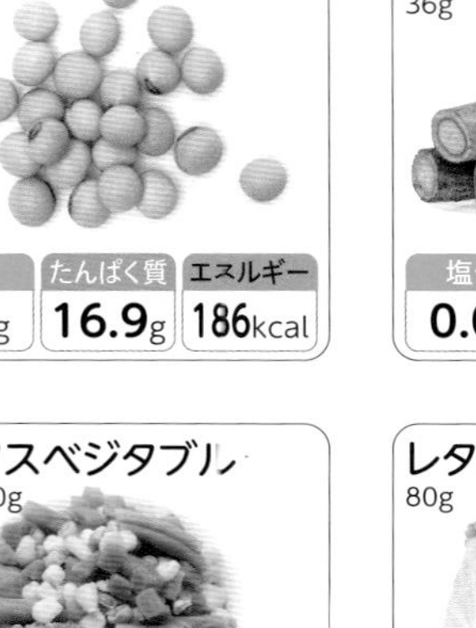
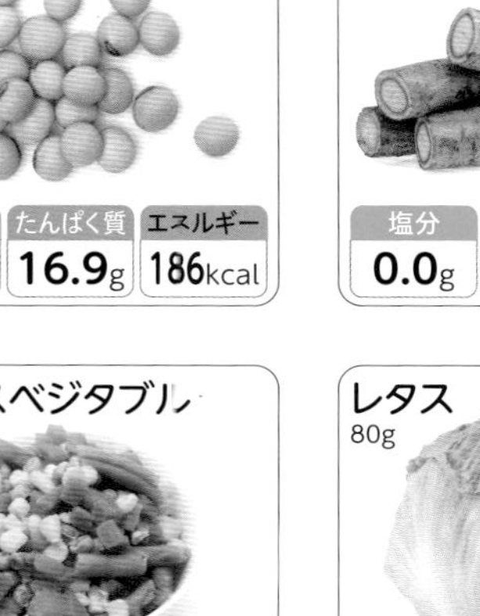

食品	分量	塩分	たんぱく質	エネルギー
しめさば	50g	0.8g	9.3g	146kcal
かき	120g	1.4g	8.3g	70kcal
豚ひき肉	50g	0.1g	8.9g	[illegible]05kcal
ソーセージ	45g	0.9g	5.2g	144kcal
ミックスベジタブル	冷凍 100g	0.1g	3.0g	67kcal
レタス	80g	0.0g	0.5g	9kcal

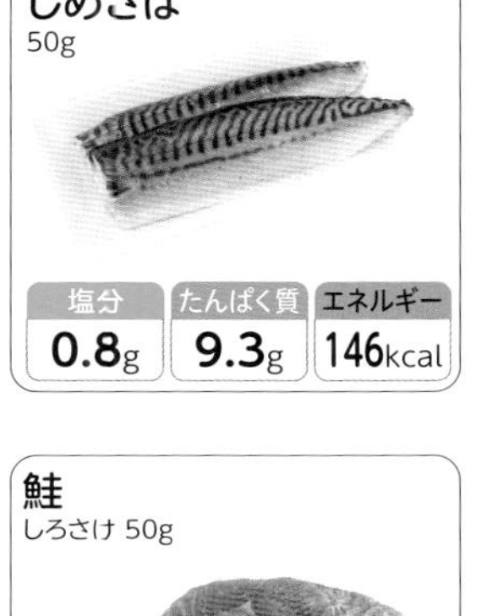
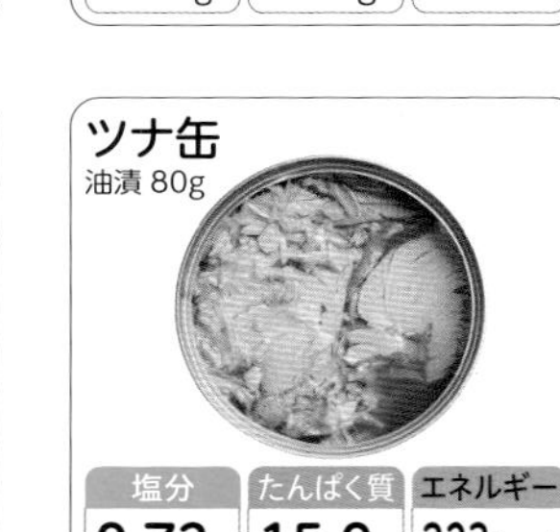
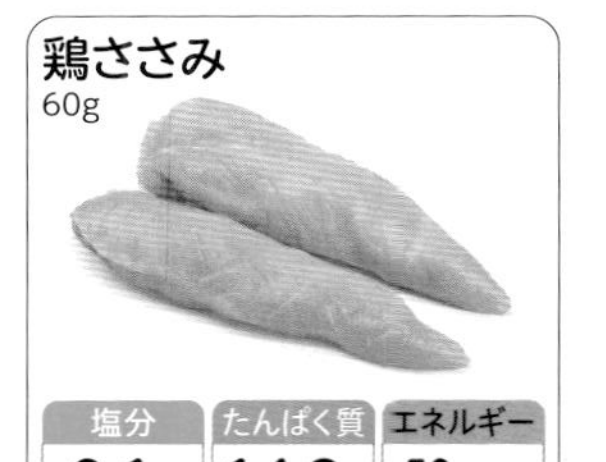
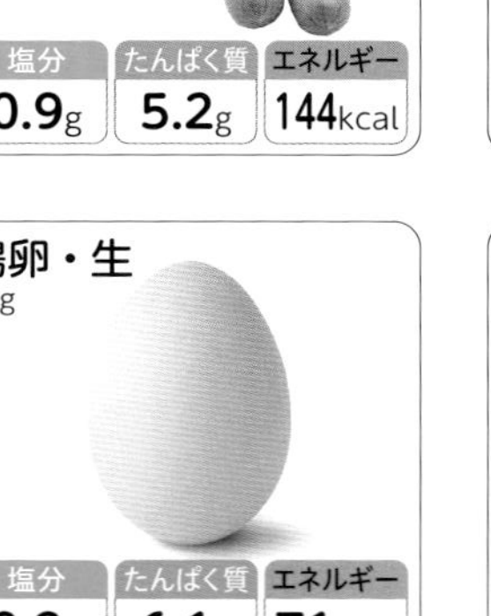
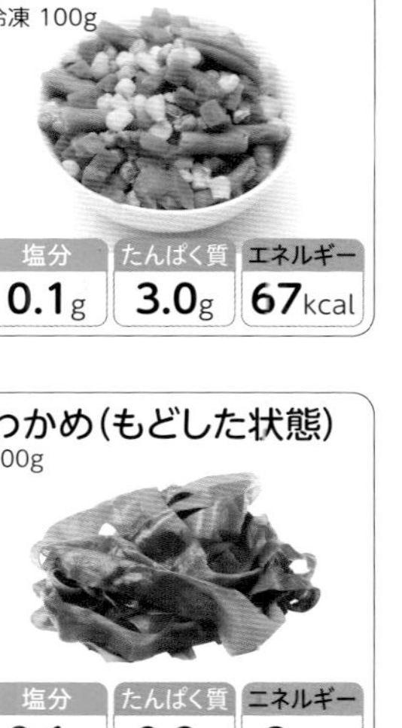
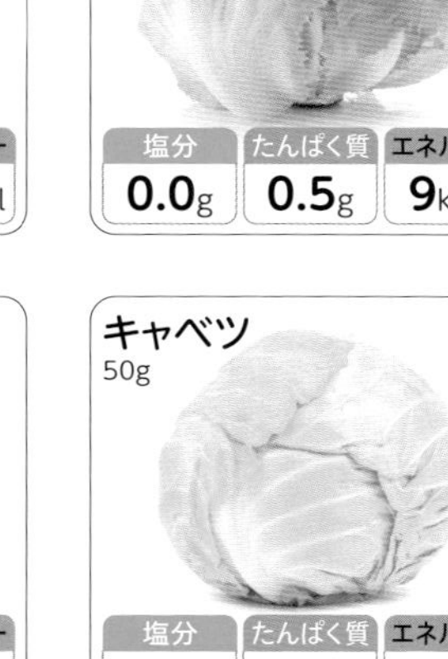

食品	分量	塩分	たんぱく質	エネルギー
鮭	しろさけ 50g	0.1g	11.1g	62kcal
ツナ缶	油漬 80g	0.72g	15.0g	223kcal
鶏ささみ	60g	0.1g	14.3g	59kcal
鶏卵・生	50g	0.2g	6.1g	71kcal
わかめ（もどした状態）	100g	0.1g	0.2g	3kcal
キャベツ	50g	0.0g	0.7g	11kcal

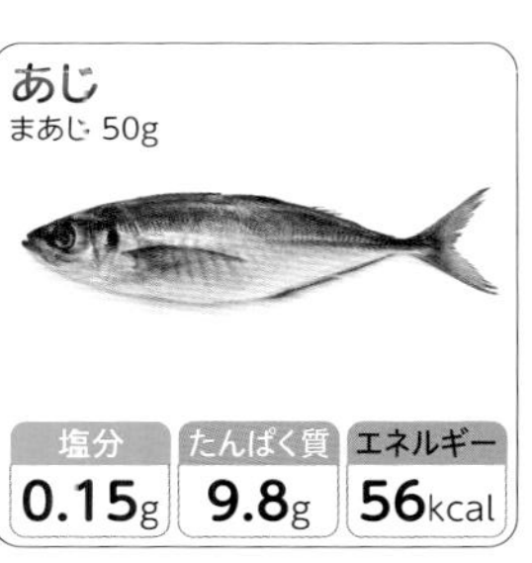
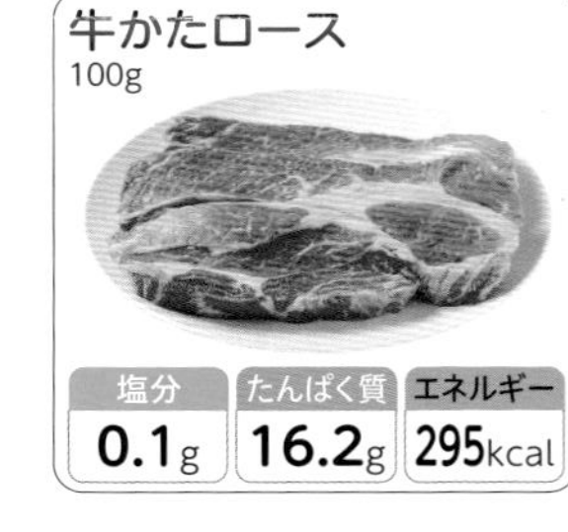
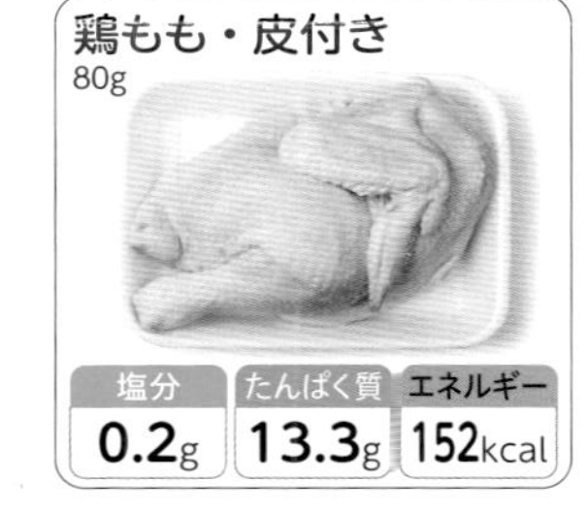
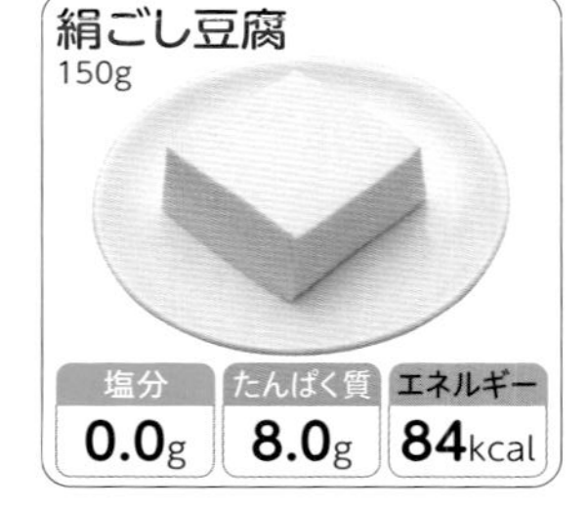
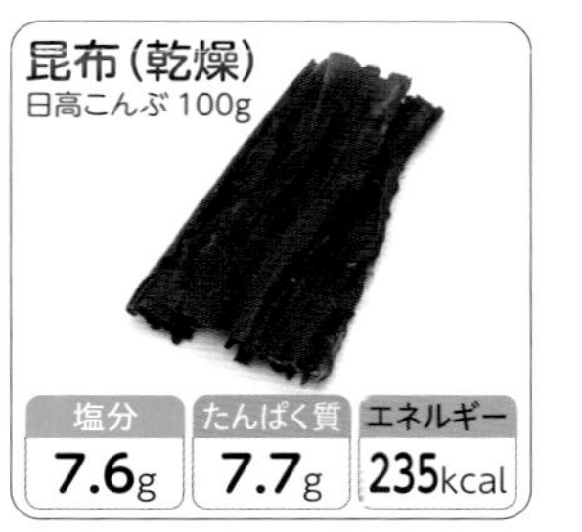
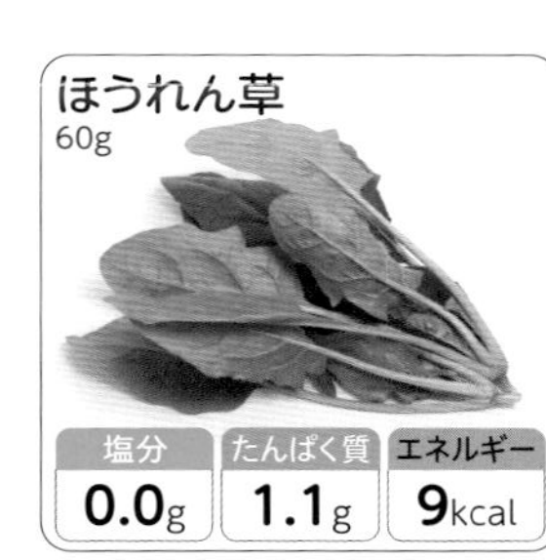
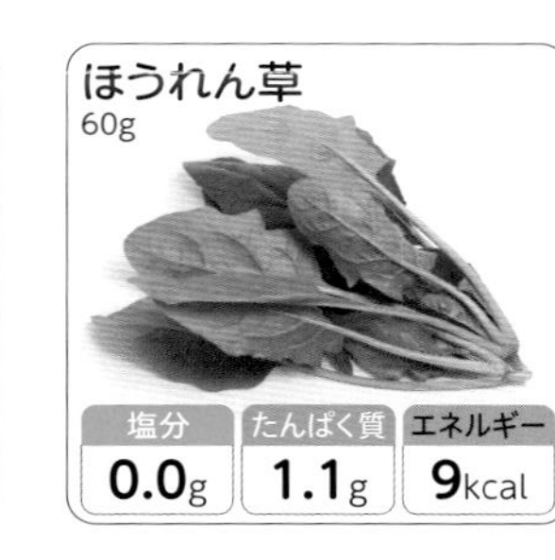

食品	分量	塩分	たんぱく質	エネルギー
あじ	まあじ 50g	0.15g	9.8g	56kcal
牛かたロース	100g	0.1g	16.2g	295kcal
鶏もも・皮付き	80g	0.2g	13.3g	152kcal
絹ごし豆腐	150g	0.0g	8.0g	84kcal
昆布（乾燥）	日高こんぶ 100g	7.6g	7.7g	235kcal
ほうれん草	60g	0.0g	1.1g	9kcal

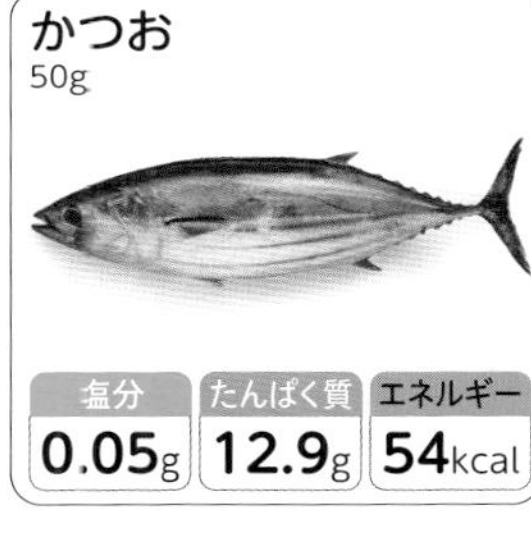
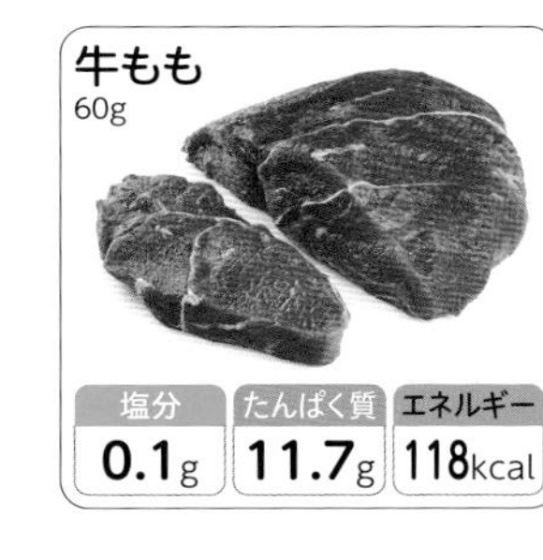
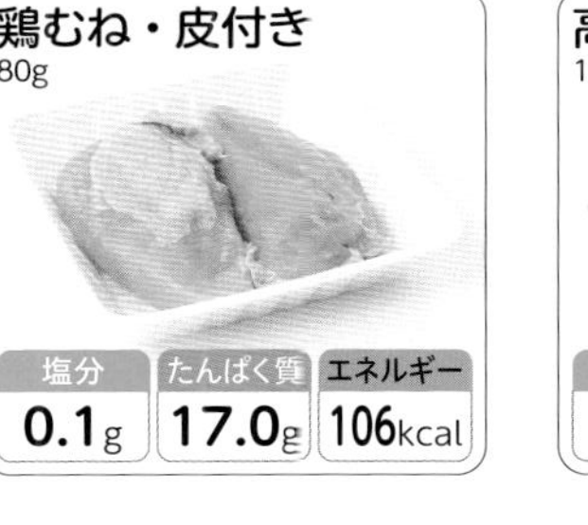
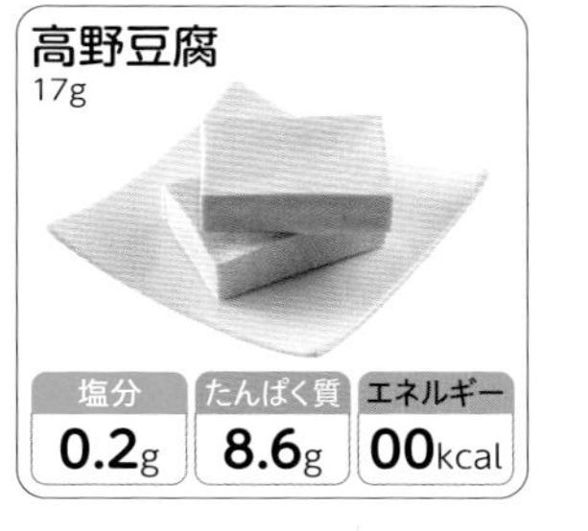
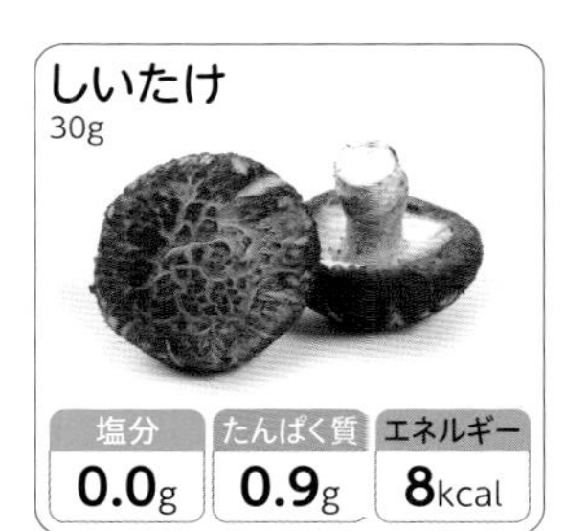

食品	分量	塩分	たんぱく質	エネルギー
かつお	50g	0.05g	12.9g	54kcal
牛もも	60g	0.1g	11.7g	118kcal
鶏むね・皮付き	80g	0.1g	17.0g	106kcal
高野豆腐	17g	0.2g	8.6g	[illegible]kcal
しいたけ	30g	0.0g	0.9g	8kcal
玉ねぎ	300g	0.0g	2.8g	93kcal

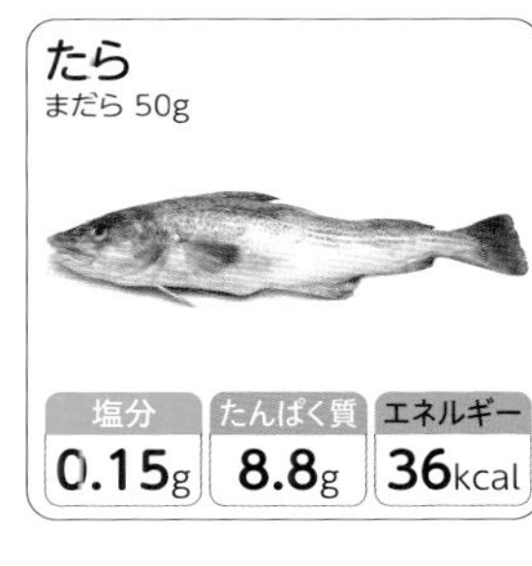
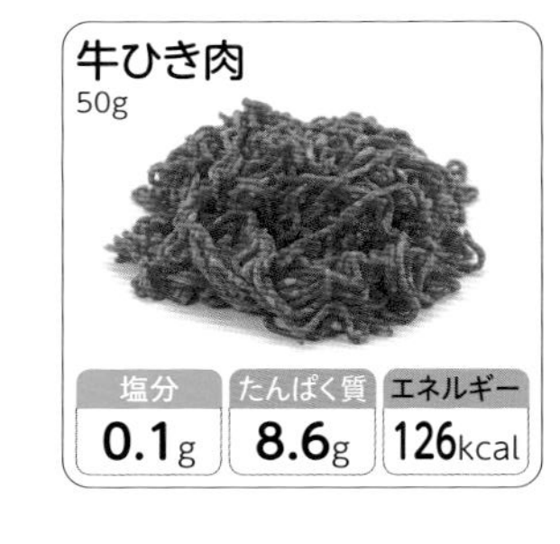
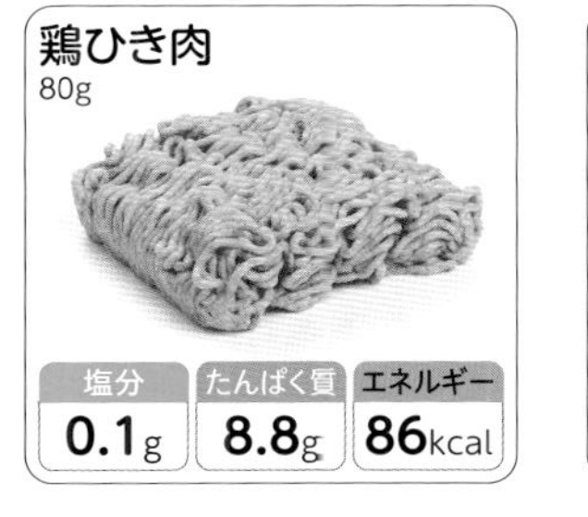
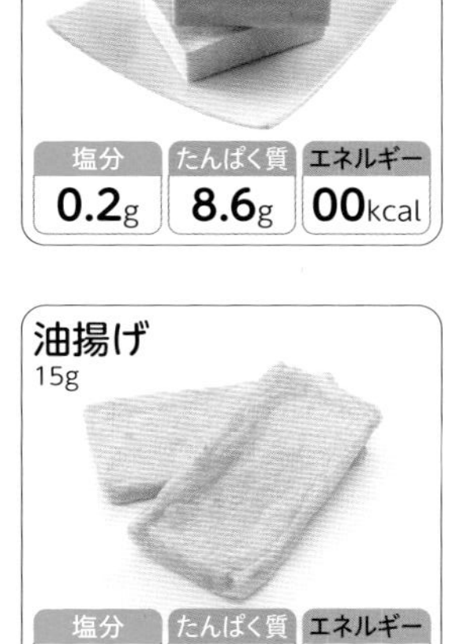
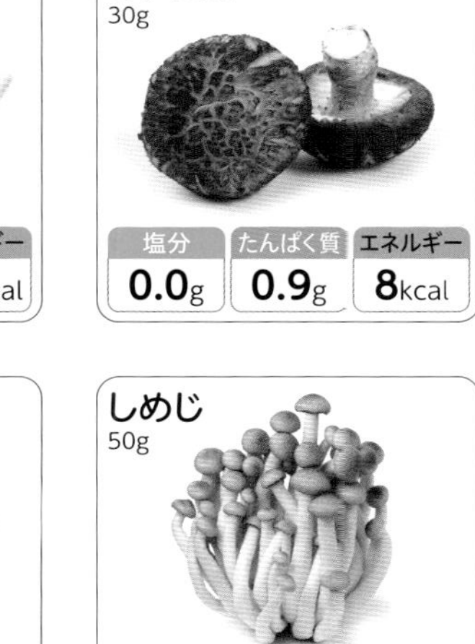
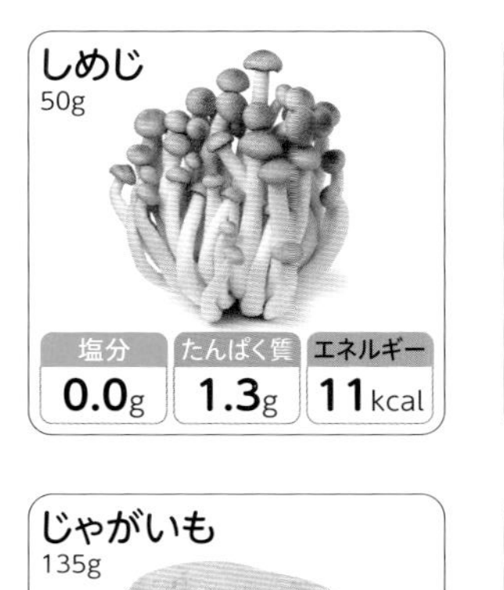
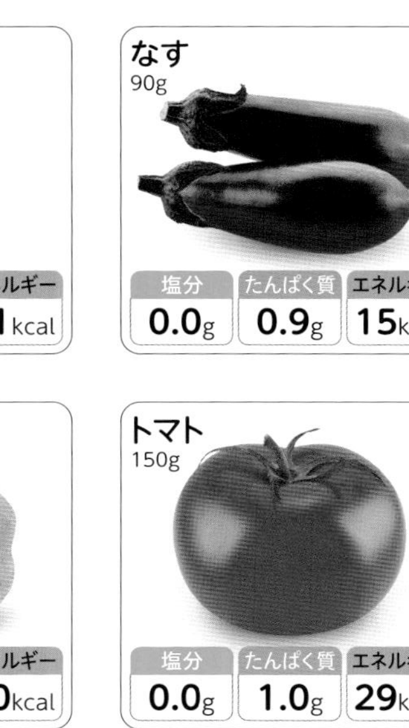

食品	分量	塩分	たんぱく質	エネルギー
たら	まだら 50g	0.15g	8.8g	36kcal
牛ひき肉	50g	0.1g	8.6g	126kcal
鶏ひき肉	80g	0.1g	8.8g	86kcal
油揚げ	15g	0.0g	3.5g	57kcal
しめじ	50g	0.0g	1.3g	11kcal
なす	90g	0.0g	0.9g	15kcal

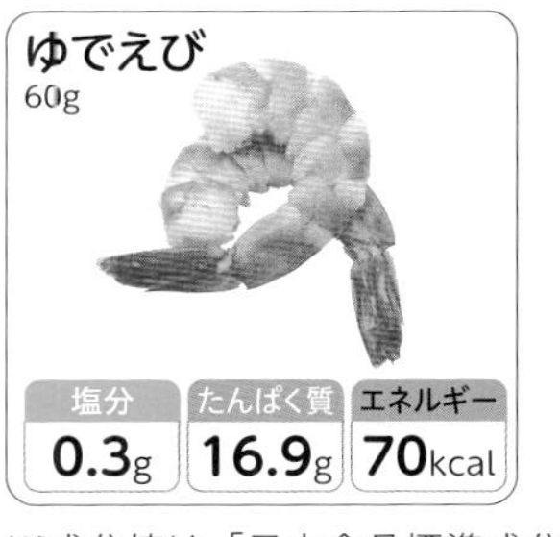
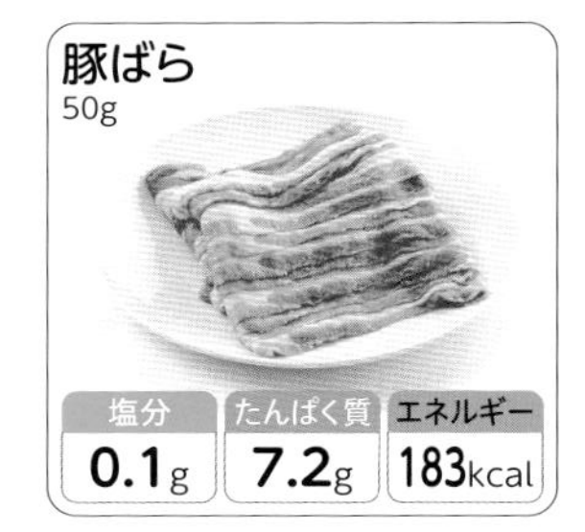
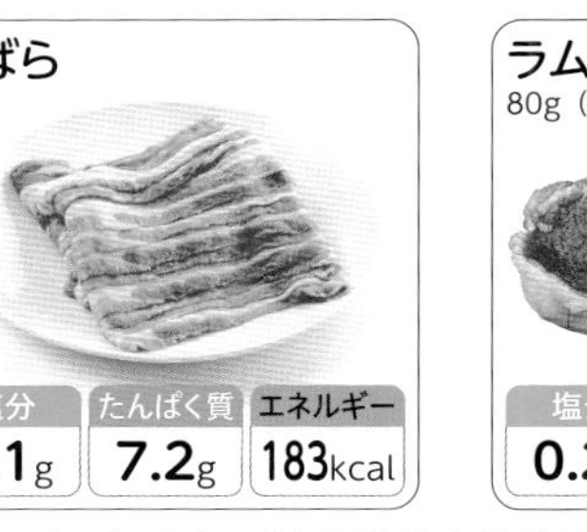
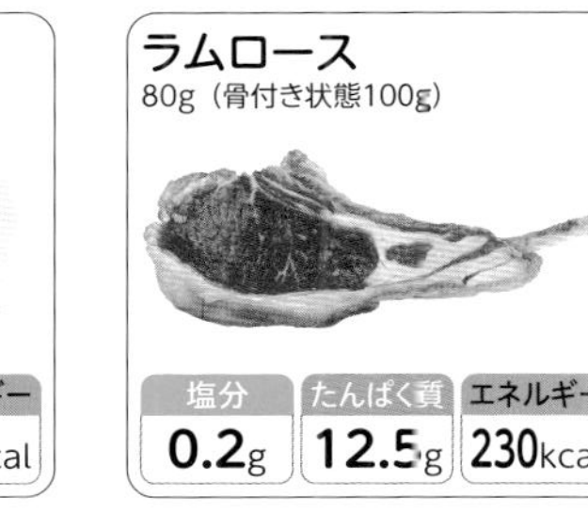
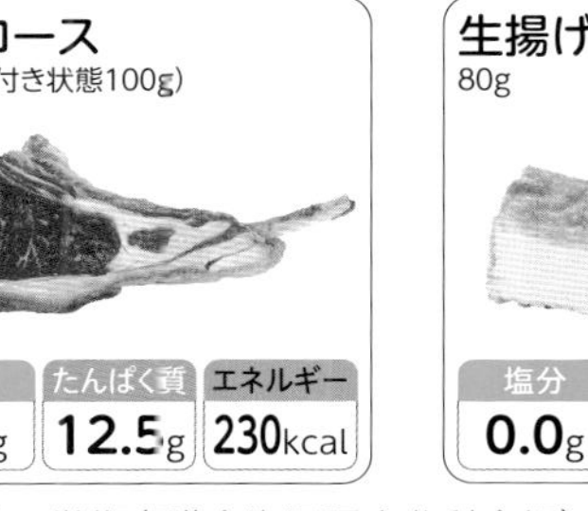
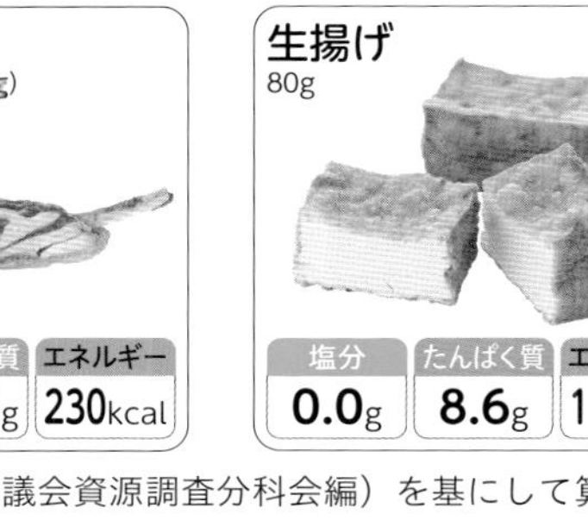
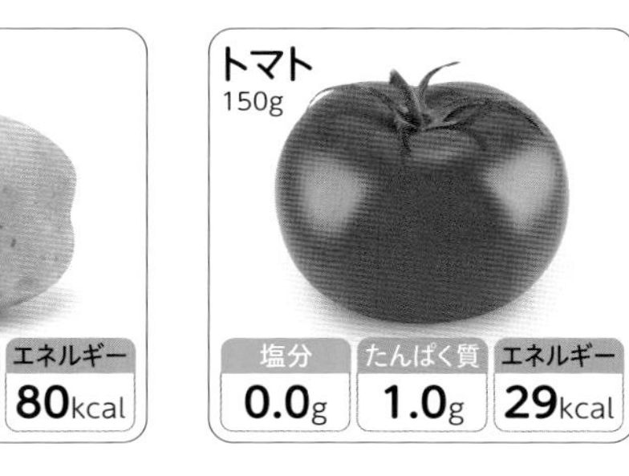

食品	分量	塩分	たんぱく質	エネルギー
ゆでえび	60g	0.3g	16.9g	70kcal
豚ばら	50g	0.1g	7.2g	183kcal
ラムロース	80g（骨付き状態100g）	0.2g	12.5g	230kcal
生揚げ	80g	0.0g	8.6g	114kcal
じゃがいも	135g	0.0g	2.4g	80kcal
トマト	150g	0.0g	1.0g	29kcal

※成分値は「日本食品標準成分表 2020 年（八訂）」（文部科学省科学技術・学術審議会資源調査分科会編）を基にして算出しています。
食品標準成分表に掲載のないものについては一般商品の成分表示等を参考に平均的な数値を算出しているため、特定の企業メーカーに準ずるものではありません。

食品成分表 1

調味料／油／乳製品

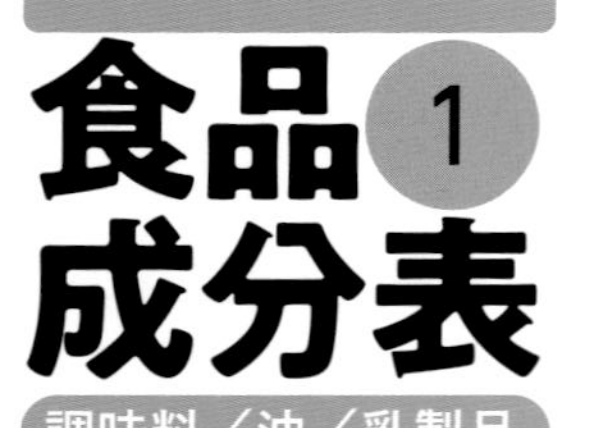
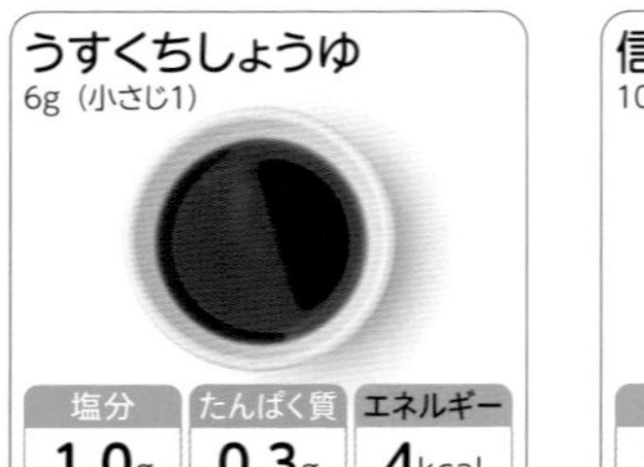
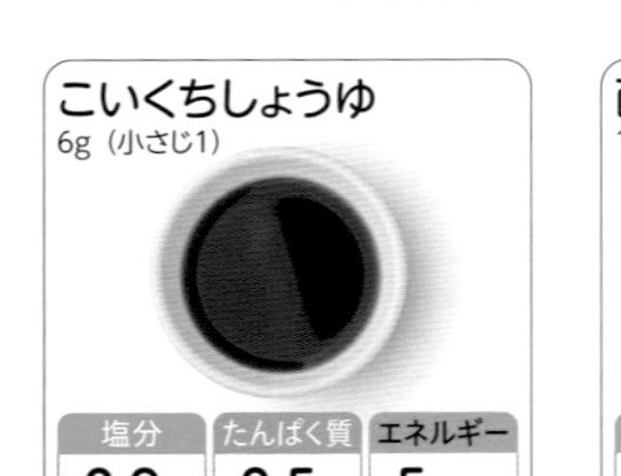
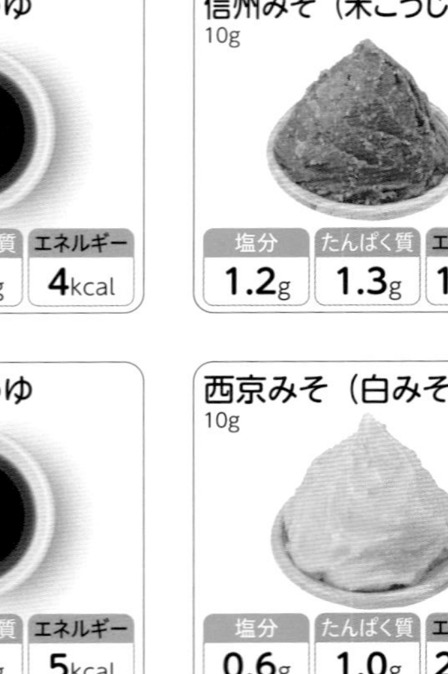
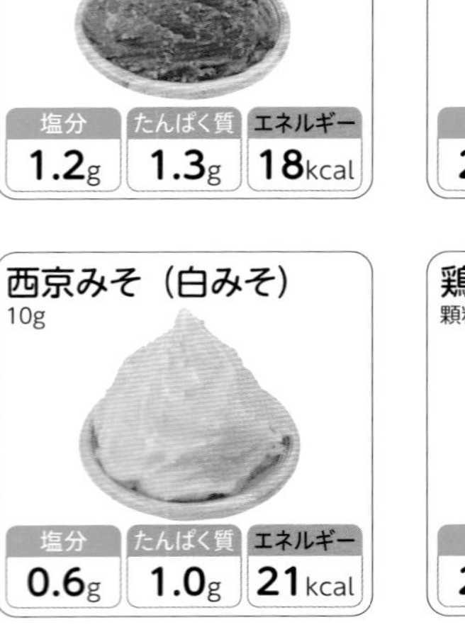
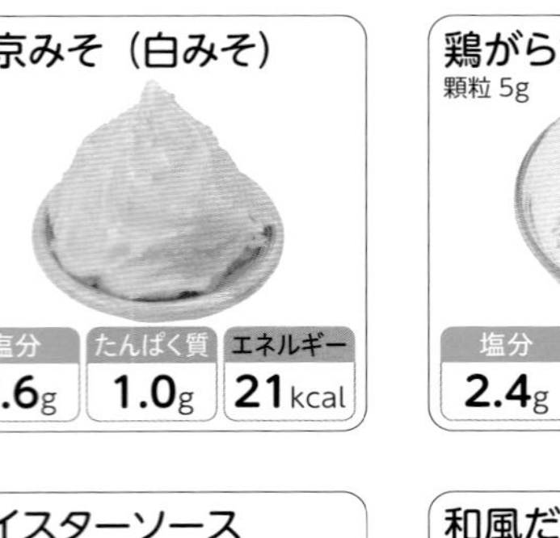
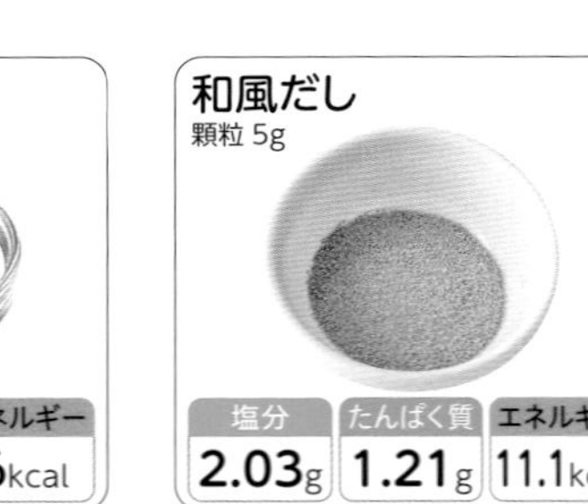
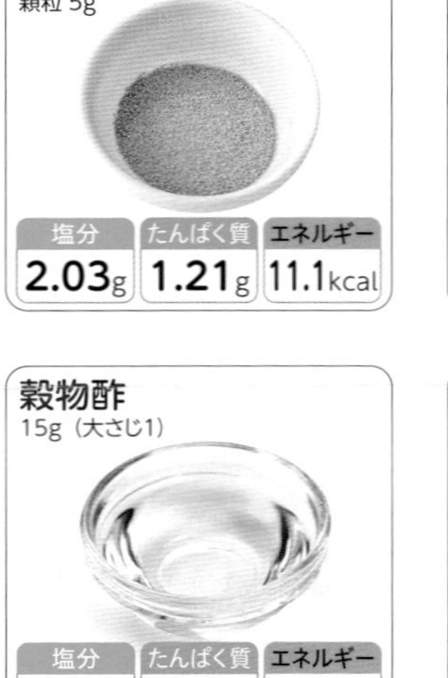
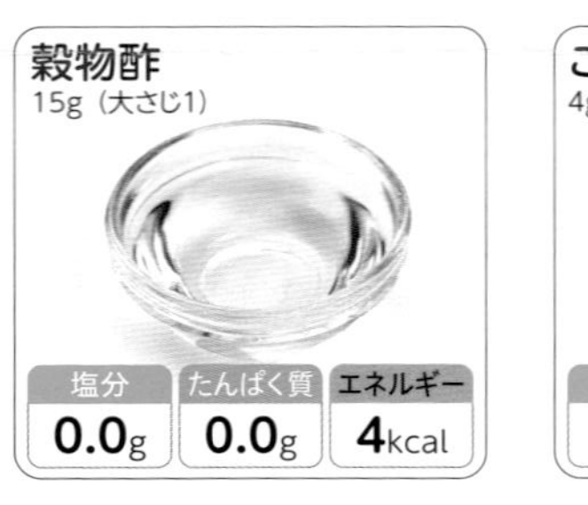
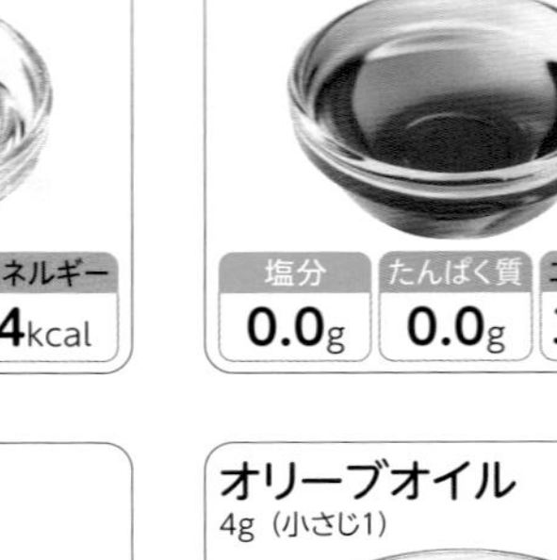
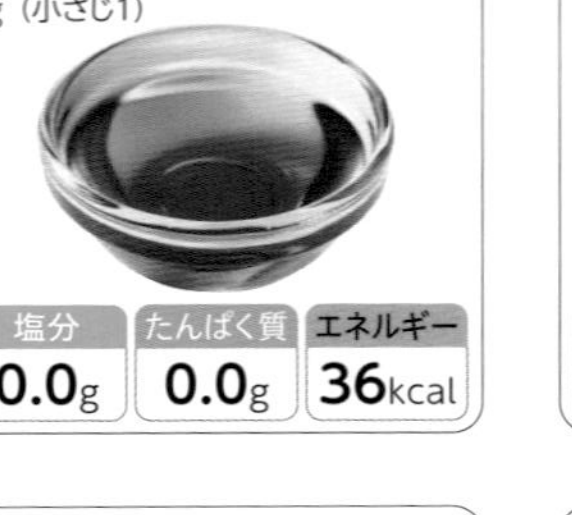
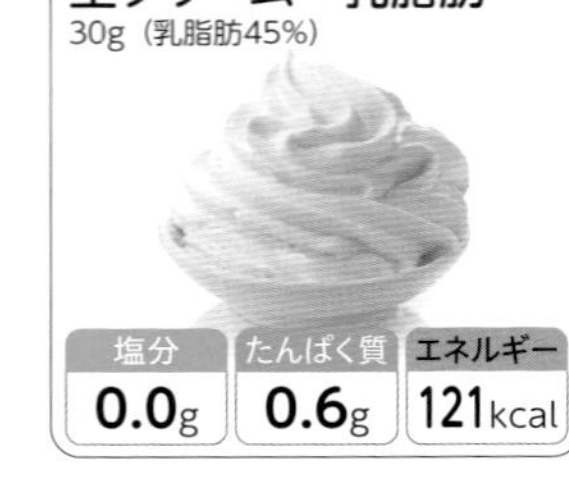
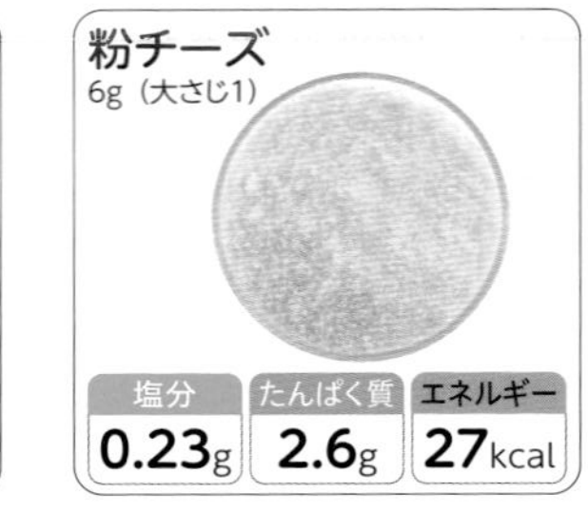
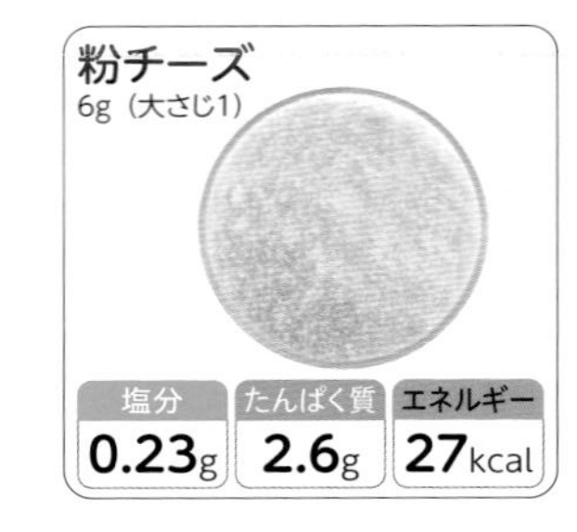
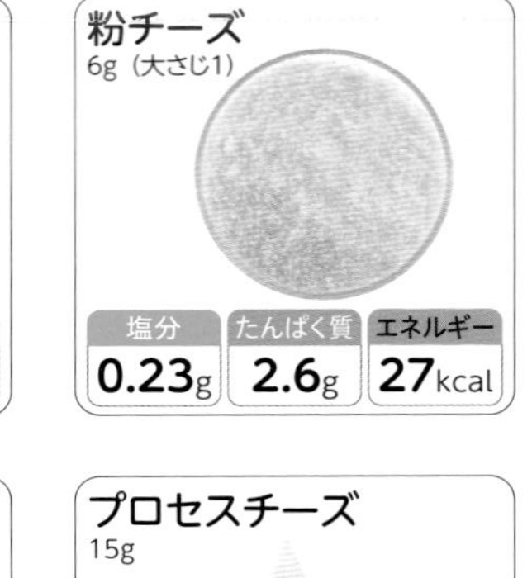
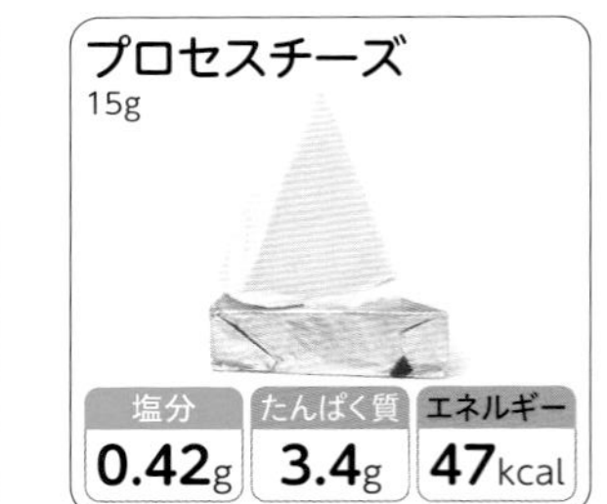
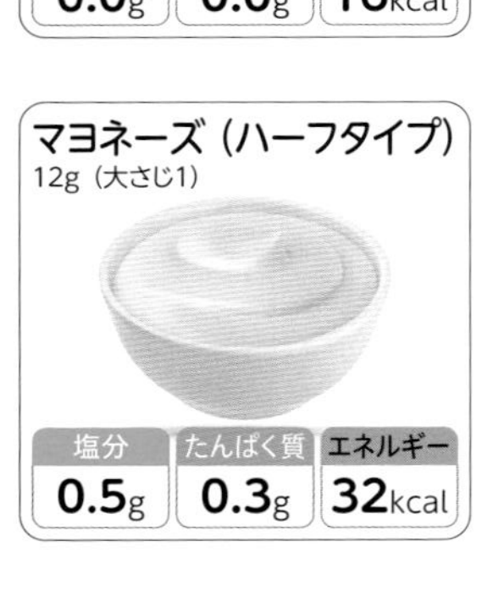
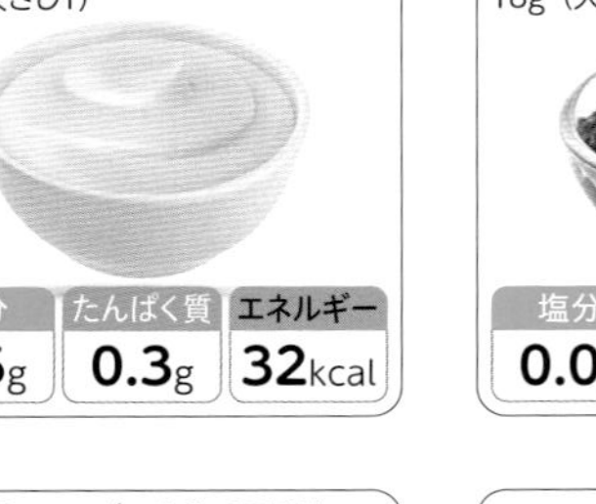
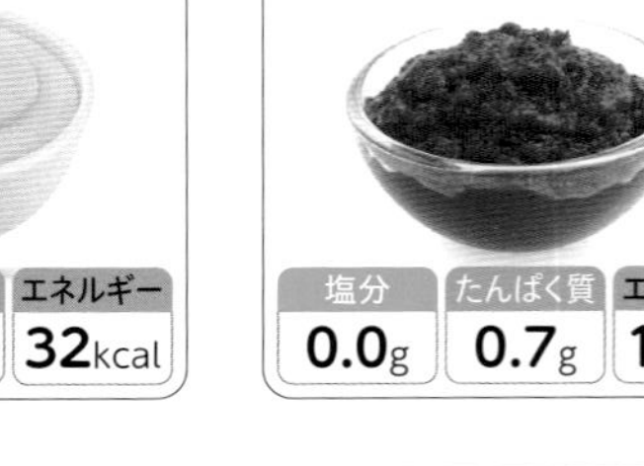
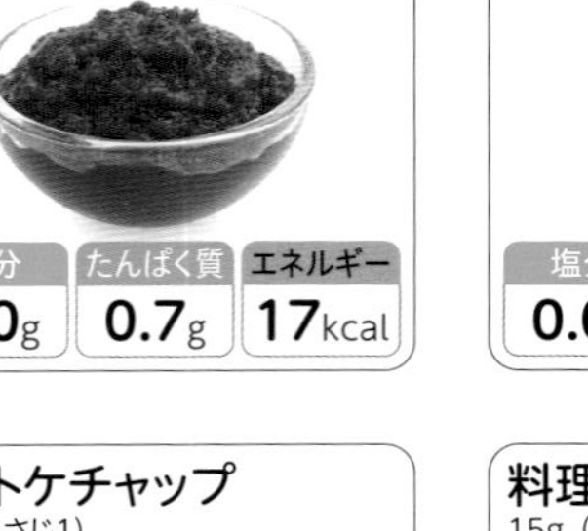
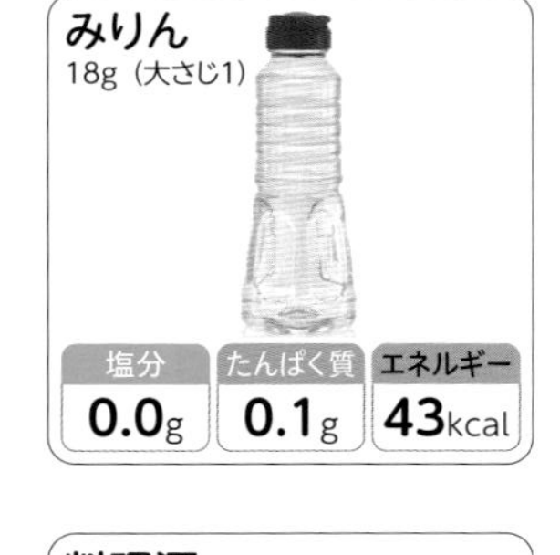
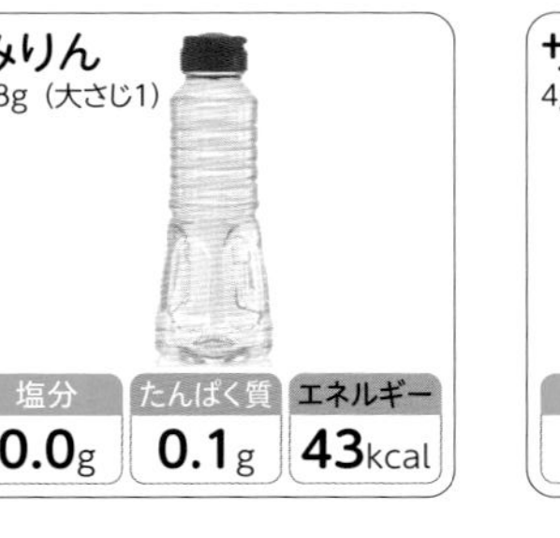
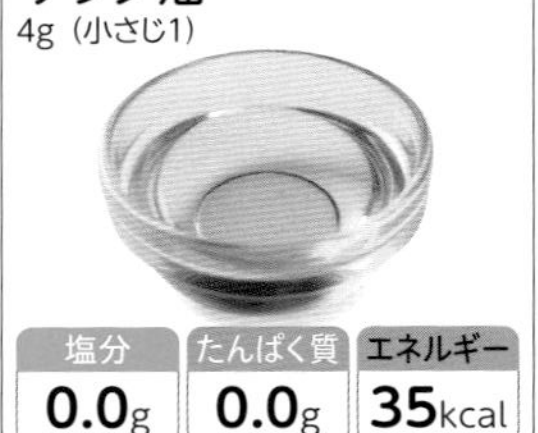
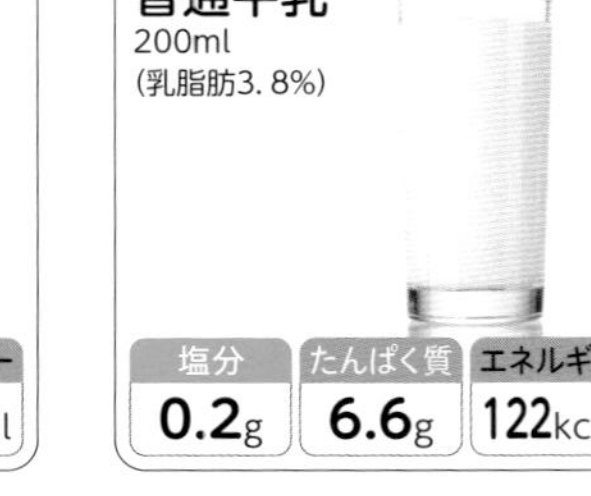
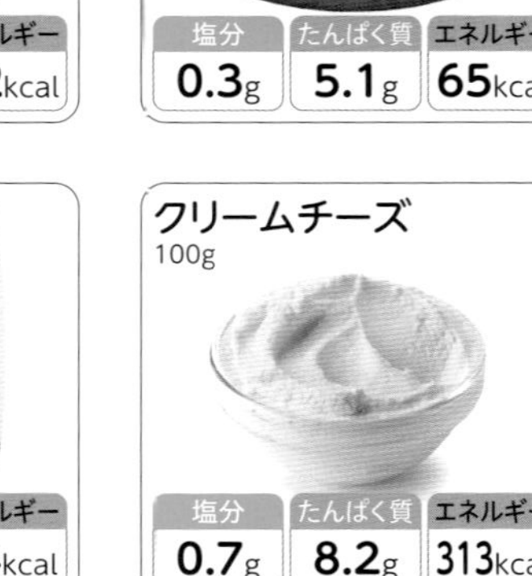
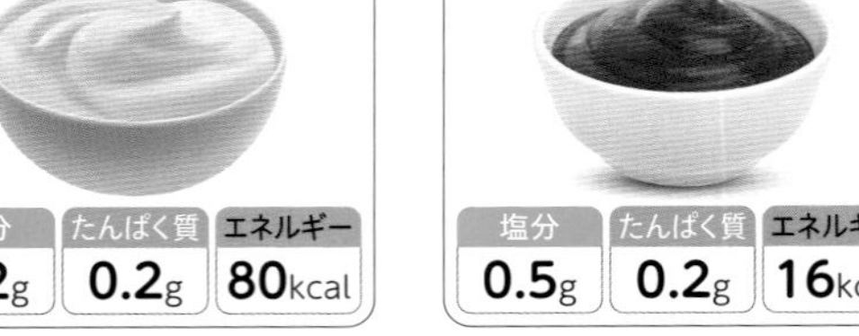
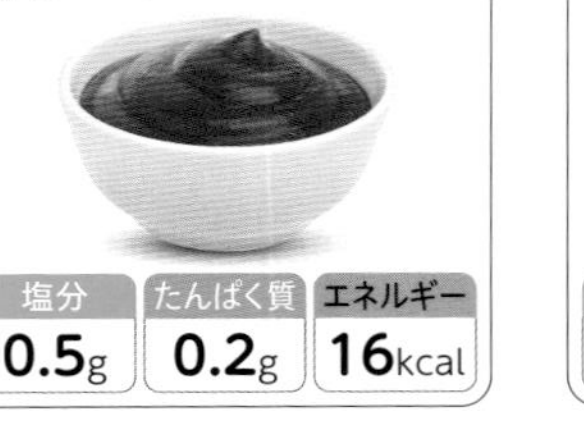
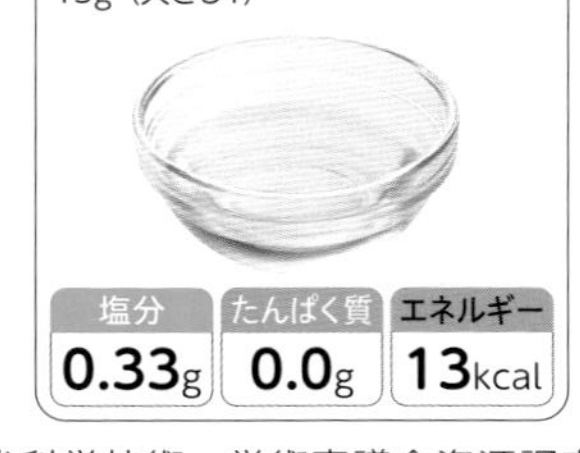
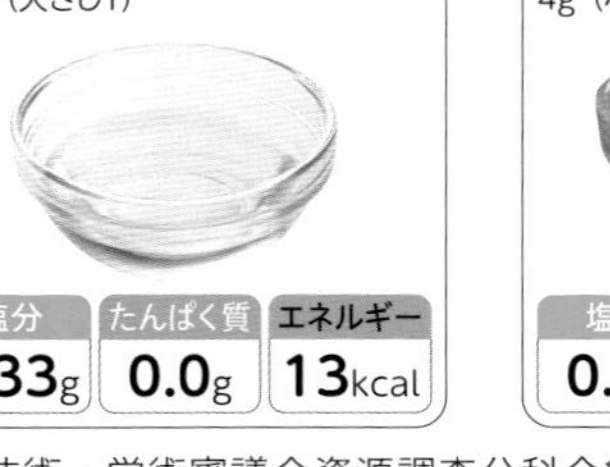
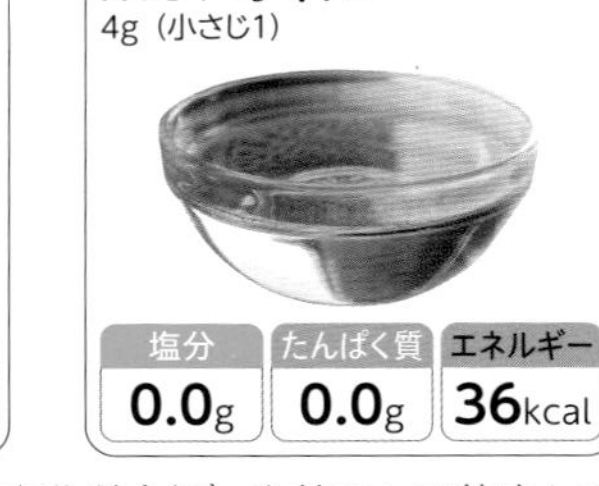
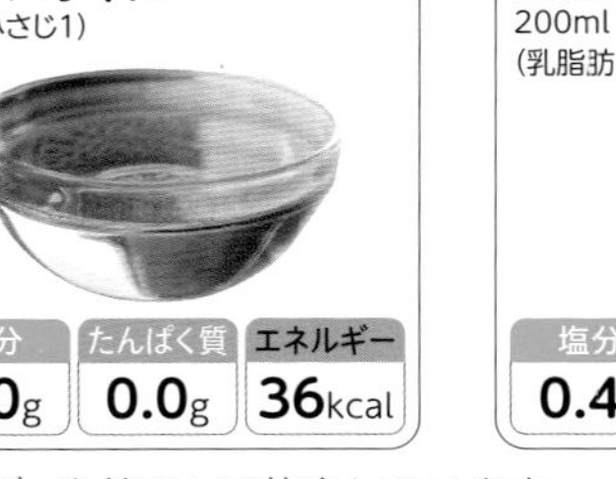
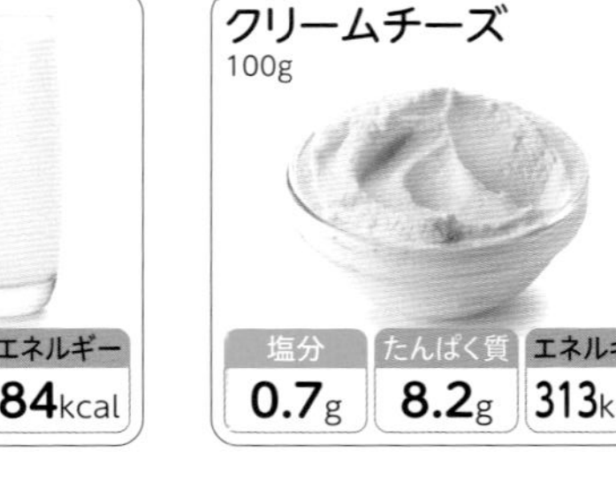

食品	分量	塩分	たんぱく質	エネルギー
八丁みそ（豆みそ）	10g	1.1g	1.7g	21kcal
焼肉のたれ	18g（大さじ1）	1.5g	0.8g	30kcal
わさび	練り 5g（小さじ1）	0.3g	0.2g	13kcal
ラード（豚脂）	4g（小さじ1）	0.0g	0.0g	35kcal
コンデンスミルク	加糖練乳 21g（大さじ1）	0.04g	1.6g	66kcal
うすくちしょうゆ	6g（小さじ1）	1.0g	0.3g	4kcal
信州みそ（米こうじみそ）	10g	1.2g	1.3g	18kcal
カレールー	20g	2.1g	1.3g	95kcal
はちみつ	7g（小さじ1）	0.0g	0.0g	23kcal
ヘット（牛脂）	4g（小さじ1）	0.0g	0.0g	35kcal
スキムミルク	脱脂粉乳 6g（大さじ1）	0.08g	2.0g	21kcal
こいくちしょうゆ	6g（小さじ1）	0.9g	0.5g	5kcal
西京みそ（白みそ）	10g	0.6g	1.0g	21kcal
鶏がらだし	顆粒 5g	2.4g	0.7g	10kcal
豆板醤	7g（小さじ1）	1.25g	0.1g	3kcal
バター	8g（小さじ2）	0.2g	0.0g	56kcal
プレーンヨーグルト	100g	0.1g	3.6g	56kcal
固形コンソメ	4g	1.7g	0.3g	9kcal
オイスターソース	6g（小さじ1）	0.7g	0.5g	6kcal
和風だし	顆粒 5g	2.03g	1.21g	11.1kcal
ラー油	4g（小さじ1）	0.0g	0.0g	36kcal
マーガリン	8g（小さじ2）	0.1g	0.0g	35kcal
加糖ヨーグルト	100g	0.2g	4.3g	65kcal
上白糖	3g（小さじ1）	0.0g	0.0g	12kcal
ウスターソース	18g（大さじ1）	1.5g	0.2g	22kcal
穀物酢	15g（大さじ1）	0.0g	0.0g	4kcal
ごま油	4g（小さじ1）	0.0g	0.0g	36kcal
生クリーム・乳脂肪	30g（乳脂肪45%）	0.0g	0.6g	121kcal
粉チーズ	6g（大さじ1）	0.23g	2.6g	27kcal
グラニュー糖	4g（小さじ1）	0.0g	0.0g	16kcal
中濃ソース	21g（大さじ1）	1.0g	0.2g	28kcal
黒酢	15g（大さじ1）	0.0g	0.2g	8kcal
オリーブオイル	4g（小さじ1）	0.0g	0.0g	36kcal
生クリーム・植物性	30g	0.0g	0.4g	106kcal
プロセスチーズ	15g	0.42g	3.4g	47kcal
マヨネーズ（ハーフタイプ）	12g（大さじ1）	0.5g	0.3g	32kcal
トマトペースト	18g（大さじ1）	0.0g	0.7g	17kcal
みりん	18g（大さじ1）	0.0g	0.1g	43kcal
サラダ油	4g（小さじ1）	0.0g	0.0g	35kcal
普通牛乳	200ml（乳脂肪3.8%）	0.2g	6.6g	122kcal
ミックスチーズ	18g	0.3g	5.1g	65kcal
マヨネーズ（全卵型）	12g（大さじ1）	0.2g	0.2g	80kcal
トマトケチャップ	6g（小さじ1）	0.5g	0.2g	16kcal
料理酒	15g（大さじ1）	0.33g	0.0g	13kcal
MCT オイル	4g（小さじ1）	0.0g	0.0g	36kcal
低脂肪牛乳	200ml（乳脂肪 1.0%）	0.4g	7.6g	84kcal
クリームチーズ	100g	0.7g	8.2g	313kcal

※成分値は「日本食品標準成分表 2020 年（八訂）」（文部科学省科学技術・学術審議会資源調査分科会編）を基にして算出しています。
食品標準成分表に掲載のないものについては一般商品の成分表示等を参考に平均的な数値を算出しているため、特定の企業メーカーに準ずるものではありません。

医師と管理栄養士が考えた高血圧の減塩レシピ

おいしく食べる

聖路加国際病院
循環器内科
宮田 宏太郎 監修

聖路加国際病院
管理栄養士
星 穂奈美 著

始めましょう！おいしい減塩生活

健康診断で「血圧高め」と診断されても、すぐに生活習慣を改める行動に移すほどの人は少ないでしょう。その理由は「高血圧」が他の病気と違い、「痛い」とか、「だるい」といった症状が出ず、日常生活に支障や影響がほとんどないことにあるのではないでしょうか。

「高血圧の人」は「高血圧」の状態に常にさらされているため、「高血圧」の状態に体が慣れてしまっています。

「何の症状も出ないのであれば、〝高血圧〟なんて、ほうっておけばよいのでは？」と考える人もいます。そこが「高血圧」のおそろしいところ。異常なまでに高まった血圧に慣れてしまうということは、常に血管にダメージを与え続けているのと同意です。いずれは「心臓病」や「腎臓病」などの重篤な疾患になり、そのとき初めて身体的な症状として現れます。そうなっては〝時すでに遅し〟。回復できない病になってからでは遅いのです。

「高血圧」は生活習慣の見直しにより予防・改善できる病気です。高血圧予防の第一歩は、「減塩」から。一般的に「健康食」とされている漬け物やみそ汁などの発酵食を多く取り入れた「和食文化」にも、過剰な塩分が含まれています。慣れ親しんだ〝塩梅〟から減塩すると、最初はなんだか物足りない味に感じることでしょう。

そこで本書では専門家の指導のもと、「減塩」でも、満足のいくおいしい料理をたくさん紹介しました。まずはおいしい減塩生活を今日から始めてみませんか。

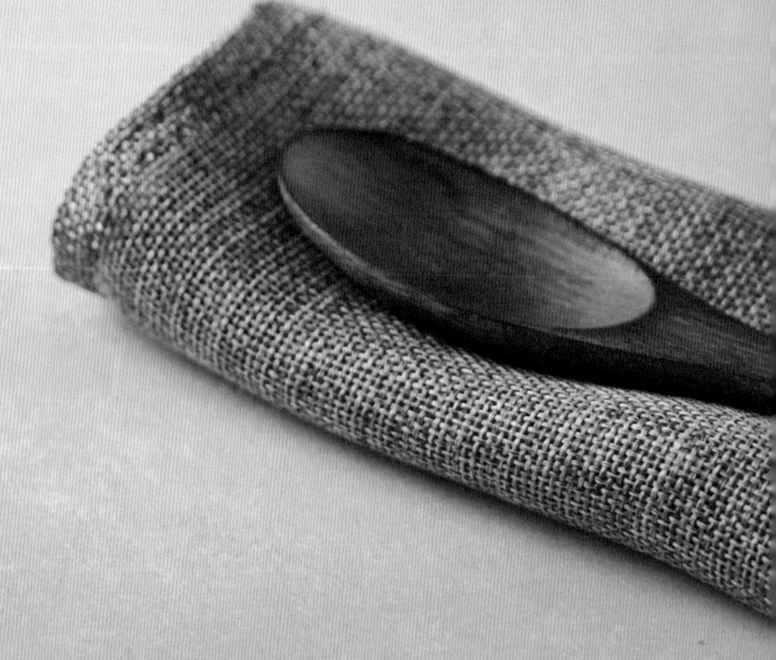

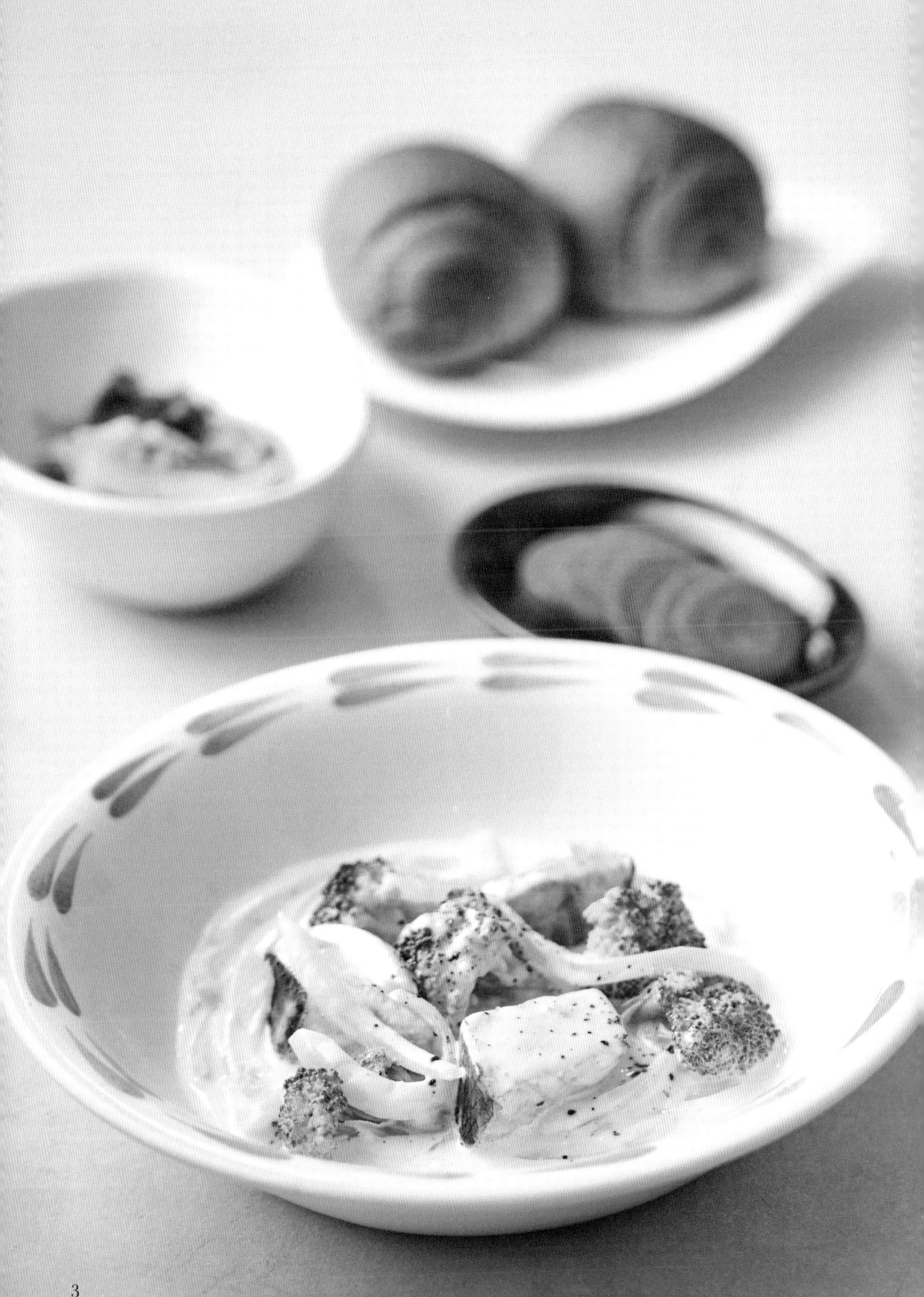

医師と管理栄養士が考えた おいしく食べる 高血圧の減塩レシピ 目次

CONTENTS

Part 5
1食あたり約2g 1ヶ月の減塩献立……79

アレンジもできて楽しい！
作り置きレシピ

CONTENTS

企画・アートディレクション
前田宏治（United）
スタイリング・デザイン
福島巳恵（United）
管理栄養／レシピ・ライティング
須永久美
医学ページ・ライティング
狩野厚子
料理撮影
斉藤純平
料理再現
風間章子（人形町キッチン）
料理アシスタント
山村佐知子（人形町キッチン）
イラスト
藤原未央
編集（Part1,2,7）
高野成光（OT EDIT）
小山田花子（OT EDIT）

この本の特徴と見方

本書は、「高血圧」と診断された方、または健康診断で「血圧が高い」と指導され、予防されている方を対象としています。医師や病院管理栄養士より、食事の塩分制限や、摂取エネルギーの調整をされた方への料理を紹介していますが、ご家族で同じメニューにしていただくのもよい減塩習慣となります。

管理栄養士のアドバイス

高血圧の食事制限をされている方へ、管理栄養士が考えたレシピの「減塩」についてのテクニックや食事の満足度を上げる調理法などをアドバイスしています。

栄養データ

各料理および献立に１人分の「塩分量」と「エネルギー」を表示しています。献立を組み立てる際の目安として参考にしてください。

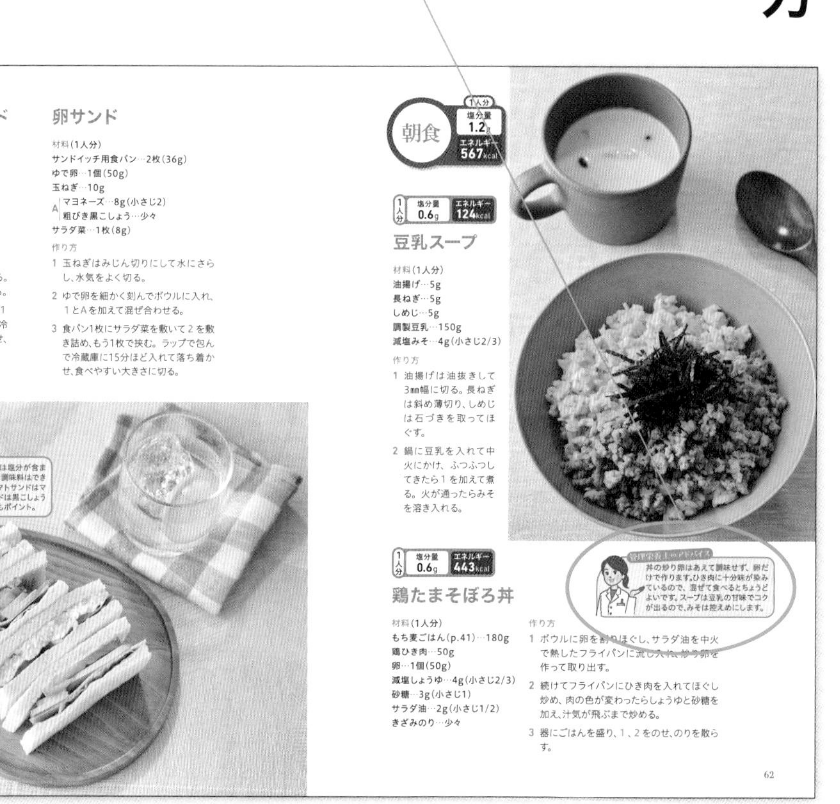

朝食 1人分 塩分量 1.2g エネルギー 567kcal

1人分 塩分量 0.6g エネルギー 124kcal

豆乳スープ

材料(1人分)
油揚げ…5g
長ねぎ…5g
しめじ…5g
調製豆乳…150g
減塩みそ…4g(小さじ2/3)

作り方
1 油揚げは油抜きして3㎜幅に切る。長ねぎは斜め薄切り、しめじは石づきを取ってほぐす。
2 鍋に豆乳を入れて中火にかけ、ふつふつしてきたら１を加えて煮る。火が通ったらみそを溶き入れる。

1人分 塩分量 0.6g エネルギー 443kcal

鶏たまそぼろ丼

材料(1人分)
もち麦ごはん(p.41)…180g
鶏ひき肉…50g
卵…1個(50g)
減塩しょうゆ…4g(小さじ2/3)
砂糖…3g(小さじ1)
サラダ油…2g(小さじ1/2)
きざみのり…少々

作り方
1 ボウルに卵を割りほぐし、サラダ油を中火で熱したフライパンに流し入れ、炒り卵を作って取り出す。
2 続けてフライパンにひき肉を入れてほぐし炒め、肉の色が変わったらしょうゆと砂糖を加え、汁気が飛ぶまで炒める。
3 器にごはんを盛り、１、２をのせ、のりを散らす。

管理栄養士のアドバイス
丼の炒り卵はあえて調味せず、卵だけで作ります。ひき肉に十分味が染みているので、混ぜて食べるとちょうどよいです。スープは豆乳の甘味でコクが出るので、みそは控えめにします。

62

Part 4 減塩の朝食・昼食レシピ

アボカドトマトサンド

材料(1人分)
サンドイッチ用食パン…2枚(36g)
アボカド…25g
トマト…45g
レタス…1/2枚(8g)
ハム…1枚(10g)
A マヨネーズ…4g(小さじ1)
　練りからし…2g(小さじ2/5)

作り方
1 アボカドとトマトは薄切りにする。レタスは食べやすい大きさにちぎる。
2 Aを混ぜて食パンに等分して塗る。１とハムをサンドし、ラップで包んで冷蔵庫に15分ほど入れて落ち着かせ、食べやすい大きさに切る。

卵サンド

材料(1人分)
サンドイッチ用食パン…2枚(36g)
ゆで卵…1個(50g)
玉ねぎ…10g
A マヨネーズ…8g(小さじ2)
　粗びき黒こしょう…少々
サラダ菜…1枚(8g)

作り方
1 玉ねぎはみじん切りにして水にさらし、水気をよく切る。
2 ゆで卵を細かく刻んでボウルに入れ、１とAを加えて混ぜ合わせる。
3 食パン1枚にサラダ菜を敷いて２を敷き詰め、もう1枚で挟む。ラップで包んで冷蔵庫に15分ほど入れて落ち着かせ、食べやすい大きさに切る。

朝食 1人分 塩分量 1.5g エネルギー 395kcal

管理栄養士のアドバイス
市販のサンドイッチ用食パンには塩分が含まれているので、その味をいかし、調味料はできるだけ減らします。アボカドトマトサンドはマヨネーズに練りからし、卵サンドは黒こしょうを加えてアクセントをつけるのもポイント。

63

この本の使い方

・材料の分量は、すべて皮や骨、種などを除いた「正味」の分量です。
・野菜類は、特に指定のない場合は、洗う、皮をむくなどの作業をすませてからの手順を説明しています。
・調味料は、特に指定がない場合は、塩は食塩、砂糖は三温糖、酢は穀物酢、バターは有塩を使用しています。
・材料はg表記を基本とし、「小さじ」などの目安をつけたものもありますが、あくまでも目安ですので、必ず重さを量って調理してください。
・栄養価は『日本食品成分表　2020年版（八訂）』（文部科学省科学技術・学術審議会資源調査分科会）をもとに算出しています。記載がないものに関しては、食品パッケージの記載内容、またはそれに近いと考えられるデータを参考にしました。数値は季節や個体差によって多少の違いがあるので、目安とお考えください。好みで添えるつけ合わせなどは計算に含まれていません。
・電子レンジの加熱時間は600Wの数値です。機種により加熱時間に多少差がありますので、様子を見て加減してください。

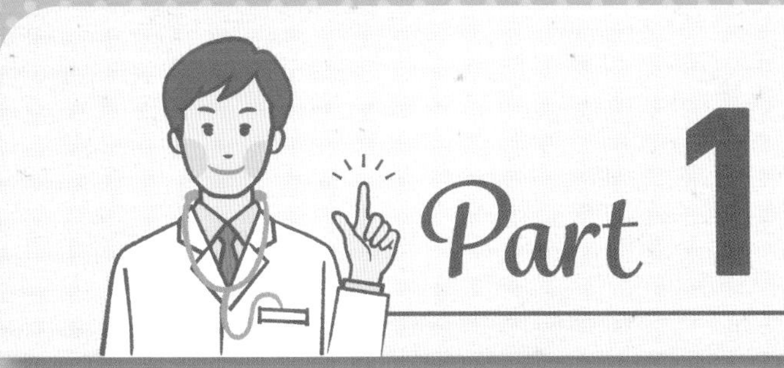

高血圧の基礎知識

高血圧を予防したり改善するためには、基礎的な知識を持つことが必要です。高血圧になる原因やしくみ、合併症などのリスクを把握し、健康を維持しましょう。

基礎1

血圧が高くなるしくみとは？

血圧とは血液が流れる圧力のこと

私たちの体に流れる血液は、心臓がポンプのように収縮と弛緩を繰り返すことで、全身に送り届けられています。「血圧」とは、血液が心臓から送り出されるときに、血管の内側にかかる圧力のことです。心臓から拍出される血液の量と、それに対する全身の血管抵抗で決まります。

血圧には「**収縮期血圧**」、「**拡張期血圧**」の2つがあり、大小2つの数値で表されます。血圧は心臓が収縮しているとき、つまり血液を送り出す際にもっとも高くなります。これが収縮期血圧で、一般的に「**上の血圧**」（最高血圧）と言われます。逆に心臓が拡張しているときはもっとも低くなります。これが拡張期血圧で、一般的に「**下の血圧**」（最低血圧）と言われています。

この**上、下の血圧のどちらか一方、もしくは両方が基準値を慢性的に超えている状態を「高血圧」**と言います。高血圧には、原因が特定できない「本態性高血圧」と、他の疾患が原因で血圧が高くなる「二次性高血圧」の2つのタイプがあります。

原因が特定できない本態性高血圧

日本の高血圧患者の90％は本態性高血圧です。はっきりした原因は特定できませんが、高血圧が続く状態です。塩分やアルコールの過剰摂取、肥満、ストレス、喫煙などの生活習慣の蓄積、さらに、加齢、遺伝的要因などの複合的な要素が関係しているとされています。

塩分を過剰に摂取すると水分が多く貯め込まれ、血液の全体量が増えます。タバコの煙に含まれるニコチンは、強い血管収縮作用があり、血管の抵抗を高めます。ストレスを受けると交感神経が活性化して血管が収縮するため、血管の抵抗が高まります。

このような心臓から拍出される血液量の増加や、血管の抵抗を高める要因がいくつも重なることで、血圧の高い状態が続くと考えられています。治療にはこれらの生活習慣の改善が必須になります。

ほかの疾患が原因で起こる二次性高血圧

二次性高血圧は腎臓病やホルモンの異常などが原因で、血圧が高くなっている状態です。

腎臓はホルモンの分泌を調整し、血圧を正常に保つ働きがあります。腎臓病などで腎機能が低下すると血圧の調整力も低下し、血圧の上昇を招いてしまいます。

ほかにも、甲状腺のホルモン異常や、副腎にできる腫瘍などが原因で高血圧が起こることもあります。これらの二次性高血圧は、原因となる病気の治療を行うことで治癒することができます。

「収縮期血圧」と「拡張期血圧」

心臓が収縮しているか、拡張しているかで血圧は大きく変わります。どちらも血圧を知るうえで重要な数値。そのしくみを理解しておきましょう。

最高血圧
（収縮期血圧）
心臓が収縮する

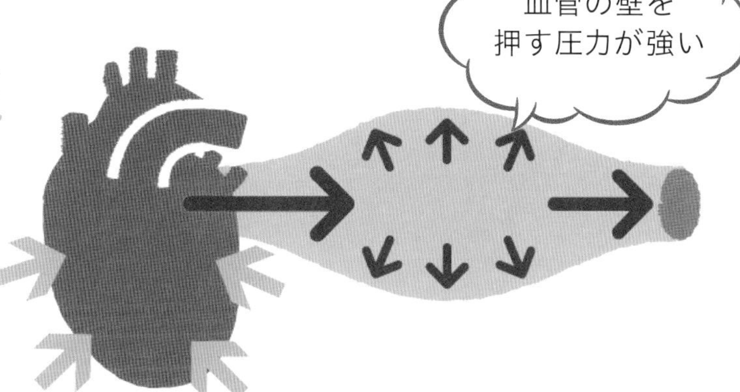

最低血圧
（拡張期血圧）
心臓が拡張する

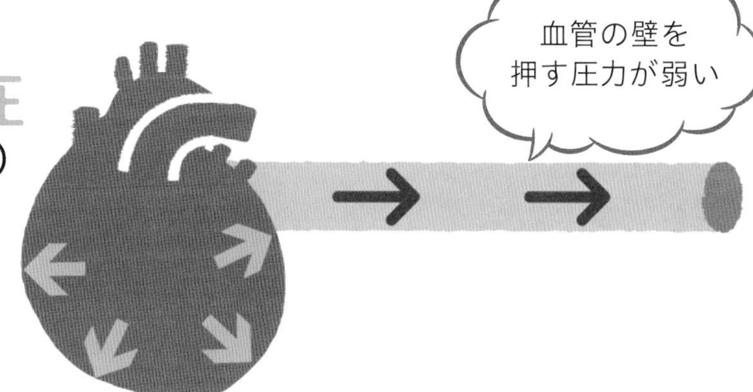

高血圧には2つのタイプがある

●本態性高血圧

原因が特定できず、生活習慣の蓄積や遺伝的要因、加齢などが重なって血圧が高くなる状態。高血圧の患者の9割はこのタイプです。

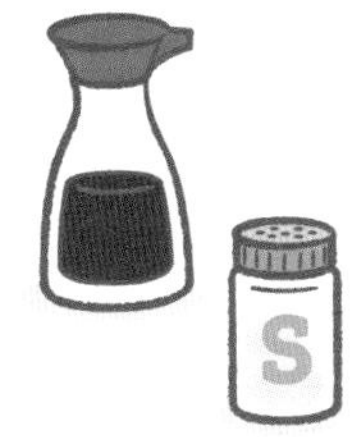

●二次性高血圧

腎臓病やホルモンの異常、副腎にできる腫瘍などが原因で血圧が高くなっている状態。原因となる病気を治療すれば改善できます。

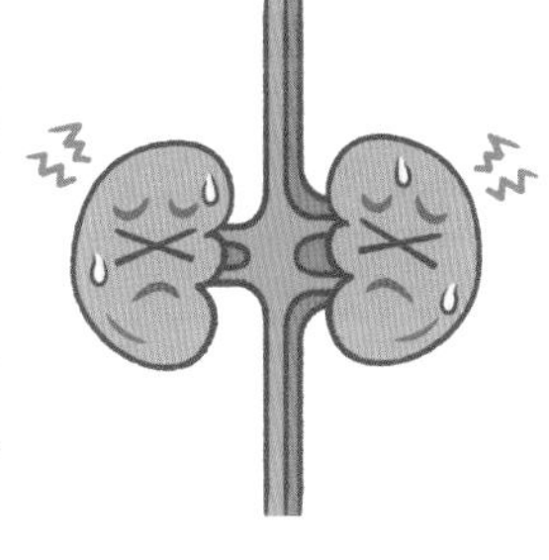

基礎2

高血圧を放置すると病気のリスクを高める

高血圧は自覚症状がほとんどない

健康診断で高血圧を指摘されても、自覚症状が出ていないため、あまり気にしていないという人もいるのではないでしょうか?

一般的に高血圧は無症状で、特に初期に症状が出ることはほとんどありません。発汗の増加や顔の赤み、目のかすみなどが現れることもありますが、それらは高血圧以外の原因でもみられるため、症状から高血圧を推定するのは難しいのが実情です。

しかし、自覚症状がないからといって高血圧を放置するのは危険です。気づかぬうちに全身の血管が少しずつ障害されてさまざまな合併症を引き起こし、最悪の場合には命にかかわるような事態になることもあります。それゆえ、高血圧は「サイレントキラー(静かなる殺人者)」とも呼ばれています。

高血圧が続くと動脈硬化が進む

高血圧の一番の問題は、動脈硬化を引き起こすことです。血圧の高い状態が長く続くと、動脈の血管壁が傷つきます。すると、悪玉コレステロールなどが付着しやすくなり、内腔(血管の内側)がどんどん狭くなって、詰まることもあります。このような状態になると、臓器や組織が血流不足になり、全身に十分な栄養や酸素が行き渡らなくなります。

動脈硬化の影響は脳や臓器に現れる

動脈硬化は全身のあらゆる血管で起こるため、悪影響は全身に及びます。**中でも特に障害されやすいのが、心臓や脳の血管、大動脈および末梢血管、腎臓、網膜など**です。

心臓では、血流が妨げられることで起こる狭心症や血管の詰まりが原因の心筋梗塞、心臓の働きが低下する心不全などを引き起こします。

脳であれば脳梗塞や脳出血、くも膜下出血などの脳卒中を招きます。また、腎臓では血液不足から腎臓自体が小さく萎縮してしまう腎硬化症や、腎臓本来の働きがほぼできなくなる腎不全などの要因になることもあります。

放置すると致命的な状態になる可能性も

このように、生命活動に重要な臓器の疾患につながるのが、高血圧の怖いところです。高血圧を治療せずに放置した場合、高血圧患者の約半数は心不全や冠動脈疾患などの心臓の病気となり、約3分の1は脳卒中、10~15%程度は腎臓の病気で死に至るとされています。

自覚症状が出ていないからといって放置せずに、必ず適切な治療や生活習慣の改善を行いましょう。

動脈硬化によって起こる病気や症状

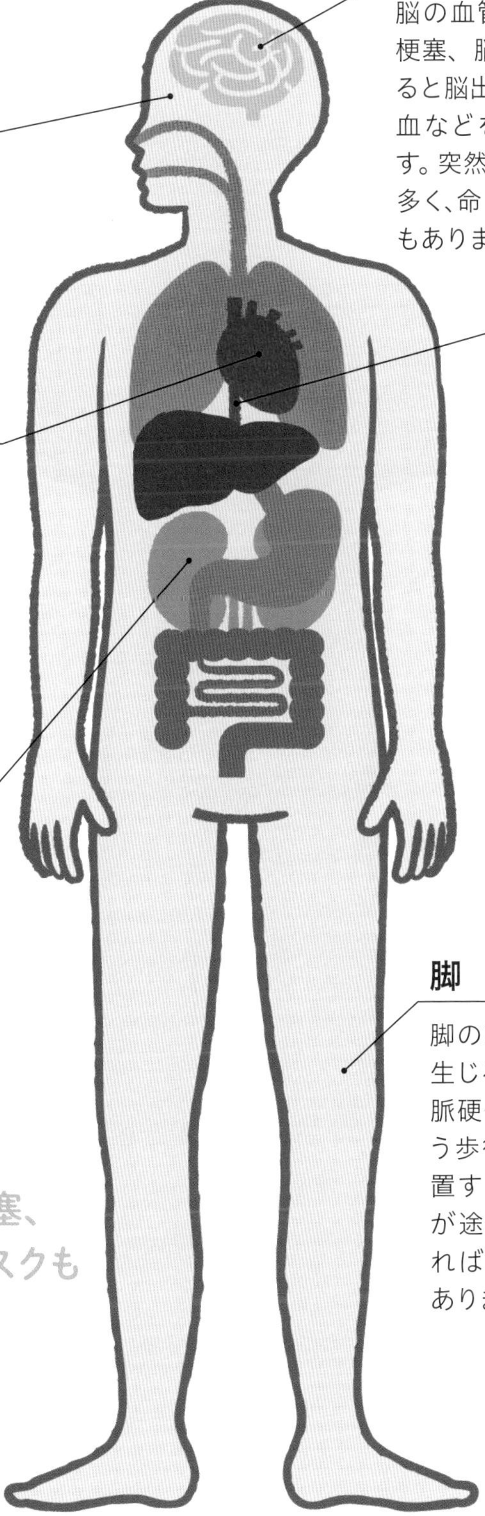

脳

脳の血管が詰まると脳梗塞、脳の血管が破れると脳出血、くも膜下出血などを引き起こします。突然発症することも多く、命にかかわる場合もあります。

目

網膜の末梢動脈で動脈硬化が進むと高血圧網膜症に。悪化すると視力の低下、視野の欠損、目のかすみなどの症状が現れます。

大動脈

血管が拡張してコブのようなものができる大動脈瘤や、大動脈の内壁に亀裂が入って避けてしまう大動脈解離を引き起こすこともあります。

心臓

高血圧により心臓に負担がかかることで心筋肥大に。冠動脈の動脈硬化で血流が滞ると狭心症、突然完全に詰まると心筋梗塞に。心臓の機能低下で心不全に至ることもあります。

腎臓

動脈硬化で腎臓に血液が十分に行き渡らないと、腎臓が萎縮して硬くなり、機能が低下する腎硬化症を引き起こします。腎臓本来の働きができなくなる腎不全に至ることも。

脚

脚の動脈に動脈硬化が生じることで、閉塞性動脈硬化症に。痛みを伴う歩行障害が現れ、放置すると足先への血流が途絶え、切断しなければならないケースもあります。

脳卒中や心筋梗塞、慢性腎不全のリスクも

基礎3

高血圧の種類と基準値

診察室血圧と家庭血圧で診断

血圧は精神状況や環境など、さまざまな要因で常に変動しています。そのため、高血圧の診断は**医療機関で測定する「診察室血圧」と、家庭で一定の条件のもとで測定した「家庭血圧」**で行われます。診察室血圧と家庭血圧の間に診断の差がある場合は、家庭血圧が優先されます。

診察室血圧の場合は、**上の血圧で140㎜Hg以上、または下の血圧で90㎜Hg以上**の状態が、異なる機会で2回以上続くと高血圧と診断されます。

家庭血圧の場合はこれより少し低い場合が多いです。朝晩それぞれ26ページで紹介している正しい方法で7日間、少なくとも5日間測定し、その平均が、**上の血圧で135㎜Hg以上、または下の血圧で85㎜Hg以上**だと高血圧とみなされます。そして、数値によってI～III度の3段階に分類されます。

白衣高血圧や仮面高血圧にも注意

高血圧には「白衣高血圧」「仮面高血圧」と呼ばれる種類のものもあり、これらにも注意が必要です。

白衣高血圧は、診察室で測定した血圧は高血圧なのに、家で測るとそれより低くなる場合のことです。病院で医師や看護師など、白衣を着た人に測定されるストレスで、血圧が上がると考えられています。診察室血圧で高血圧と診断された人の15～30%がこの白衣高血圧に相当し、高齢者になるほど割合が上がります。

白衣高血圧の人は、今すぐに治療が必要なわけではありませんが、将来的に高血圧や、脳や心臓の血管疾患になるリスクが高いとされています。家庭測定と生活習慣の改善、経過観察が必要になります。

仮面高血圧はこれと反対です。家で測ると高血圧なのに、診察室で測定すると低くなる状態です。この仮面高血圧には、いくつかのタイプがあります。早朝に血圧が高くなる「**早朝高血圧**」、睡眠中も血圧が下がらない「**夜間高血圧**」、職場や家庭のストレスで昼間の血圧が高くなる「**昼間高血圧**」などです。

仮面高血圧の人は、臓器障害や脳や心臓の血管病になるリスクが高血圧の人と同程度とされています。病院では発見されにくいので、気づかないうちに血圧の高い状態が続いてしまい、臓器障害が進行しているケースもあります。

仮面高血圧のリスクが高いのは、高血圧の一歩手前の「高値血圧」の人や喫煙者、お酒をたくさん飲む人、ストレスが多い人などとされています。ひとつでも思い当たる場合は、ぜひ家庭血圧を測るようにしてください。

高血圧の種類

（家庭血圧）
病院以外で血圧が高い
仮面高血圧
血圧が高い時間が長いため、治療が必要
常に血圧が高い
持続性高血圧
すぐに治療が必要
135/85㎜Hg
非高血圧
病院で緊張して血圧が上がる
白衣高血圧
持続性高血圧の予備軍の可能性あり
140/90㎜Hg
（診察室血圧）

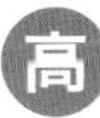

高血圧の診断基準（診察室血圧）

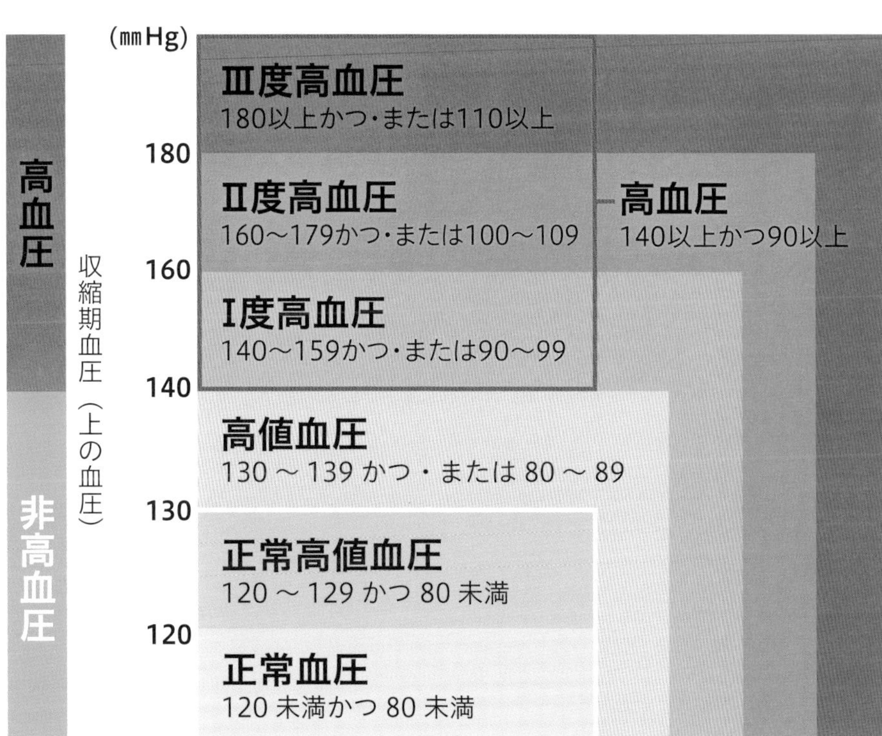

出典：日本血圧学会「高血圧治療ガイドライン2019」

日常生活編

高血圧Q&A

**日常生活を送るうえで、血圧を上げないコツはあるのでしょうか？
聖路加国際病院・心血管センターの宮田宏太郎医師が、
高血圧にまつわるさまざまな疑問に答えます。**

Q 入浴は血圧にどのような影響を与えますか？入浴する際、注意することはありますか？

A 急激な温度差は避け、「ぬるめ、短め」を心がけてください

温かい環境にいると血管が拡張して血流がよくなるため、日本のデータでは一般的に入浴により血圧は下がるとされています。注意しなければならないのは、急激な温度差です。急激な温度の変化は血管や心臓に負担をかけ、血圧の乱高下につながります。それが「ヒートショック」と呼ばれる、脳内出血や心筋梗塞、脳梗塞などの健康被害を招くことも。高血圧の人や高齢者は、特に注意が必要です。

高血圧の人は「ぬるめのお湯に、短めに入る」のが原則です。特に冬場は脱衣所や浴室と湯船の温度差が大きくなりやすいので、前もって暖めておくなどの対策を取りましょう。

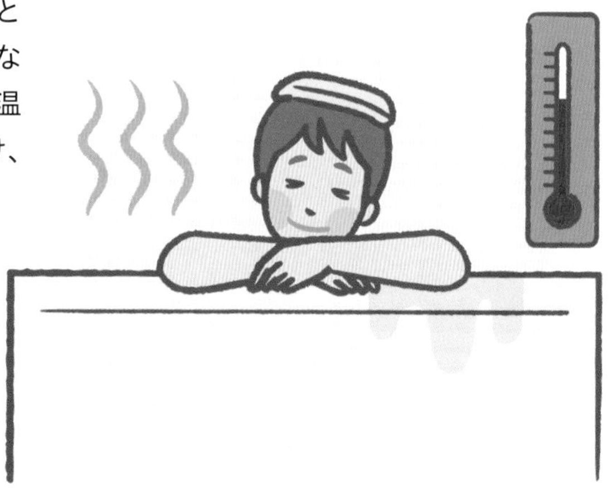

Q エナジードリンク、コーヒーなどは血圧に悪い影響を与えますか？

A 適量なら問題ありませんが、飲みすぎには注意しましょう

近年人気のエナジードリンクは、炭酸飲料にカフェインや糖質、ナトリウムなどを含むものが一般的ですが、それらはすべて血圧を上げる方向に働きます。飲むと元気が出るように感じ、気分転換などにはいいのかもしれませんが、多くの量を習慣的に飲んでいると生活習慣病のリスクは上がります。

コーヒーなどのカフェインを含む飲料も同様です。適量ならば問題はありませんが、こちらも飲みすぎには注意しましょう。

Q 日本人の塩分摂取量はそんなに高いのでしょうか？

A 世界的に推奨されている数値の約２倍です

日本人の塩分摂取量は徐々に低下傾向にありますが、それでも2019年国民健康・栄養調査結果では、国民１人１日当たりの食塩摂取量は男性が11.0g、女性が9.3gです。

2012年に発表された世界保健機関（WHO）のナトリウム摂取量に関するガイドラインで推奨されている一般成人の食塩摂取量は１日5g未満。日本人はその約２倍の塩分量を摂取していることになります。2012年策定の「健康日本21（第２次）」では、国民の平均塩分摂取量を１日8.0gにすることを目標にしています。

Q 高血圧は女性より男性のほうが多いのはなぜですか？

A 女性ホルモンの影響で女性は血圧が低め。ただし、更年期以降は高血圧のリスクが上がります

一般的に男性のほうが血圧は高めです。動脈硬化を起こす人も多く、心臓病で心臓の血管治療をする方も７～８割は男性です。特に今の中高年世代は、一般的に男性のほうが飲酒や喫煙、ストレスなど、血圧を上げやすい生活を送っていることが多く、その生活習慣が影響しているのではないかと考えられています。

一方で、女性の血圧が低めなのは、女性ホルモンの影響です。女性ホルモンには動脈硬化を防ぐ、血圧を下げるなどの働きがあります。

しかし、更年期以降になると女性ホルモンが減少して、高血圧になる人が増えてきます。もともと血圧が低めで気にする習慣がない人も多いので、高血圧に気づきにくいことも。更年期以降は血圧に注意しましょう。

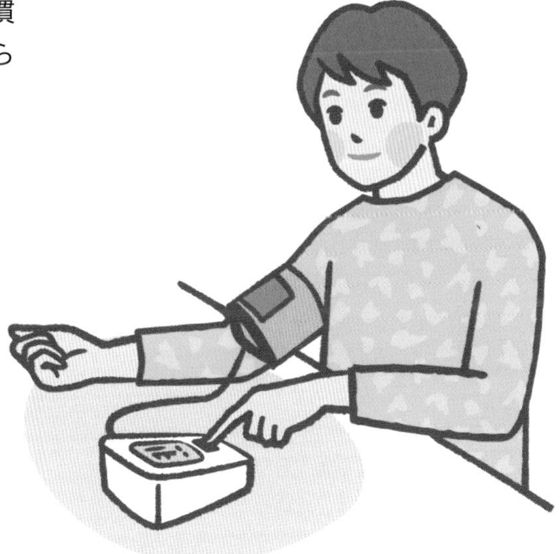

高血圧Q&A

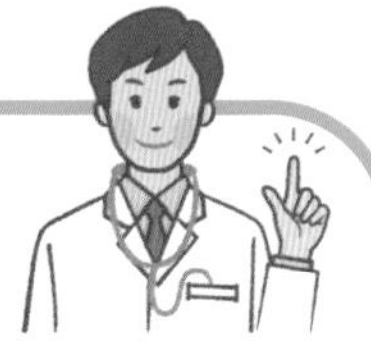

Q 喫煙は高血圧にどんな影響がありますか？

A タバコに含まれるニコチン、一酸化炭素は血圧を上昇させ、動脈硬化の原因にも

タバコの煙に含まれるニコチンには強い血管収縮作用があり、毛細血管を収縮させて血圧を上昇させます。さらに、心拍数の増加や血圧の上昇を招き、動脈硬化の原因にもなる一酸化炭素も含まれています。タバコは「百害あって一利なし」と言われますが、血圧に関してもよいことは何もありません。

最近普及してきた電子タバコは、まだ血圧への影響がわかっていません。現状ではリスクが下がるというデータもありません。

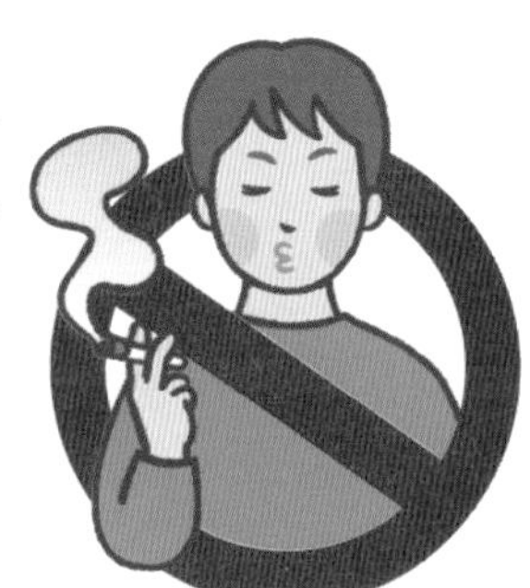

高血圧だけでなく、脳や心臓の血管病を防ぐためにも、禁煙がおすすめです。

Q 睡眠は血圧にどんな影響がありますか？睡眠で注意することはありますか？

A 良質な睡眠が大切。「睡眠時無呼吸症候群」には要注意

適切な睡眠時間は人によっても異なりますが、質のいい睡眠をとることは大切です。通常ならば睡眠中は起きているときより血圧が低くなります。しかし、睡眠中の血圧低下が少ない、逆に上昇するなどの場合は、臓器障害や血管病のリスクが上がります。このような症状に加えて睡眠時間の短縮があるとよりリスクは上昇します。

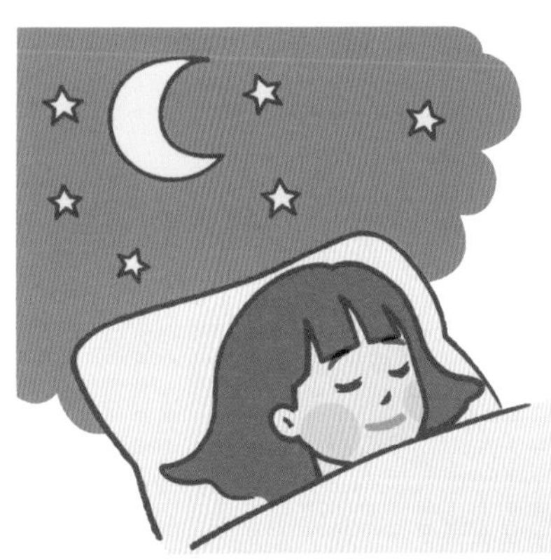

また、「睡眠時無呼吸症候群」には注意が必要です。睡眠時無呼吸症候群は睡眠中に無呼吸と呼吸再開を繰り返すため、これに伴い急激な血圧変動が起こり、心臓や血管に大きな負担をかけます。十分な睡眠が得られないことが身体的なストレスになり、朝の血圧上昇にもつながります。日中の眠気や集中力の低下、いびき、夜間尿、家庭血圧で早朝高血圧を示すなど、気になる症状があれば、医療機関に相談してみてもよいでしょう。

Q 家族が高血圧ですが、1人分だけ減塩食を作るのが大変です

A みんなで減塩食を楽しむと、家族全員の将来的な健康につながります

高血圧の人の1日の塩分摂取量は6g未満が推奨されています。これは極端に塩分が少ないわけではなく、健康な人でもおいしくいただける食事です。ぜひ家族みんなで減塩食を楽しんでみてください。そうすると、家族全員が健康を保てる可能性も高くなります。

子どもが幼少期から減塩のうす味に慣れていれば、将来的に高血圧になる可能性を減らせます。血圧が低めな人も塩分を多めにとる必要はまったくありません。家族で減塩生活を続けて、家族ぐるみで高血圧などの生活習慣病になるリスクを下げましょう。

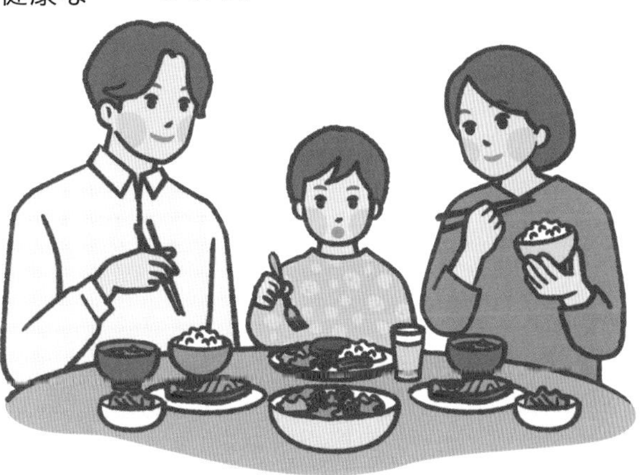

Q 飲酒は血圧にどう影響しますか？

A 血圧上昇の原因になるので、適量を守りましょう。塩辛いつまみにも要注意

かつては「少量の飲酒は百薬の長」とも言われていましたが、最近は少量の飲酒でもさまざまな疾患リスクが上がるというデータが出ています。お酒を飲むと一時的に血圧が下がりますが、これはアルコールに血管を広げる効果があるのと、利尿作用で体内の水分量が減るためです。長期的な飲酒習慣は血圧上昇の原因になるので、適量を守ることが大切です。

高血圧の人のアルコール摂取量の目安は、成人男性の場合、1日でおおよそ日本酒なら1合、ビール中瓶なら1本、ワインなら2杯以下。女性はその約半分以下に制限することがすすめられています。

また、お酒のつまみに塩辛いものが多いのも問題です。お酒を飲む際は適量を守り、つまみは塩分の低いものを選ぶようにしましょう。

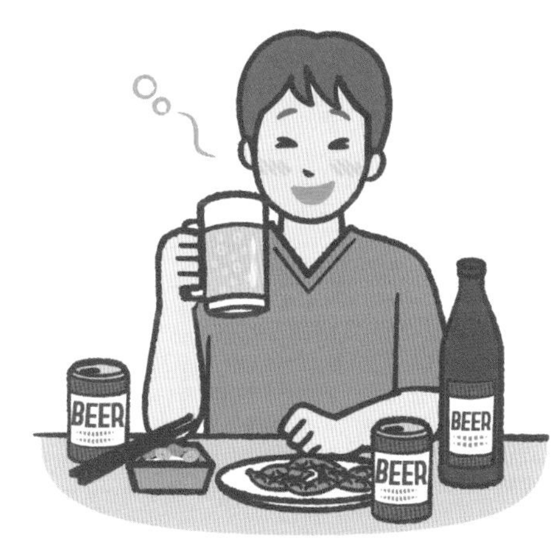

高血圧のリスク1

腎臓病

高血圧が腎臓の疾患を引き起こし悪化させる

腎臓は老廃物を排出する働きがある

腎臓にはおもに3つの働きがあります。一番よく知られているのが尿を作る働きです。**腎臓は体が活動することで生み出した老廃物をきれいに取り除き、不要なものを尿として排出します。**

体液に含まれる電解質の成分濃度を調整し、体液を一定の弱アルカリ性に保つ働きもあります。また、体にとって大切なホルモンの分泌も腎臓が行っています。

腎臓は体の中でもっとも血管が多く集まっている臓器で、高血圧と腎臓の機能低下は密接なかかわりがあります。高血圧の状態が長く続くと、腎臓に無数に張り巡らされた末梢血管で動脈硬化が進み、血液が流れにくくなったり詰まったりします。そうすると、栄養や酸素が十分に行き渡らなくなるため、腎臓の機能が低下していきます。

腎臓から分泌されるレニンというホルモンには、血圧を調整する働きがあります。健康な状態ならば分泌量はコントロールされていますが、腎機能が低下するとレニンが必要以上に分泌され、血圧が上がってしまうのです。

また、腎臓の働きが悪くなると、体内の老廃物の排出がうまくいかなくなります。不要な塩分や水分が体内に溜まって血液量が増えるため、血圧が上昇します。

このように、**腎機能が低下すると血圧が高くなる状況を招き、高血圧による動脈硬化がさらなる腎機能の低下につながってしまいます。**この悪循環に陥ると腎臓病も高血圧も、速い速度で進行してしまうため、注意が必要です。

高血圧が原因で腎硬化症に

高血圧によって引き起こされる腎臓の疾患に「**腎硬化症**」があります。**動脈硬化で腎臓に血液が十分に供給されなくなることで腎臓自体が萎縮して硬くなり、機能が低下していく状態**です。高血圧が続いている以外は自覚症状がない場合も多く、健康診断で発見されることの多い病気です。高血圧によって引き起こされる病気なので、治療の基本は血圧コントロールになります。早期に発見して適切な治療を始めることが大切です。

腎硬化症が進行すると「**腎不全**」に至ります。腎臓のろ過能力が30％以下に低下して、尿を作る、体液の成分を一定に保つなどの**腎臓本来の働きができなくなった状態**です。

悪化すると、むくみや疲労感、食欲不振などさまざまな症状が現れるようになり、最終的には腎臓機能を人工的に行う人工透析や腎移植などの腎代替療法が必要になります。

腎臓には3つの働きがある

①血液のろ過と老廃物の排泄

全身を巡った血液は腎臓に送られ、腎臓の糸球体という組織でろ過されます。その後、必要な成分は尿細管で再吸収され、最終的に不要な老廃物だけが尿として排出されます。

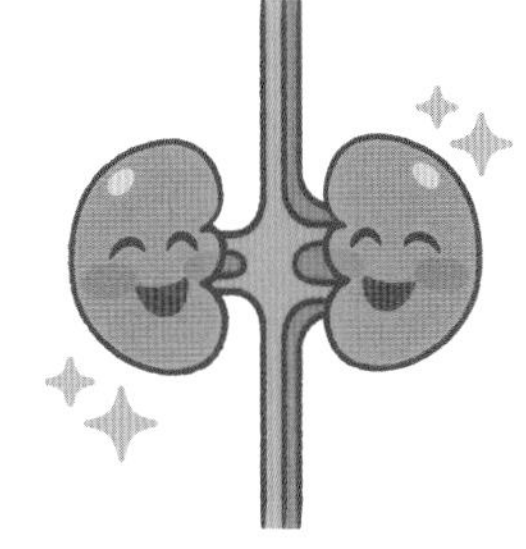

②体内の水分量や電解質を調整

老廃物の排出や再吸収を行うことで、体内の水分量や電解質（ナトリウム）のバランスを一定に保ち、体の恒常性を維持します。

③ホルモンの分泌と調整

赤血球を作るのに欠かせないホルモンや、血圧を調整するホルモンを分泌します。また、カルシウムを体内に取り込むために必要なビタミンDの活性化を行います。

腎臓は生命維持に欠かせない臓器

血圧上昇と腎機能低下の悪循環

腎機能が低下すると血圧が上昇し、動脈硬化が進むことで腎機能がさらに低下します。この負のスパイラルに陥ると、高血圧と腎機能の低下がどんどん進行します。

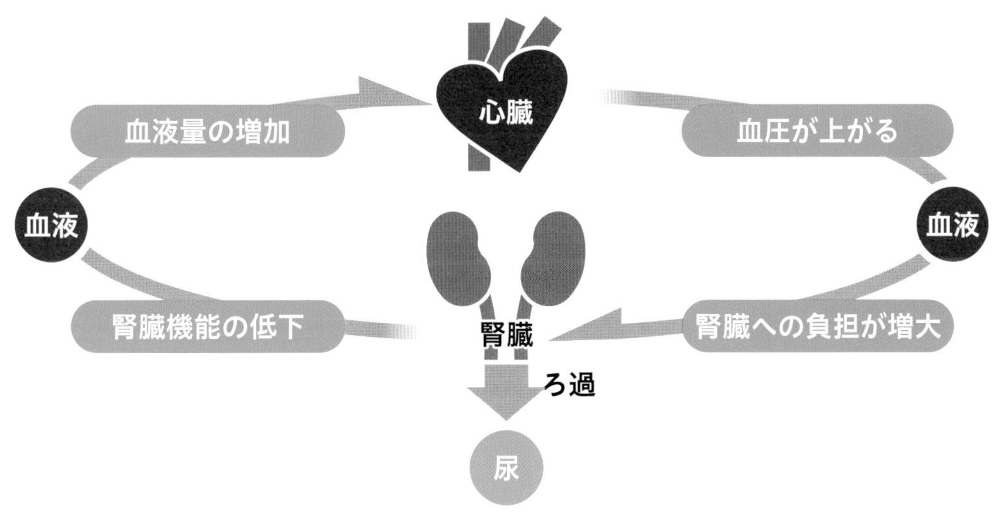

高血圧のリスク2

心臓病

慢性的な高血圧で心臓に負担がかかり続ける

心臓が大きくなる 心筋肥大

心臓は収縮と拡張を繰り返すことで、栄養や酸素を含んだ血液を全身の臓器に送り出し、全身を巡ってきた血液を回収するというポンプとしての働きをしています。

血圧が高い状態が続くと、心臓にも負担がかかります。血液を送り出すためにより強い力が必要になるので、心臓の筋肉が発達して、心臓全体が大きくなります。これが「**心筋肥大**」です。

心筋肥大になると心臓の筋肉が厚くなるため拡張する力が弱まり、心機能が低下して全身に血液を届けにくくなります。その結果、息切れや動悸、むくみ、全身の倦怠感などを感じることがあります。

栄養・酸素不足で 起こる虚血性心疾患

心臓自身も働くためには栄養や酸素が必要で、それらを心臓に運んでいるのが冠動脈です。この冠動脈で動脈硬化が進むと、心臓の筋肉に血液が十分に行き渡らなくなります。こうして**心臓自身の血流が低下することで、心筋梗塞や狭心症などの「虚血性心疾患」**が起こります。

狭心症は、冠動脈が狭くなって血液が行き渡りにくくなる状態です。運動などで酸素を多く必要とするとき、一時的に心臓が酸欠状態になり、胸が締めつけられるような痛みを感じます。

心筋梗塞は、血管(冠動脈)が突然詰まった状態です。突然詰まり、その先の心筋には血液が送られなくなるため、細胞が壊死してしまいます。激しい胸の痛みや呼吸困難などの症状が現れることもあり、突然発症して死に至ることもあります。

脳梗塞を起こす 危険もある不整脈

心臓の拍動に異常があることを不整脈と言います。心筋梗塞や狭心症などの心臓の病気、冠動脈の動脈硬化は不整脈のリスク因子になります。不整脈にはいくつかのタイプがありますが、**心房が細かく動く「心房細動」は特に注意が必要**です。心臓が十分に収縮できないので、血液がよどんで血栓ができ、その血栓が脳の血管に飛ぶと脳梗塞を起こす危険性があります。

これらの心臓の病気などにより、**心臓に負担がかかる状態が長く続くと「心不全」**に至ることもあります。心臓のポンプ機能が低下して、心臓から十分に血液が送り出されなくなる状態です。全身に酸素や栄養が行き渡らなくなるので、呼吸困難や息切れ、むくみなど、さまざまな症状が引き起こされます。突然死の危険もあるうえに、症状は時間とともに悪化していくのが一般的です。

高血圧のリスク3

その他の病気

脳卒中・認知症・大動脈解離などのリスクが上がる

高血圧は脳の病気や認知症とも関係

脳は大小さまざまな血管が無数に集まっているので、高血圧による動脈硬化の影響を受けやすい臓器です。**脳の中の血管が詰まったり破れたりすることで、脳が障害を受ける病気が**「**脳卒中**」です。脳卒中は「**脳出血**」、「**くも膜下出血**」、「**脳梗塞**」に分けられます。

脳出血とは、脳の中の血管が破れ、脳内に出血した状態のことです。半身まひや言語障害、認知機能低下などの症状が現れます。**くも膜下出血は、くも膜とよばれる脳表面をおおう膜と脳の間にある動脈に動脈瘤ができ、それが破裂して起こる出血**で、激しい頭痛や意識障害が起こります。**脳梗塞は、脳の血管が詰まったり血流が途絶えたりして、脳組織の一部が壊死してしまう病気**です。手足のしびれや言語障害などの症状が現れます。

どれもある日突然起こることも多く、命にかかわる事態になることも少なくありません。一命をとりとめても言語障害や麻痺などの後遺症が残ることも多いため、症状があれば一刻も早く専門病院を受診することが重要です。

また、**高血圧と認知症との関連も指摘**されています。認知症にはいくつかの種類がありますが、脳の血管障害により、脳細胞の一部に栄養や酸素が行き渡らなくなることで起こる「**血管性認知症**」は、**高血圧がリスク因子になる**とされています。

高血圧による動脈の疾患

高血圧による動脈硬化が原因で、動脈に起こる病気もあります。「**大動脈瘤**」、「**大動脈解離**」、「**閉塞性動脈硬化症**」などです。

大動脈瘤は大動脈の血管壁にストレスがかかる状態が続くことで、次第に血管が拡張してコブのようなものが生じる病気です。腹部にできることが多いのですが、破裂しなければ自覚症状はほとんどありません。しかし、破裂すると激しい痛みや呼吸困難などが起こり、命の危険にかかわることもあります。

大動脈解離は大動脈の内壁に亀裂が入り、裂けてしまう病気です。血圧の急激な上昇によって急性の障害が生じる「高血圧緊急症」のひとつであり、早期に適切な処置を行わないと致命的な事態になる可能性が高くなります。

閉塞性動脈硬化症は、足の動脈に動脈硬化が生じて血管が狭くなったり詰まったりすることで、歩くと足に痛みを感じる病気です。高齢者に多い病気ですが、放置すると足先への血流が途絶えてしまい、切断しなければならない場合もでてきます。

基礎4

高血圧判明後の指導と治療

治療はまず生活習慣の指導から

健康診断などで**上の血圧が130㎜Hg以上、下の血圧が80㎜Hg以上だと、再検査**となります。

血圧の測定とともに、心電図、超音波などの検査も行い、高血圧による心臓や腎臓、脳などへの臓器障害がみられるかどうか、ほかの疾患が原因の二次性高血圧でないかどうかを調べます。それらがない本態性高血圧で、低〜中等リスクの場合は、まずは生活習慣の指導から治療が始まります。

高血圧の治療の目的は、高血圧が続くことによりもたらされる脳や心臓、腎臓などの血管病の発症や進行を抑え、健康的で質の高い日常生活を送れるようにすることです。

高血圧は生活習慣病のひとつです。塩分を控えた食事や有酸素運動、適正体重への減量、節酒、禁煙、ストレスの解消などを意識した生活を続けることで、血圧を下げる効果が期待できます。

食事では、なにより減塩が大切です。**高血圧の人に推奨されている1日の塩分摂取量は6g未満**です。減塩には血圧を下げる効果があり、脳や心臓の血管病の抑制も認められています。

食事療法とともに重視されるのが**運動の習慣**です。適度な有酸素運動は血液循環をよくするため降圧効果があり、肥満の解消にもつながります。

過度な飲酒習慣は血圧を上げてしまうので、**飲酒は適正量**を守りましょう。喫煙は交感神経の活性化や血管収縮を起こして血圧を上げるうえに、動脈硬化の危険因子でもあります。**高血圧と診断された人は禁煙**がおすすめです。

また、社会的、心理的ストレスにより高血圧の発症が2倍以上になるという報告もあります。**ストレスを溜めない生活**を心がけましょう。

改善が見られなければ降圧薬による治療も

生活習慣の改善を一定期間続けて、十分に血圧が下がらなければ、降圧薬による治療の必要性も出てきます。

はじめの段階で使用される降圧薬は、カルシウム拮抗薬、レニン-アンジオテンシン系阻害薬、利尿薬のおもに3種類です。投与に際しては、単剤を少なめの量からスタートして、副作用や血圧の数値などを確認しながら量や種類、併用する薬などを検討していくのが一般的です。

降圧薬による治療が始まっても、生活習慣の重要性は変わりません。降圧薬の作用を増強する効果もあり、薬剤数や服用量を減らすことにもつながります。生活習慣の改善は長期的な努力が必要ですが、ぜひしっかり取り組みましょう。

高血圧とわかったら……

1 生活習慣の指導

まずは医師などの指導により、減塩や禁煙、節酒、適度な運動習慣など、生活習慣の改善を始めます。

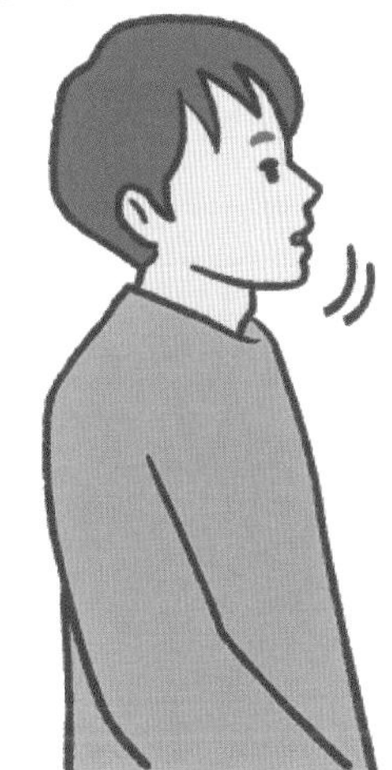

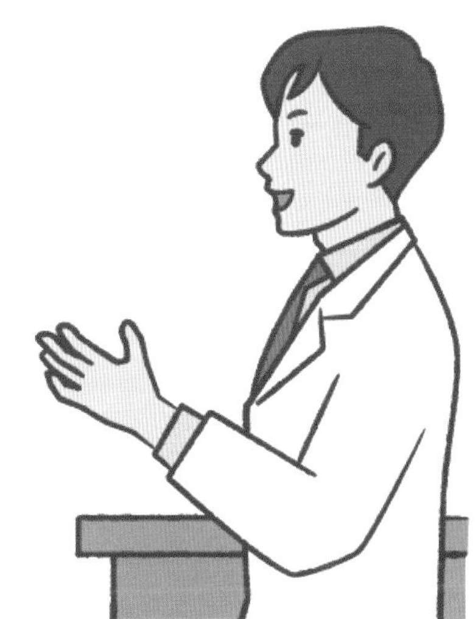

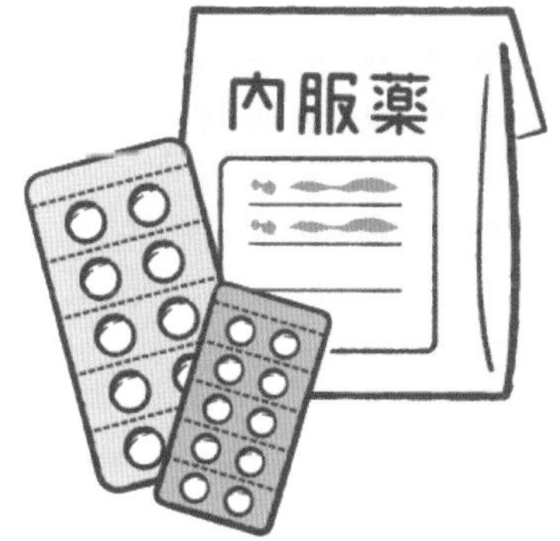

2 降圧薬による薬物治療

生活習慣の改善を数か月続けても、十分な降圧効果が見られない場合は、薬物治療が検討されます。

3 毎日の血圧の管理と記録

▶26ページ「血圧の正しい測り方」へ

Q 降圧薬のメリット、デメリットを教えてください

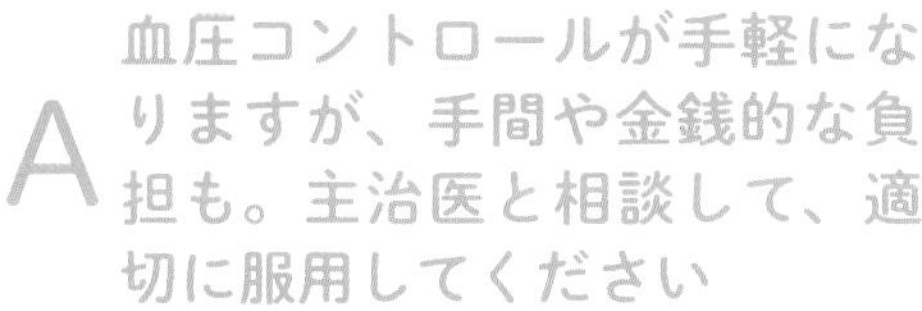
A 血圧コントロールが手軽になりますが、手間や金銭的な負担も。主治医と相談して、適切に服用してください

生活習慣の改善は大切ですが、血圧値が高くなるほど生活習慣だけで十分な降圧効果に達成するのは難しくなります。降圧薬を服用すると手軽に適切な血圧が維持できるようになり、高血圧が原因で起こる病気の予防もできます。ただ、毎日服用する手間や金銭的な負担が発生しますし、人によってはむくみや動悸などの副作用が出ることもあります。降圧薬の治療が始まったら、自身の血圧や体調などをよく観察し、主治医と相談しながら適切な服用を続けましょう。

Column

血圧の正しい測り方

起床後1時間以内に安静にして測る

血圧はさまざまな環境要因で変動します。家庭で血圧を測る際に大切なのは、一定の同じ条件で測定を続けることです。

正確な数値を把握するために、測定は朝に行いましょう。起床後1時間以内、朝起きてトイレで排尿を済ませたら、静かで適当な室温の部屋で、背もたれつきの椅子に脚を組まずに座ります。家事や朝食などを始める前、血圧の薬を飲んでいる人は飲む前のタイミングで測りましょう。測定前に喫煙や飲酒、カフェインの摂取なども避けてください。

血圧計はカフ（腕帯）を上腕に巻く「上腕式」が推奨されています。椅子に座り、1～2分安静にしてから心臓の位置に合わせた上腕部にカフを巻き、ゆったり落ち着いた状態で測定します。カフは肌に直接巻くとより正確な数値が測れますが、薄手のシャツ程度なら服の上からでも大丈夫です。

血圧は会話をするだけでも上がってしまうので、測定中は話をしたり、テレビやスマホを見たりするのは控えましょう。

1回測り終わったら、1～2分おいてもう1回測定し、2回の平均値をそのときの血圧とみなします。毎朝1度の測定が基本ですが、可能ならば動悸や息苦しさなどの症状があるときや、夜寝る前などに測定するのもおすすめです。

測定した血圧はノートに記録して受診の際に持参すると、診療にも役立ちます。最近はスマホのアプリと連携できる血圧計もあり、毎日の血圧や平均値が自動で記録できます。高血圧者は自己測定が可能な限り、生涯に渡り測定することが推奨されています。ぜひ、手軽に続けられる方法を検討してください。

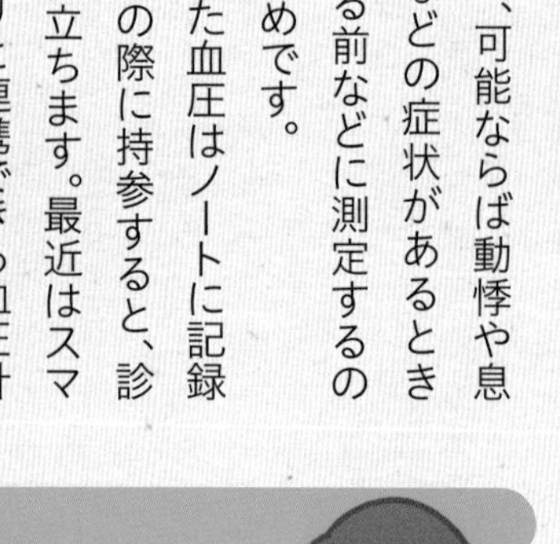

「上腕式」と「手首式」の違いは？

血圧計にはさまざまなタイプがありますが、より正確な数値が測定できるのは「上腕式」です。手首にカフを巻く「手首式」は、正確な数値が測りにくい場合があります。ただ、手首式は小型で持ち運びしやすいというメリットもあります。大切なのは測定を続けることなので、手首式が使いやすいという人はそれでもかまいません。

測り方のポイント

家庭血圧を正確に測るため、以下のポイントを守りましょう。

- 血圧計は「上腕式」にする
- 起床後、1時間以内に排尿を済ませてから測定する
- 測定前に食事やカフェインなどを摂らない
- 測定中は会話をせず、テレビやスマホを見ないようにする
- 2回測定し、平均値を出す
- 血圧を記録し、数値の改善に役立てる

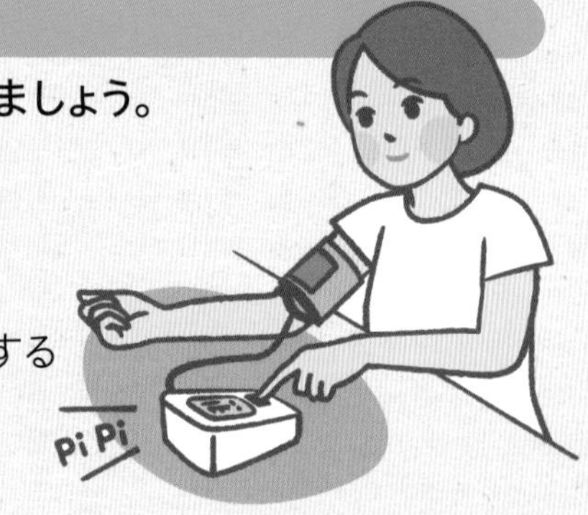

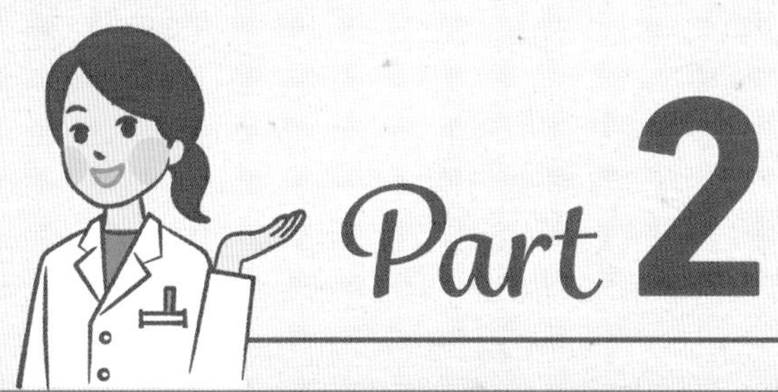

Part 2

高血圧のための減塩のコツ

高血圧対策では、食事の塩分コントロールが欠かせません。塩分を減らしつつ、おいしさも実感できるコツを押さえ、減塩生活を無理なく続けましょう。

基礎

減塩生活で血圧を下げる

日本人はほぼ全員高血圧の予備軍⁉

みそやしょうゆなどの発酵調味料、漬け物や塩魚などの日本食は、塩分高めのものが多い傾向にあります。日本人の1日あたりの食塩摂取目標量は男性7・5g未満、女性6・5g未満と言われているのに対し、現状の平均値は9～11gと高く、高血圧のリスクが高いことを示唆しています。誰もが高血圧の予備軍といっても過言ではないでしょう。

塩分を減らして体の負担を減らす

29ページの図のように、塩分を多く摂ると喉が渇き、自然と摂取する水分量も多くなって、ひいては腎臓や心臓に負担がかかり、血圧が上昇していきます。逆に言えば、塩分を減らすことによって各部位の負担が軽減されるのです。

高血圧の治療では、患者さんの状態や持病などにより医師が判断し、食事療法（栄養指導）に入ったり薬が処方されたりします。減塩はどちらにおいても大事で、薬を飲んでいるからと安心していては、かえって体に負担がかかることもあります。薬の効果を最大限に引き出すのも、減塩による食事療法なのです。

減塩によって体内に好循環が生まれるだけでなく、実感を覚え

高血圧のおもな原因

高血圧を引き起こす要因はさまざまですが、日本人が高血圧になる最大の原因は塩分の摂りすぎです。

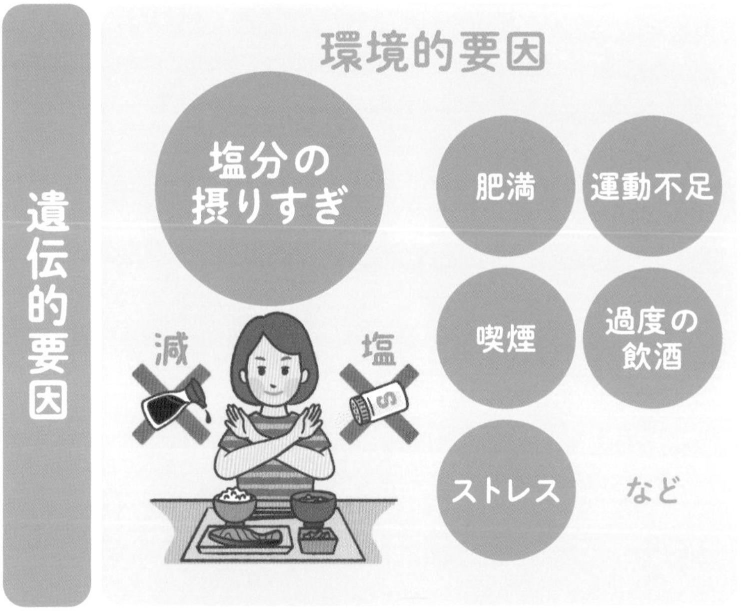

遺伝的要因

環境的要因

- 塩分の摂りすぎ
- 肥満
- 運動不足
- 喫煙
- 過度の飲酒
- ストレス

など

減塩

る現象もあります。摂取する水分量が減っていくため手足のむくみが少なくなったという方は多く、体が軽くなり肌艶がよくなったという方もいました。また、医学的には骨粗しょう症や結石のリスクが軽減されるという研究結果も出ています。

頭を切り替えて食生活を楽しむ

塩分の感じ方には〝慣れ〟もあるため、濃い味に慣れてしまうと平均的な味つけでも物足りなくなってしまいます。減塩食も、最初は慣れないかもしれませんが、食材の組み合わせや調理法によって満足感のある味になります。血圧を良好に保つことが健康寿命を伸ばす第一歩。頭を切り替えて、食事から体を改善していきましょう。

塩分が血圧を上げる仕組み

1 塩分の摂りすぎ
血液中のナトリウムが増える

2 水分の摂りすぎ
血液中のナトリウム濃度を下げようと喉が渇き、水分を大量に摂取する

3 体内の血液量が増える
体内を循環する血液の量(循環血液量)が増える

4 腎臓や心臓、血管に負担がかかる

血圧が上昇する

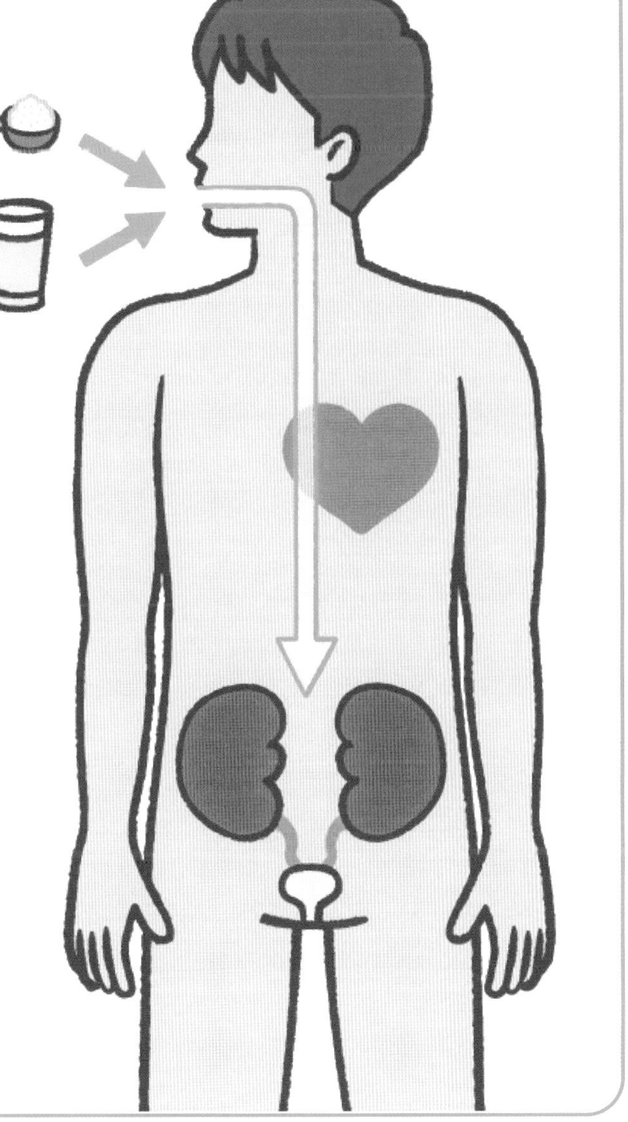

減塩生活のコツ①

1日あたりの塩分量を守る

食生活を見直し 多すぎる塩分と決別を

日本高血圧学会では、高血圧の人の1日の塩分摂取目標値を6g未満に設定しています。現状、1日10g前後摂っている日本人にとっては厳しい数値ですが、欧米から見ると実はまだ高め。みそ汁や漬け物など日本の食文化によるものが大きいのです。

減塩生活を始めるにあたって、まずは自らの食生活を見直しましょう。自分はどこで塩分過多になっていたのか、しょうゆやソースの後がけ、めん類の汁の飲み切り、加工食品の摂りすぎなどしていませんか？　視点を変え、当事者意識を持って臨むことが大切です。

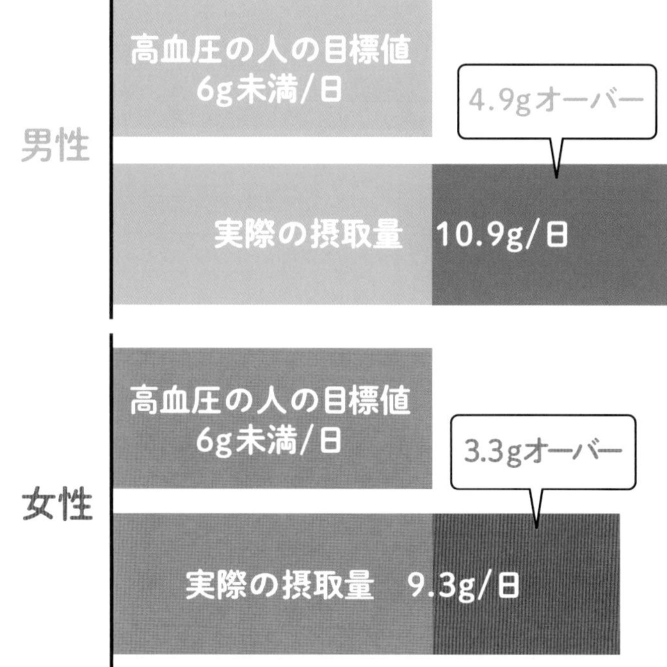

減塩生活のコツ ②

食材や調味料はきちんと計量する

計量器具を使って正確に計量する

減塩を実践するにあたり重要なのが食材や調味料の計量です。減塩レシピを参考にしていても、同じように作らなければ意味がありません。特に調味料は塩分を抑えつつ、満足度を上げるために0・1g単位で計ります。最初は面倒に思えても、続けることで適切な量がわかり、計量にも慣れていきます。

減塩レシピでは、塩分をおいしく引き立てるため、酢や砂糖、ソースなどさまざまな調味料を組み合わせて使います。調理の際は、合わせ調味料作りから手がけると効率的です。

計量器具の選び方

●電子計量スプーン

0.1g単位で計ることのできるスプーン型の計量器。調味料を計るときには、ぜひこれを。

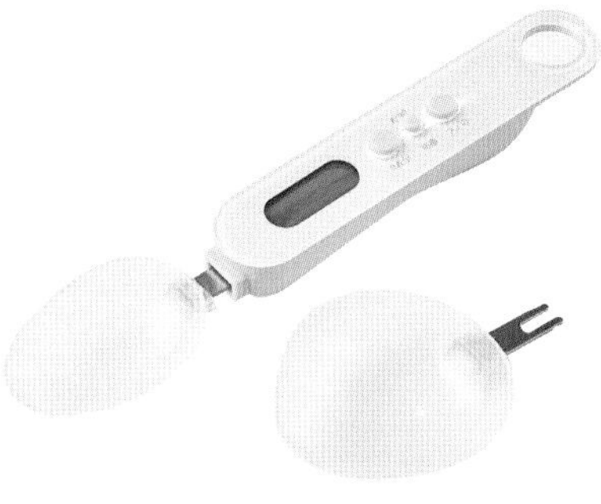

●電子スケール

1gと0.1g、2つの単位を切り替えて計ることのできるものがおすすめ。

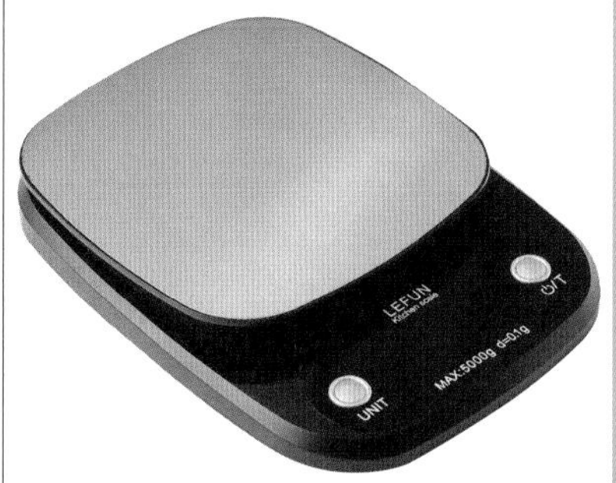

●計量スプーン

1人分の場合、少量が多いので、小さじ1/10くらいまであると使い勝手がよい。

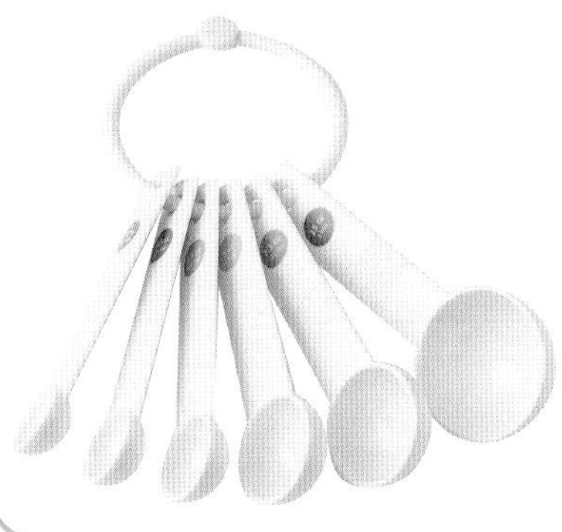

●塩分計

食べ物の塩分濃度がわかる計器。パーセント(%)表示されるので、汁物の場合、「1杯の重量(g)×塩分濃度(%)÷100」で1杯分の塩分量(g)を算出できる。

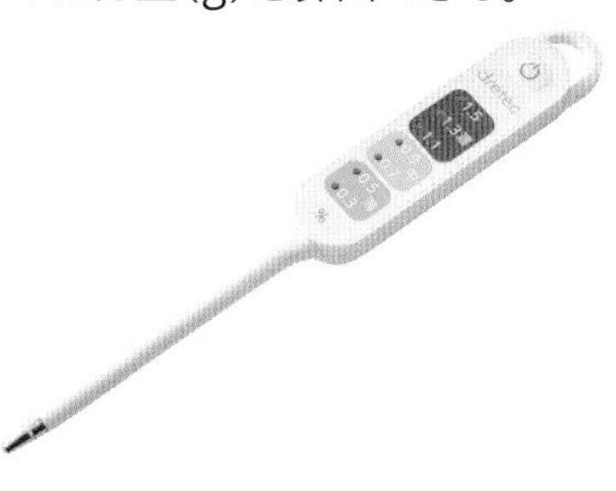

減塩生活のコツ③

知っておきたい食材と調味料の塩分

1食の塩分量を2g目安と考える

1日の塩分摂取量は6g未満なので、朝・昼・夕、それぞれの献立の塩分量は2gを目安に考えていきます。栄養成分表示や食品成分表には「食塩相当量」が書かれているので、確認するクセをつけてください。食塩摂取の大半は調味料がかかわっているため、特に気をつけたいところです。

また、見落としがちなのが加工品で、ソーセージやハム、たらこやかまぼこなどは製造過程で塩分が添加されるため、使用量によっては1食分の合計が2gを超えてしまうことも。定食やお弁当についている漬け物も塩分が多いので食べないほうが賢明です。

主な塩分の多い食材

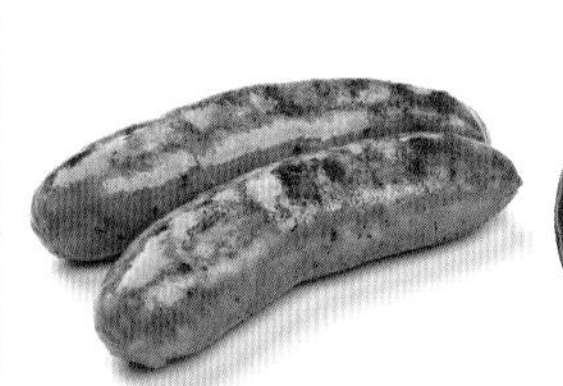

あらびきソーセージ
1本（20g）
塩分0.4g

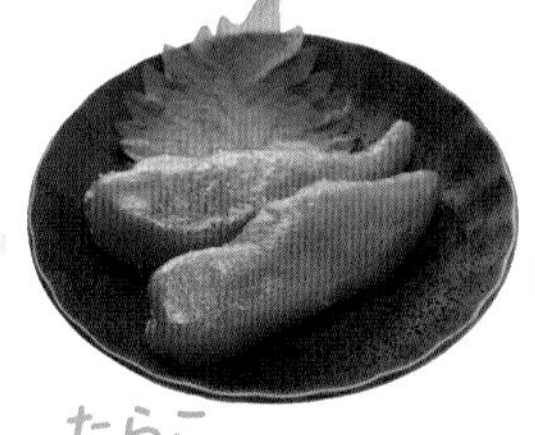

たらこ
1/2腹（50g）
塩分2.3g

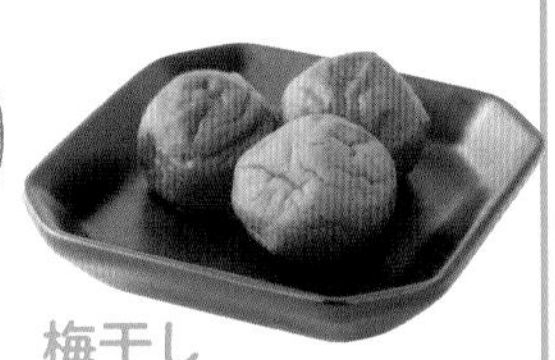

梅干し
1個（13g）
塩分1.8g

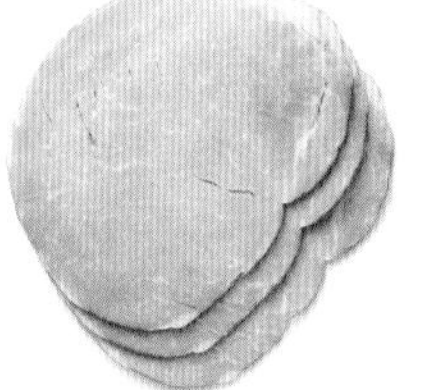

ロースハム
1枚（45g）
塩分1.0g

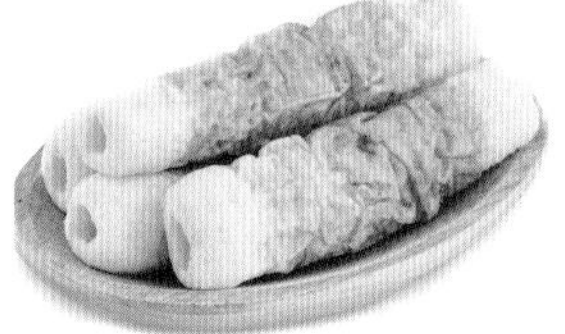

焼きちくわ（中）
1本（30g）
塩分0.6g

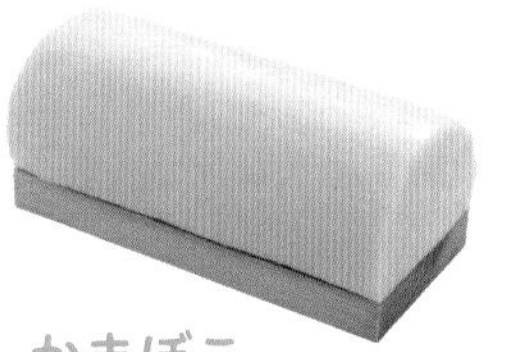

かまぼこ
2切れ（25g）
塩分0.6g

出典：「塩分早わかり 第5版」（牧野直子監修／女子栄養大学出版部）より

栄養成分表示をチェック

加工食品などのパッケージには、その食品の栄養成分が表示されており、食塩相当量がわかります。食材を購入する際は、必ず食塩相当量をチェックするようにしましょう。

栄養成分表示（100g当たり）	
エネルギー	148kcal
たんぱく質	10g
脂質	7g
炭水化物	8g
食塩相当量	1.5g

減塩生活のコツ④

基本の調味料の塩分量を知る

食材に合った味つけで塩分を控えておいしく

当然のことながら、食塩は1gあたり約1gの塩分を含んでいます。料理を作るとき、味つけには塩分も必要ですが、食材自体の風味もあり、それに合った調味料を使うことでいっそうおいしくなります。しょうゆやソースは香ばしさや旨味、トマトケチャップやオイスターソースは甘味やコクをもたらします。塩分量が食塩より低いこれらの調味料を駆使して、おいしさを引き立てつつ塩分を控えるのが賢い策。とはいえ、使いすぎは禁物です。主な調味料の塩分1gあたりの分量を知っておくとよいでしょう。

塩分1gに相当する調味料の分量

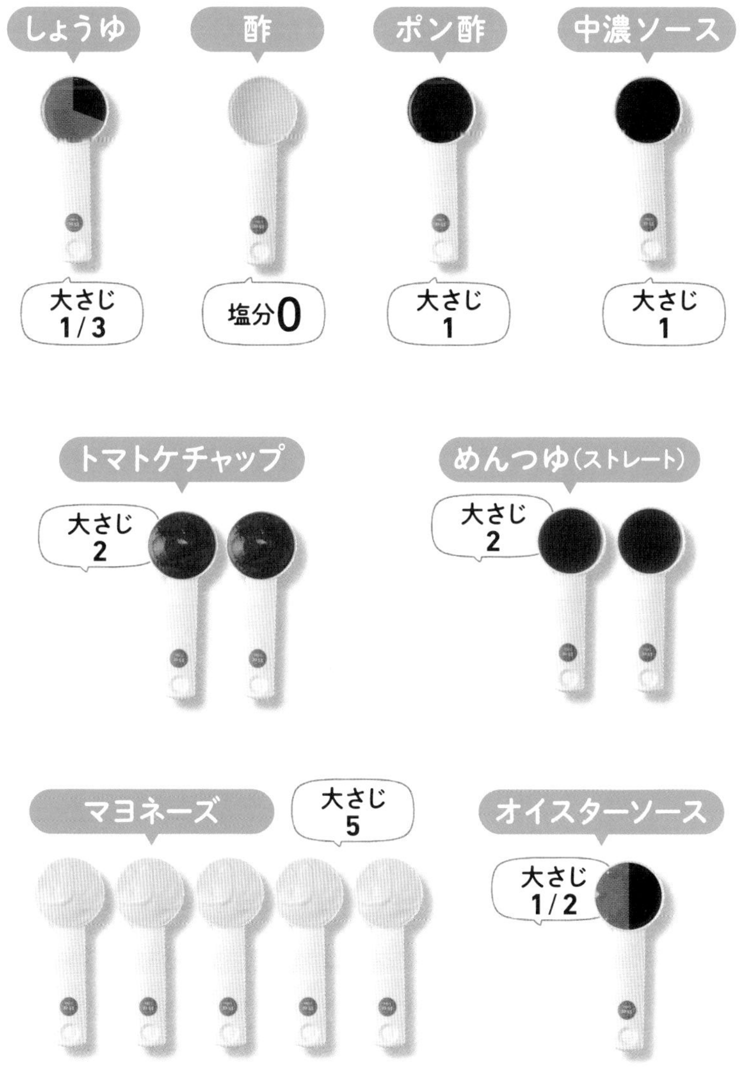

しょうゆ	大さじ1/3
酢	塩分0
ポン酢	大さじ1
中濃ソース	大さじ1
トマトケチャップ	大さじ2
めんつゆ(ストレート)	大さじ2
マヨネーズ	大さじ5
オイスターソース	大さじ1/2

減塩生活のコツ 5

減塩を助けるおいしいだしの取り方

料理に旨味をもたらす日本の「だし」

和食の味を支える「だし」は、代表的な日本の食文化のひとつです。合わせだしの材料の昆布はグルタミン酸、かつおはイノシン酸という旨味成分が豊富。合わせだしで煮ると食材と調和して旨味を発揮するので、味つけの調味料の量が少なく済み、料理をおいしくしつつ減塩になります。昆布や削り節からだしを取るのがおすすめですが、時間がないときは市販の顆粒だしなどを活用するのも手。常温で保存でき、日持ちもして便利です。ただし、塩分が含まれている場合があるので使用量に注意しましょう。

水だしを活用する

冷蔵庫でじっくり抽出する水だしはすっきりした味わい。ピッチャーに昆布（キッチンペーパーで軽く拭く）、削り節を入れて水を注ぎ、冷蔵庫で1晩（6時間以上）おきます。煮干しや干ししいたけを加えても。

材料（作りやすい分量）

だし用昆布…10g
だし用削り節…10g
水…約1ℓ

市販のだしは量の調整を

市販のだしは手軽に使えて便利。味が濃縮しているので、少量でも旨味がしっかり出ます。本書では1人分で1品あたり1～2g使用しています。

和風だし（顆粒）	小さじ1（3g）	塩分1.2g
鶏ガラスープのもと（顆粒）	小さじ1（3g）	塩分1.4g
コンソメ（顆粒）	小さじ1（3g）	塩分1.3g
コンソメ（固形）	1個（5g）	塩分2.2g

出典：「八訂 早わかりインデックス 食材&料理カロリーブック」（主婦の友社）より

スティックタイプや食塩無添加のものも

1袋4～5gのスティックタイプの顆粒だしは、少量ずつ使うのに便利です。ナトリウムの代わりにカリウムを使用している食塩無添加のものもおすすめです。

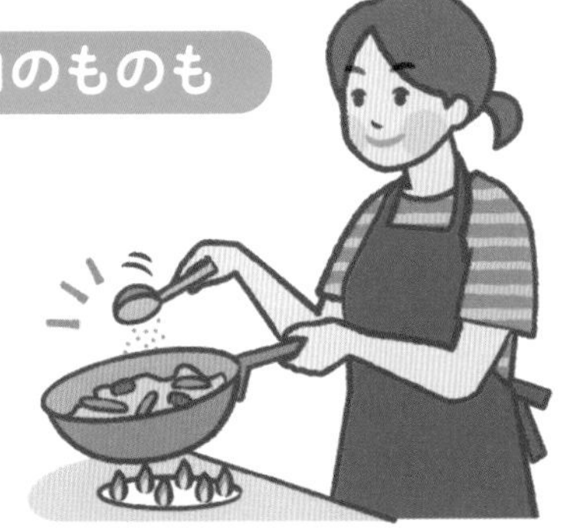

合わせだしの取り方

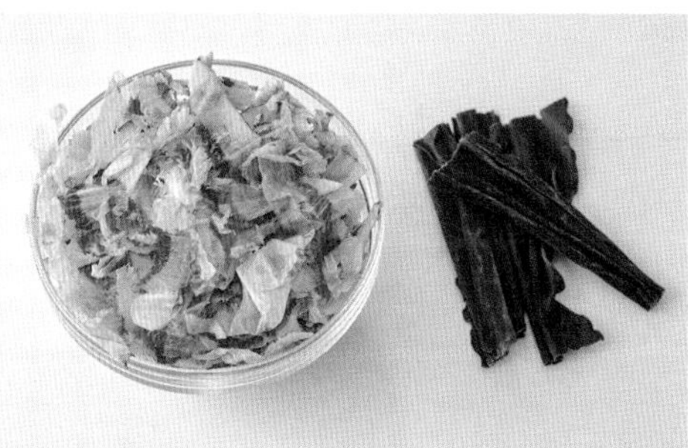

煮物や煮魚、みそ汁など、さまざまな料理に使える基本の合わせだし。昆布とかつおの風味を引き出すことで、料理の味に深みをもたらす旨味たっぷりのだしができあがります。

材料（作りやすい分量）

だし用昆布…10g
だし用削り節…20g
水…1ℓ

作り方

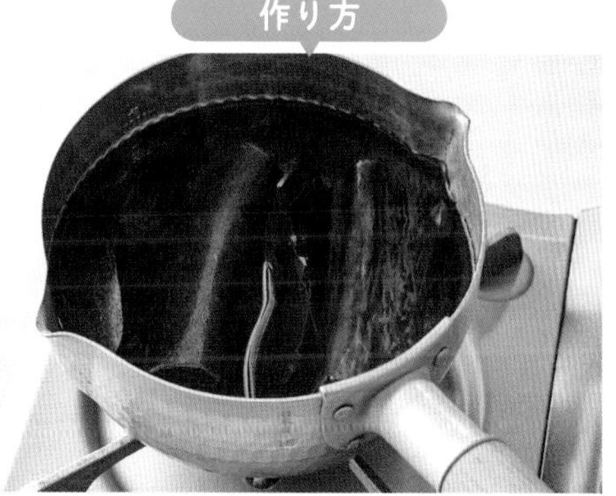

1 昆布はキッチンペーパーなどで軽く拭いて鍋に入れ、水を加えて30分～1時間おく。

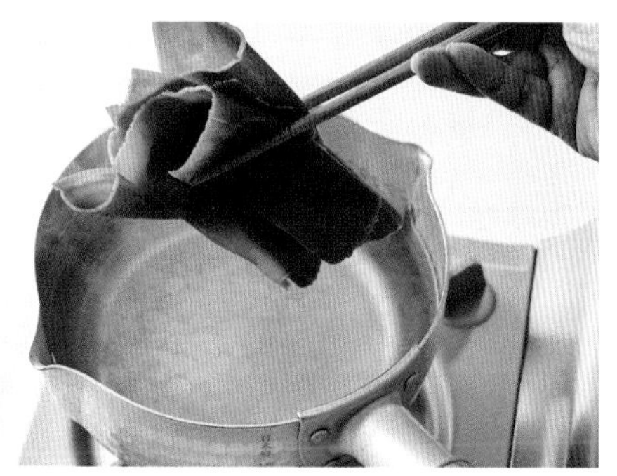

2 鍋を弱～中火にかけ、沸騰する直前に昆布を取り出す。

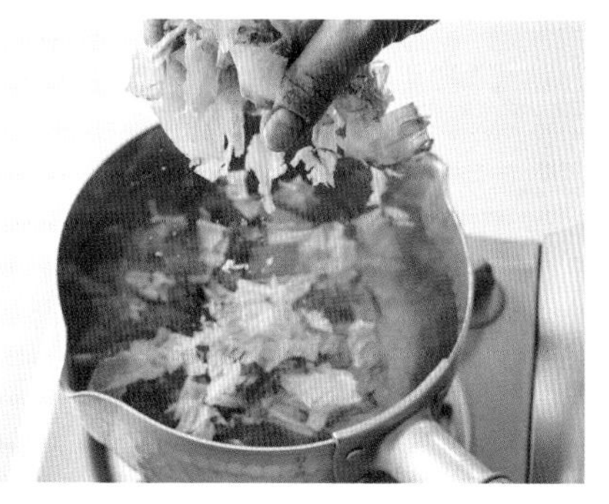

3 沸騰したら火を止めて削り節を入れる。

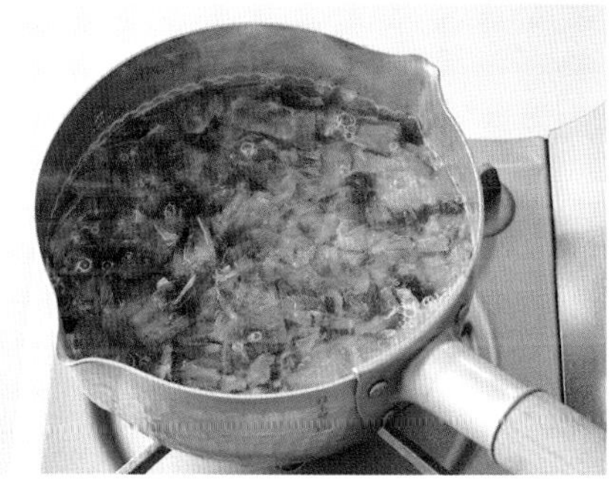

4 削り節が沈むまでそのまま数分おく。

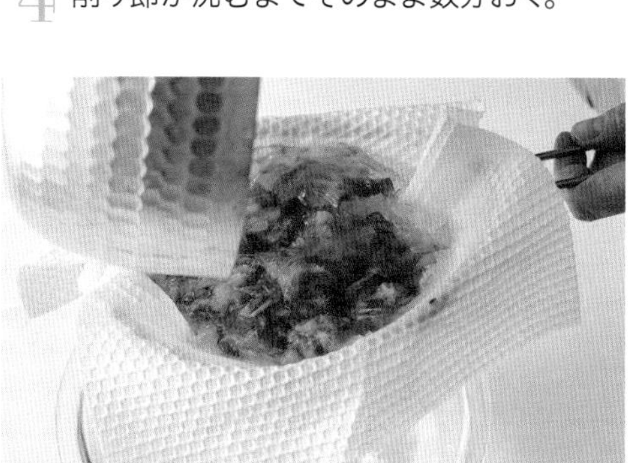

5 厚めのキッチンペーパーを敷いたざるで静かにこす。

完成！

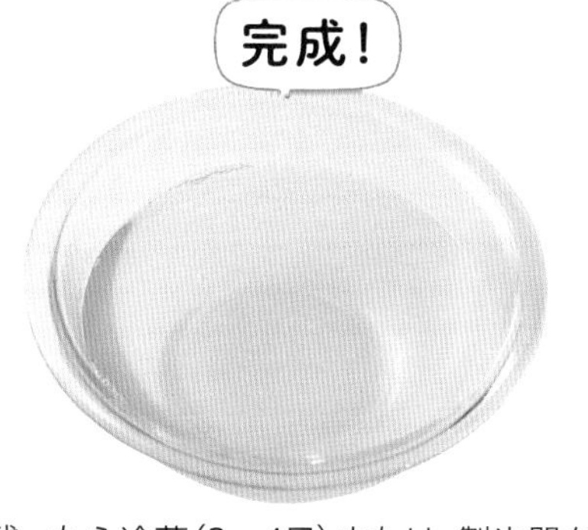

残ったら冷蔵（3～4日）または、製氷器などに入れて冷凍（約1ヶ月）保存できる。

減塩生活のコツ 6

減塩の強い味方「カレー味&補助食材」

塩味を引き立てる食材を使って減塩

塩分を補い、風味を高める食材はたくさんあります。おすすめは、誰もがなじみのあるカレー味。少し加えるだけでスパイシーな風味が食欲を刺激し、減塩を感じさせません。ただし、カレールウには塩分が含まれ、エネルギー量も高めなので要注意。パウダー状のカレー粉を使いましょう。

また、同様に香りが華やぐのがスパイスやハーブで、辛味のあるものもアクセントになります。トッピングやサラダには香味野菜、味つけにはレモンなどの柑橘類の酸味、ごまの香ばしさを加えると風味が増します。

減塩でも満足感が得られるカレー味

カレー粉は、カレーライスだけでなく、さまざまな料理の風味づけにも活躍する万能調味料。同じカレー味でも、塩分もカロリーも高い市販のルウは避けましょう。

○

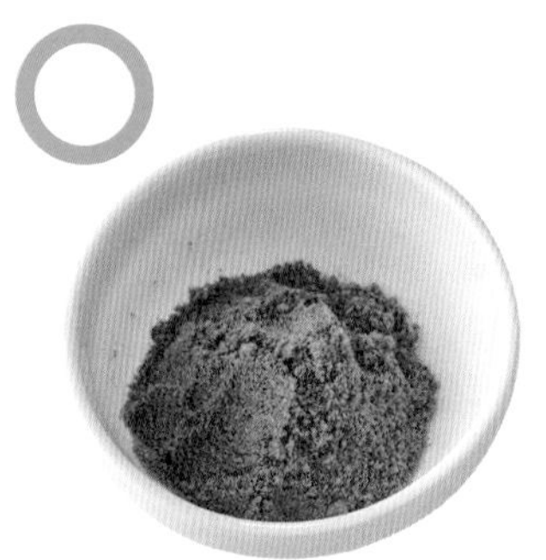

カレー粉

×

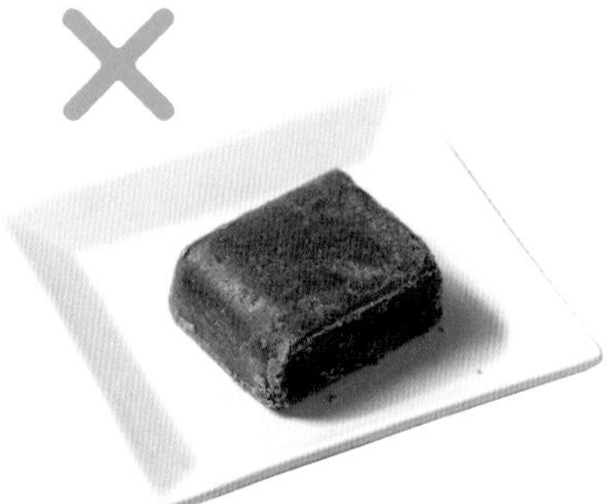

カレールウ

本書に登場するレシピ

肉にカレー粉を揉み込んで揚げ焼きにした「豚こま肉のカレー揚げ」

▶80ページ

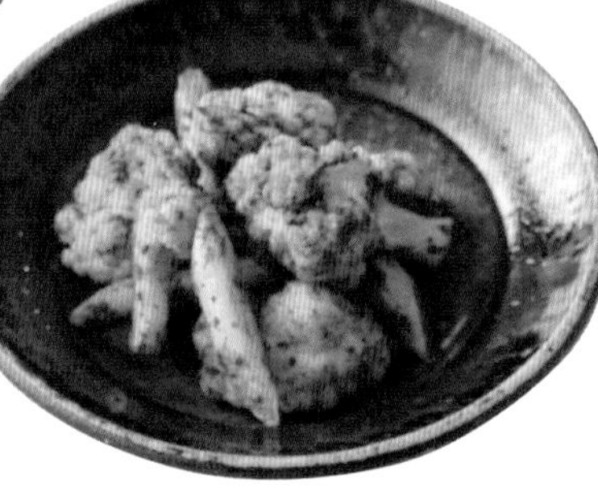

カレー粉で風味づけした「カリフラワーとアスパラのカレー炒め」

▶120ページ

スパイスや香味野菜などの補助食材を取り入れる

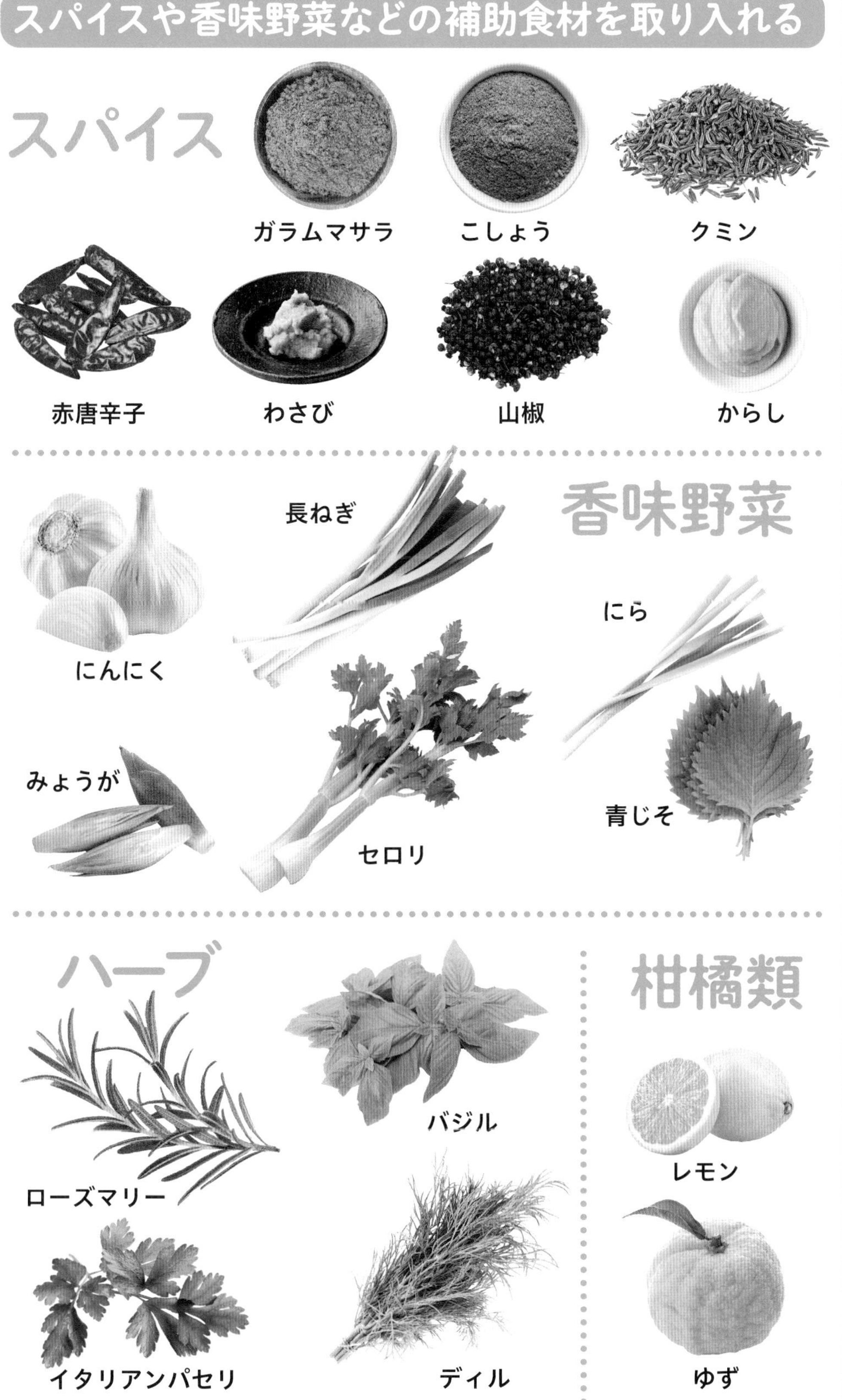
スパイス
ガラムマサラ
こしょう
クミン
赤唐辛子
わさび
山椒
からし
香味野菜
長ねぎ
にんにく
にら
みょうが
セロリ
青じそ
ハーブ
バジル
ローズマリー
イタリアンパセリ
ディル
柑橘類
レモン
ゆず

減塩生活のコツ 7

減塩の強い味方「トマト味」

野菜でトップクラスの旨味とほどよい酸味

完熟した赤いトマトには旨味成分のグルタミン酸がたっぷり含まれていて、塩分の不足を補ってくれます。料理に使うなら食塩無添加のトマトジュースやピューレ、カットまたはホールのトマト缶が便利。煮込むことで食材全体にトマト味が絡まり、おいしさを引き立てます。別の旨味成分を持つ肉類やきのこ類を組み合わせると、さらに旨味がアップ。トマトケチャップも旨味や甘味をもたらすのでおすすめですが、塩分も含まれているので使用量に気をつけて。個包装のものなら、使う量がひと目でわかり便利です。

減塩の物足りなさを補う旨味、コク、甘味

旨味やコク、甘味を効かせれば、塩分が少量でもおいしさをしっかり感じることができます。

旨味 / コク / 甘味

トマト味を活用する

塩分過多にならないように注意し、食塩無添加のものを選びましょう。

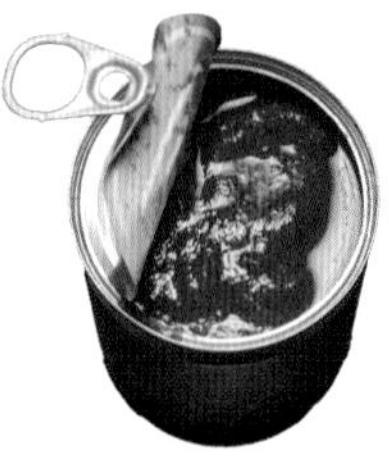
トマト缶（カット、ホール）

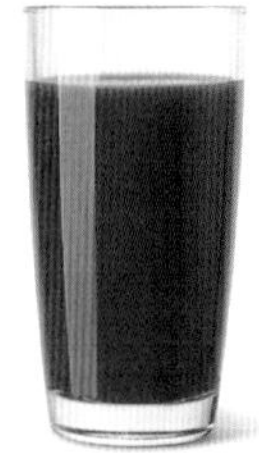
トマトジュース

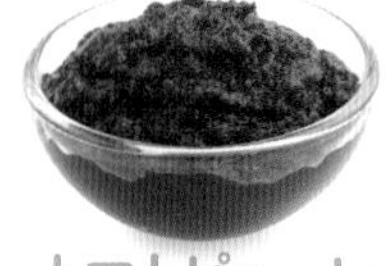
トマトピューレ

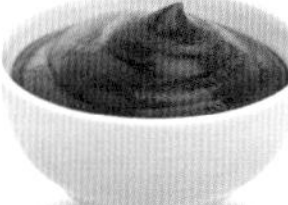
トマトケチャップ

本書に登場するレシピ

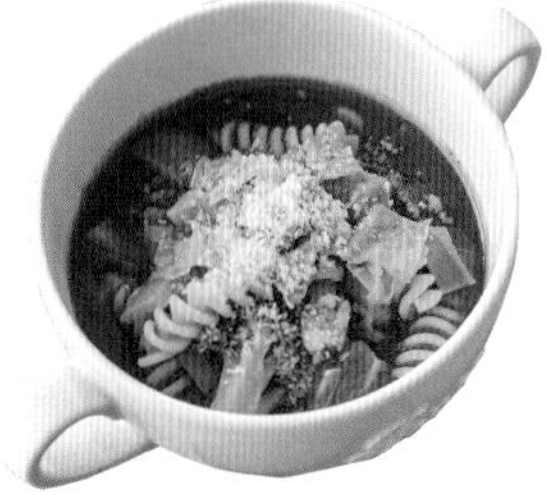
トマトジュースで煮る「トマトスープパスタ」▶65ページ

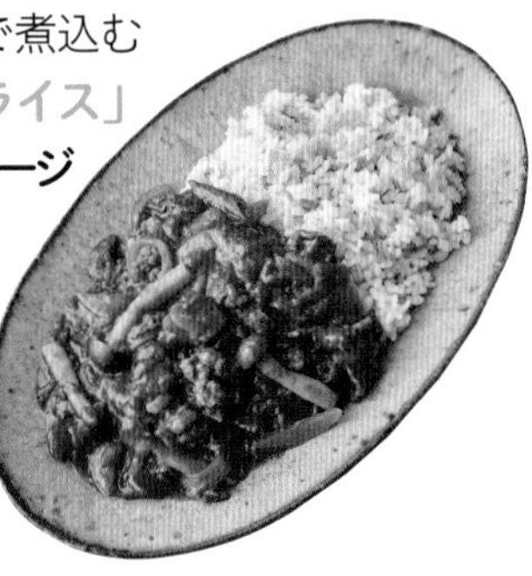
トマト缶で煮込む「ハヤシライス」▶118ページ

減塩生活のコツ 8

減塩の強い味方「マヨネーズ」

料理のコクが増し油代わりにもなる

マヨネーズはサラダにかけるだけでなく、下味や炒め油にも使える万能調味料です。塩や油の代わりに使うと、塩分量やエネルギー量が抑えられるうえ、コクが増します。ただし、使いすぎには注意しましょう。

味つけに使うときは、レモン汁や酢、プレーンヨーグルトなどを混ぜ合わせると塩味が和らいで酸味が加わり、さっぱりとした味わいに。ポテトサラダやコールスローのほか、魚料理にも合います。炒め油に使うと味もつくので、仕上げは粗びき黒こしょうだけで十分おいしく仕上がります。

市販のマヨネーズの選び方

カロリーオフタイプは、一般的なマヨネーズより塩分が高めなものが多いので注意。商品パッケージの栄養成分表示をしっかり見て購入しましょう。減塩タイプや食塩無添加のものもあります。

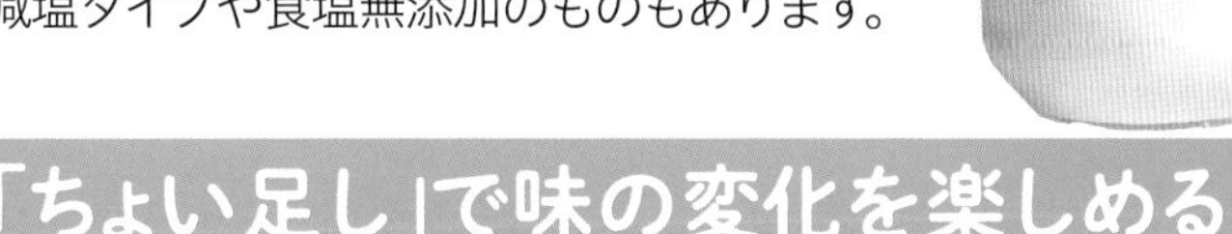

「ちょい足し」で味の変化を楽しめる

以下の食材以外に、からしやにんにくなどのスパイスや香味野菜(37ページ)を混ぜるのもおすすめです。

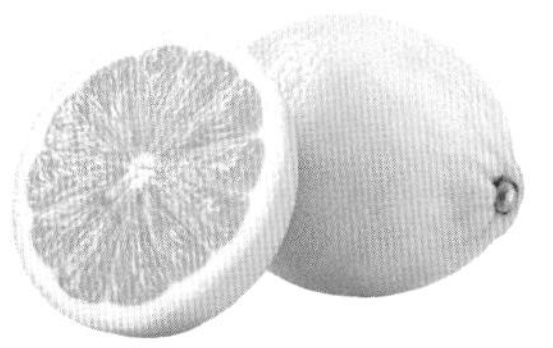
レモン汁

プレーンヨーグルト

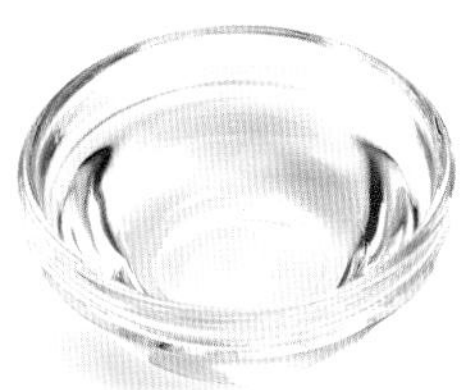
酢

本書に登場するレシピ

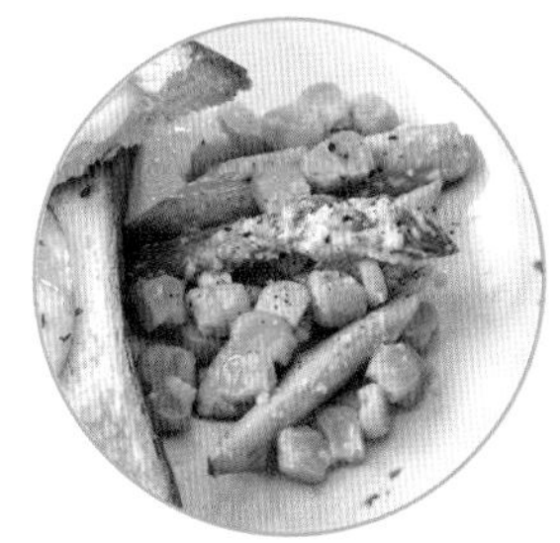
マヨネーズを炒め油代わりにして風味もアップ
「アスパラコーンソテー」▶48ページ

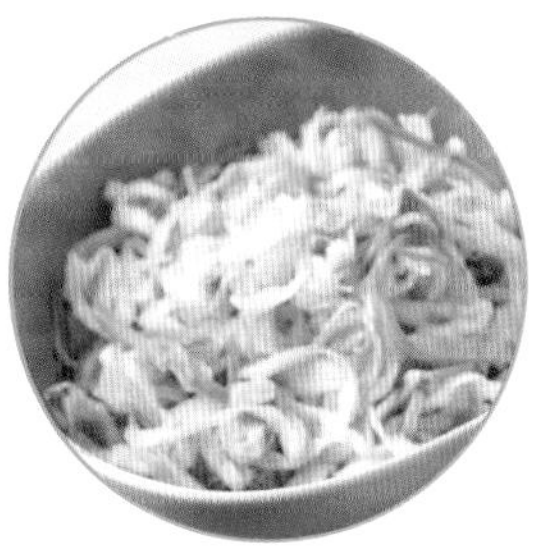
マヨネーズとレモンで調味したさっぱり味の
「コールスロー」▶80ページ

減塩生活のコツ⑨

塩分の排出を促すカリウムを摂る

積極的に摂り入れて体内の塩分を排出

カリウムはナトリウムと拮抗して作用するため、体内に摂り入れると過剰な食塩（塩化ナトリウム）の排出を促進する働きをします。ですから、塩分を摂るときにはカリウムを含む食品をいっしょに摂り入れるのがベター。日本人の食事摂取基準では、カリウムの1日あたりの目安量を男性2500㎎、女性2000㎎と設定しています。腎臓などに持病がなければ上限値はなく、水溶性なので摂りすぎた分は尿として排泄されるため、積極的に摂り入れましょう。ただし、持病がある人は医師や管理栄養士に相談してください。

カリウムが豊富に含まれる食材

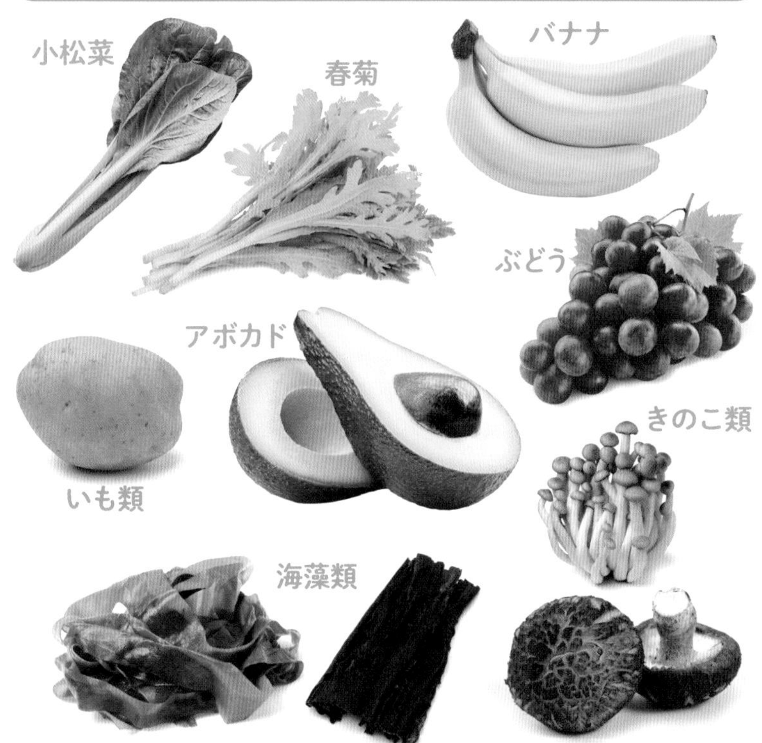

血管の収縮や拡張に働くその他のミネラル

骨の健康を保つカルシウムは、摂りすぎると血管を収縮させて血圧を上げる作用があります。また、カルシウムと拮抗して働くマグネシウムには、血管拡張の働きがあります。どちらも適量をバランスよく摂ることが大切。カルシウムは乳製品や大豆製品、小魚などに、マグネシウムはナッツ類や海藻類などに多く含まれます。

減塩生活のコツ ⑩

食物繊維で高血圧の合併症を予防

塩分だけでなく多方面に働く栄養素

腸の働きに効果的な食物繊維は、塩分の排出を促すだけでなく、動脈硬化など高血圧から派生するさまざまな病気の予防にも重要な栄養素です。水溶性の食物繊維には血糖上昇やコレステロールの吸収を抑える働きもあります。

気をつけたいのが、食物繊維が豊富な野菜や海藻類を使おうとすると、おかずが増えて、その分調味料＝塩分が増えてしまうこと。おすすめは「もち麦ごはん」です。米に混ぜて炊くことで違和感なく食べられ、塩分が加わることなく食物繊維の摂取量が増えます。ぜひ習慣づけてください。

食物繊維が豊富に含まれる食材

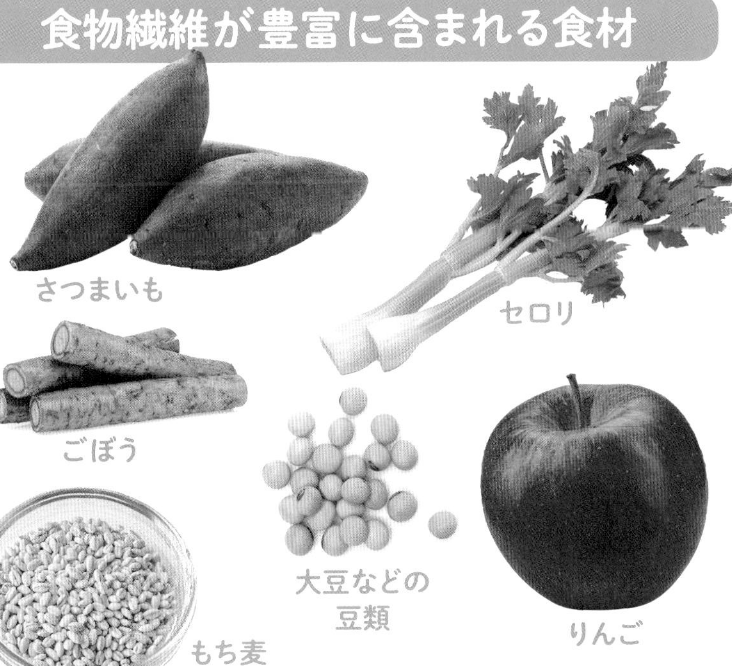
さつまいも
セロリ
ごぼう
大豆などの豆類
りんご
もち麦

もち麦ごはんの炊き方

作り方

米をといで炊飯器の内釜に入れ、2合の目盛まで水を注ぐ。もち麦とさらに水200gを加えて軽く混ぜ、普通に炊く。炊き上がったら全体をほぐして混ぜる。

材料（作りやすい分量／茶碗3～4杯分）

米…2合（300g）　もち麦…100g

水…適量

小分けにしてぴっちりラップで包み、冷凍保存しておくと便利。3週間程度で使い切りましょう。

減塩生活のコツ 11

PFCバランスを考えて食事を組み立てる

肥満を予防する三大栄養素の比率

人の体をつくり、エネルギー源となるのはたんぱく質、脂質、炭水化物の「三大栄養素」で、それぞれに重要な働きを持っています。生活習慣病の予防や改善には、この3つの栄養素を摂取する割合が大切で、それぞれの英字名の頭文字からPFC（ピーエフシー）バランスと呼んでいます。具体的な数値は下記の通りです。近年は主食を減らし、その分をたんぱく質で補っている人もいます。中でも肉類を多く摂ってしまうため、結果的に、味つけの塩分や肉の脂質が増えて肥満になりやすくなります。いずれも高血圧の要因になるので気をつけましょう。

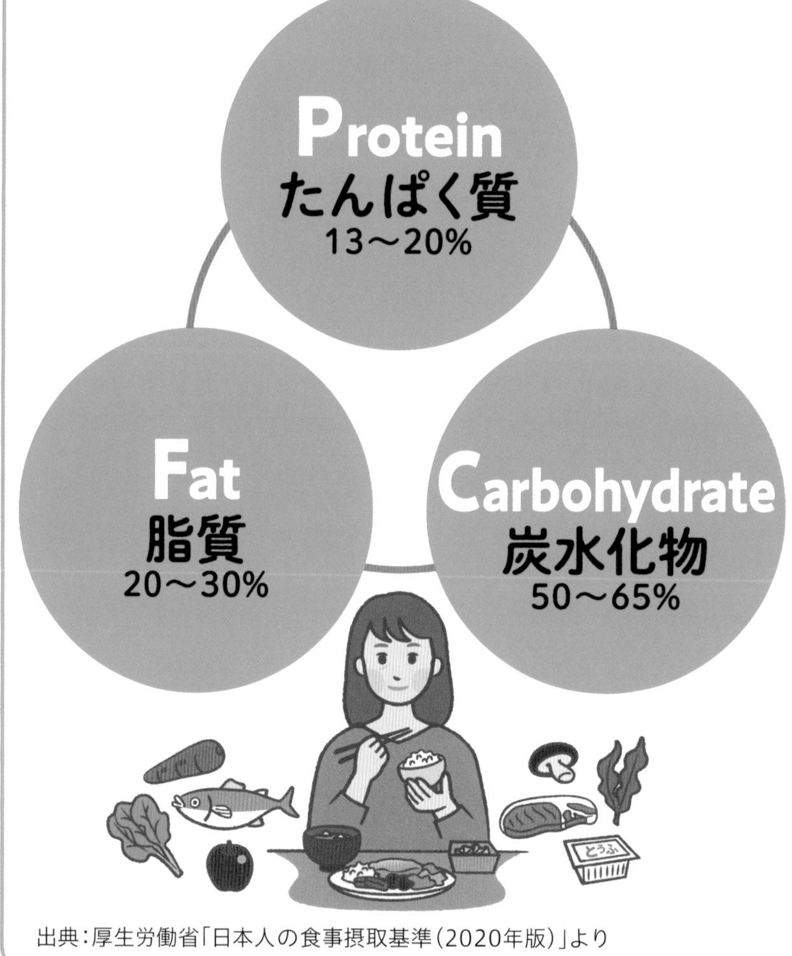

減塩生活のコツ ⑫

調理法を工夫する

調味料の量を少なくする調理時のひと工夫

減塩には、調理法を工夫する方法もあります。あんかけや炒め物は片栗粉でとろみをつけることで味が全体に行き渡り、物足りなさを感じません。また、トーストしたパン、ごはんのおこげ、肉や魚のソテーなど、香ばしく焼くと風味が増します。しょうゆなどの塩分を少量加えた八方だしを活用するのも手。煮物だけでなく、乾物を戻すときにも便利で、中まで味が染み込むため後から加える調味料が少なく済みます。サラダのドレッシングは、にんじんや玉ねぎなどのすりおろしを加えると少量でも全体に味が行き渡ります。

減塩効果が高まる調理法

とろみをつける

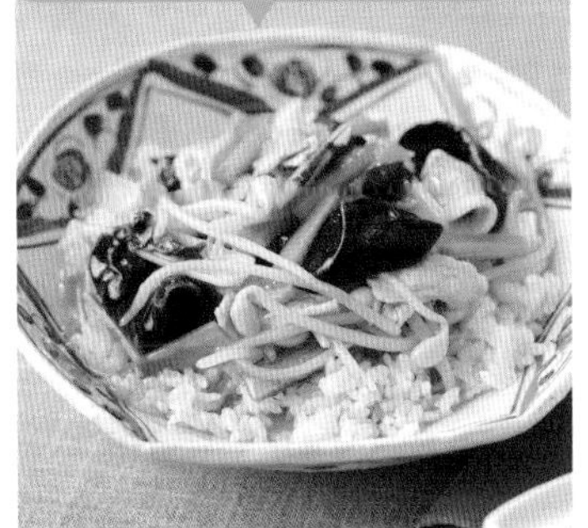

とろみをつけて具とごはんに絡めて食べる

「中華丼」

▶73ページ

香ばしく焼く

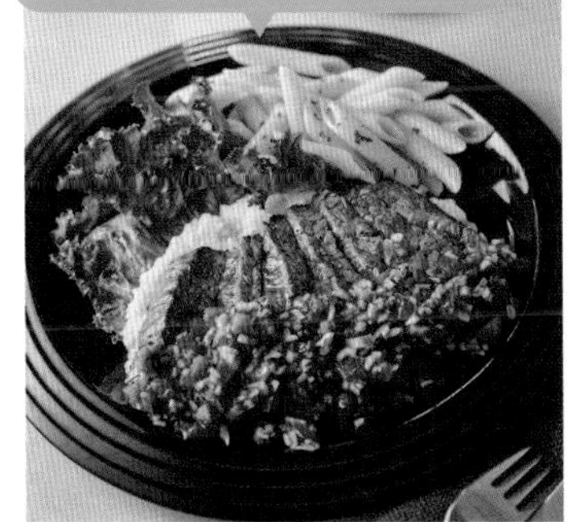

香ばしく焼いて見た目もおいしさも向上

「牛肉のサルサソースパスタ添え」

▶90ページ

八方だしを使う

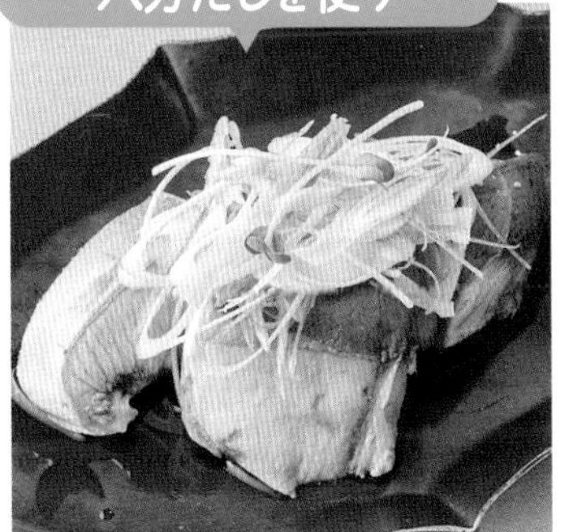

ぶりを八方だしで煮て味を含ませた

「ぶりの香味たれ」

▶102ページ

すりおろしを加える

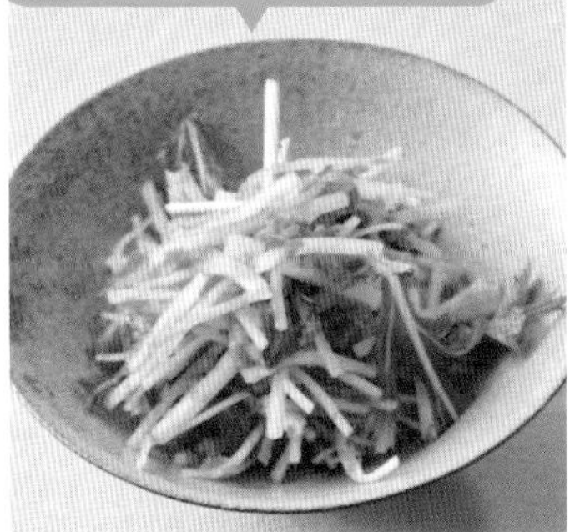

にんじんのすりおろしを加えたドレッシングを活用

「水菜のサラダ」

▶106ページ

減塩生活のコツ⑬

適正体重を知って肥満を予防

体重を正常値にして高血圧のリスクを軽減

肥満の人の多くは食事量が多く、自ずと「おかず=たんぱく質量が増す」→「調味料の塩分や肉・魚などの脂質が多くなる」→「体重が増加する」という負のスパイラルに陥っています。肥満の人は2～3倍高血圧を発症しやすいと言われており、適正体重を保つことが健康維持の要といえます。

肥満度は体重と身長から算出する指数「BMI値」で判断します。下記の計算式に現在の体重と身長を当てはめ、BMI値が18・5以上25未満だと普通体重です。理想としては、BMI値を適正値22に保つことが望まれます。

BMI値の求め方

体重□kg÷（身長□m×身長□m）＝□

■例：身長170cm、体重60kgの人の場合

60kg÷（1.7m×1.7m）＝BMI20.8

BMI 値	判定
18.5 未満	低体重（痩せ）
18.5 ～ 25 未満	普通体重
25 ～ 30 未満	肥満（1 度）
30 ～ 35 未満	肥満（2 度）
35 ～ 40 未満	肥満（3 度）
40 以上	肥満（4 度）

適正体重の求め方

もっとも病気になりにくいとされている、BMI 22のときの体重が適正体重です。

身長□m×身長□m×BMI 22＝□kg

■例：身長170cmの人の場合

1.7m×1.7m×BMI 22＝63.6kg

気になる疑問をまとめて解説

減塩生活のQ&A

Q おやつは食べてもいいの？

A 大丈夫です。おすすめはカリウムの多い果物、食物繊維を含むいも類など。お煎餅やスナック菓子は塩分が多いので避けて。洋風のスイーツ類はエネルギー量に気をつけながら楽しみましょう。

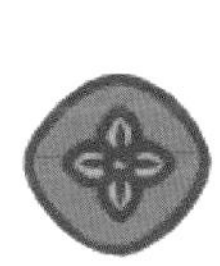
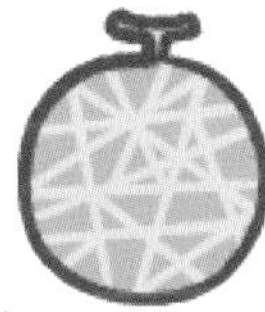
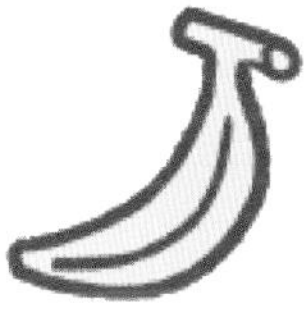

Q 旅行中に好きなものが食べたくなったときは？

A 我慢してストレスになるよりは、食べることを楽しんでください。できれば塩分を排出してくれる果物もいっしょに食べて。1日塩分6g未満は目標値なので、塩分を摂りすぎてしまったときは、その後1～2日かけて塩分量を減らし、3日間の平均値で考えていくとよいでしょう。

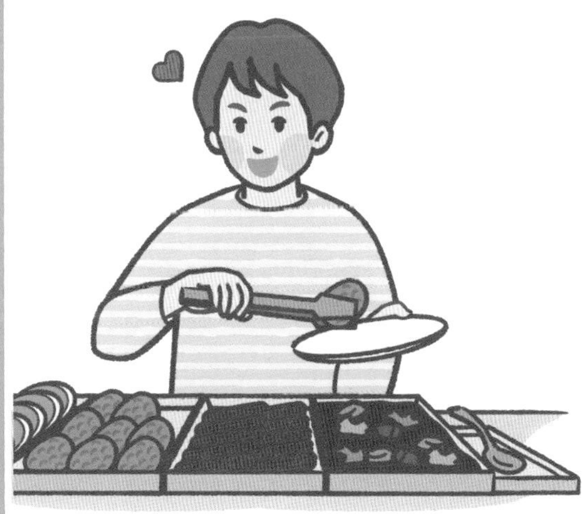

Q 主食のおすすめは？

A ごはんです。中でも食物繊維が豊富なもち麦ごはんがおすすめです。めん類なら、塩をほぼ含まないそば。うどんやそうめんは塩が含まれていますが、ゆでることによって多少は減ります。パンは塩分を含むので、減塩パンを選びましょう。いずれも栄養成分表示をよく見て購入してください。

■**主食の塩分量**（100gあたり）

ごはん	0.0g
もち麦	0.0g
そば（ゆで）	0.0g
干しそば（ゆで）	0.1g
うどん（ゆで）	0.3g
干しうどん（ゆで）	0.5g
そうめん（ゆで）	0.2g
中華めん（ゆで）	0.2g
マカロニ・スパゲッティ（ゆで）	0.0g※
食パン	1.2g
ロールパン	1.2g

※塩を入れずにゆでた場合（1.5％の食塩水でゆでた場合は1.2gになります）

Q 朝・昼・夕で塩分を控えたほうがいい時間帯はある？

A 塩分を摂るのに、時間帯を気にする必要はありません。1食あたり塩分2gをベースに、まんべんなく摂っていくのが理想です。

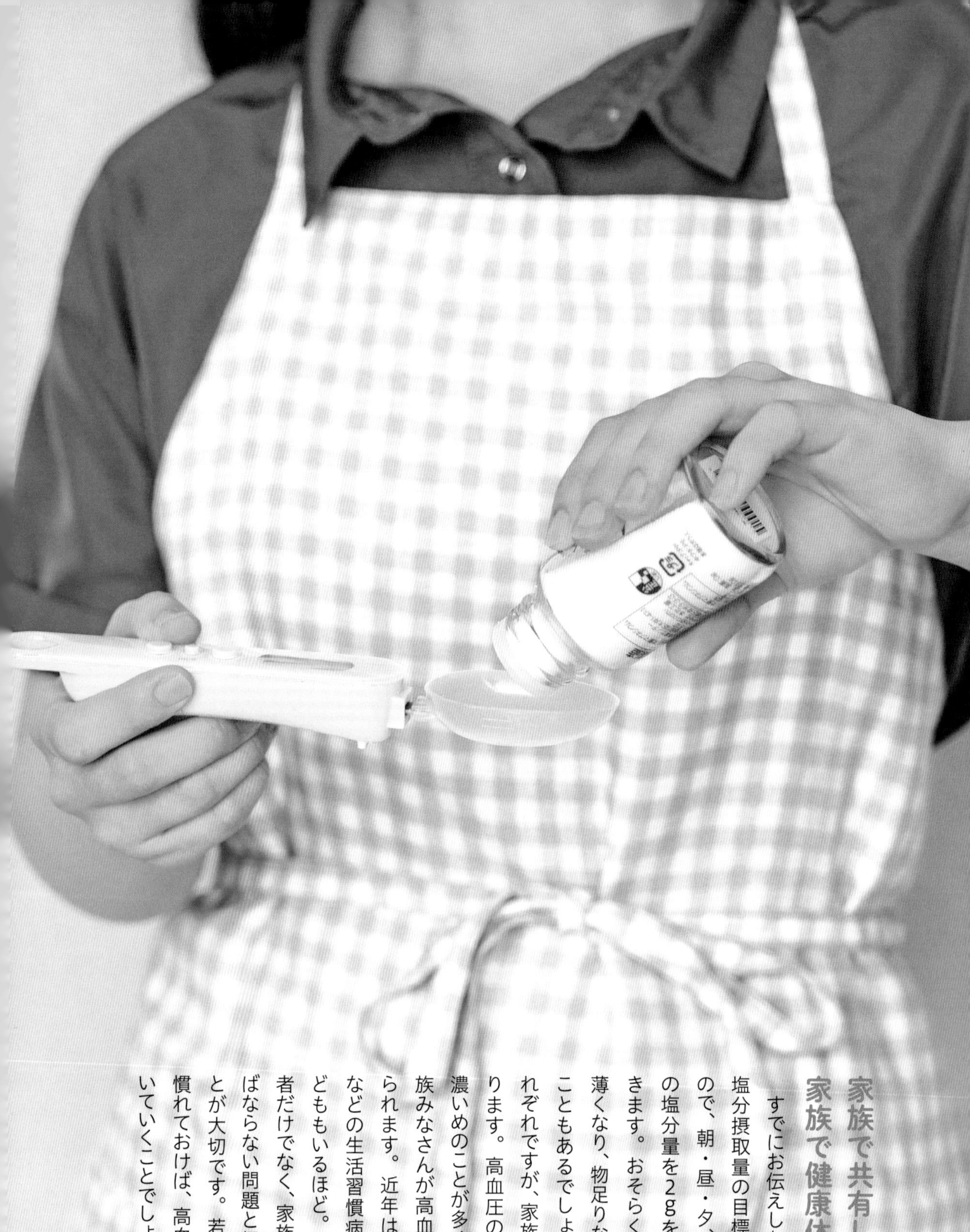

家族で共有し、家族で健康体質に

すでにお伝えしたように、1日の塩分摂取量の目標値は6g未満なので、朝・昼・夕、それぞれの献立の塩分量を2gを目安に考えていきます。おそらく今までより味が薄くなり、物足りなく感じてしまうこともあるでしょう。嗜好は人それぞれですが、家族は似た傾向にあります。高血圧の人の家庭の味は濃いめのことが多く、そうなると家族みなさんが高血圧予備軍と考えられます。近年は脂肪肝や糖尿病などの生活習慣病を抱えている子どももいるほど。塩分制限は当事者だけでなく、家族で共有しなければならない問題と捉え、取り組むことが大切です。若いうちに薄味に慣れておけば、高血圧への道も遠のいていくことでしょう。

まずは1食だけ塩分2g以下の献立にチャレンジ

ポイント 1

外食でも塩分 2gを意識する

味にメリハリのある外食は塩分が多めの傾向にあります。外食の回数はできるだけ減らし、外食する場合は144ページを参考にして上手に減塩しましょう。

ポイント 2

調味料をかける習慣をやめる

後がけの調味料をやめるだけで、塩分を減らすことができます。器に盛った料理を「完成形」にし、食卓にしょうゆや塩を置かないようにしましょう。

ポイント 3

汁物は1日1回まで

スープ類は、汁を全部飲むと塩分量がグッと増えるので1日1回に。ラーメンやうどんの汁も同様。昼にラーメン、夜にみそ汁を食べるのはNGです。

ポイント 4

4品以内で献立を成立させる

おかずの品数が多くなると、その分調味料＝塩分が多くなります。ごはんとおかず2品＋果物など、全部で4品以内に収めるようにしましょう。

健康食として捉えて1食からチャレンジ

ここで頭を切り替える方法をひとつ。病院でも「塩分制限」という、ややマイナスイメージの言葉を使ってしまいますが、「少なくしなければならない」というより「1日6g使っていい」と考えると、心持ちが変わってきます。6gの中でどうやりくりするかは自由ですから、好みのものも採り入れつつ楽しんでください。また、家族も「健康食」と捉えれば受け入れやすくなります。

1日のうちに、まずは1食だけ、塩分2g以下の献立にチャレンジして、味に慣れていきましょう。次のページから、朝・昼・夕の塩分2g以下の献立を紹介します。

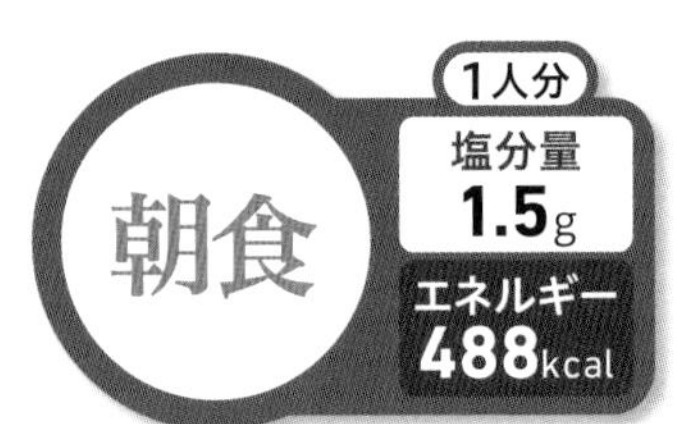
朝食
1人分
塩分量
1.5g
エネルギー
488kcal

1人分 塩分量 1.1g エネルギー 252kcal

ハムチーズトースト

材料（1人分）
減塩食パン…1枚（62g）
ロースハム…1枚（13g）
スライスチーズ…1枚（18 g）
パセリ（乾燥）…少々

作り方
食パンにハムをのせ、十字に4等分に切ったチーズを散らす。オーブントースターで香ばしい焼き目がつくまで焼く。半分に切って器に盛り、パセリを振る。

1人分 塩分量 0.2g エネルギー 80kcal

アスパラコーンソテー

材料（1人分）
グリーンアスパラガス…1本（20g）
スイートコーン
（缶詰など、食塩不使用）…10g
マヨネーズ…10g（小さじ2と1/2）
粗びき黒こしょう…少々

作り方
アスパラは5㎝長さに切る。フライパンにマヨネーズを入れて中火にかけ、アスパラとコーンを炒める。火が通ったら器に盛り、黒こしょうを振る。

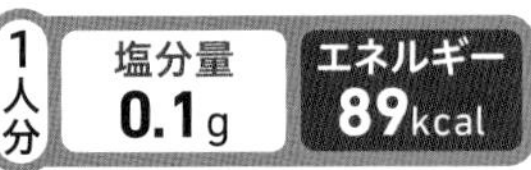
1人分
塩分量
0.1g
エネルギー
89kcal

マンゴーヨーグルト

材料（1人分）
マンゴー（冷凍）…50g
プレーンヨーグルト…80g
はちみつ…3g（小さじ1/2弱）

作り方
器にマンゴーを盛り、ヨーグルトとはちみつをかける。

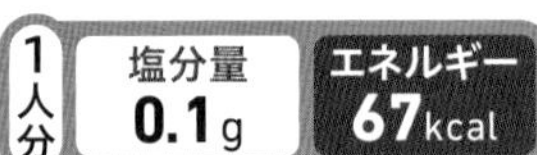
1人分
塩分量
0.1g
エネルギー
67kcal

ソイラテ

材料（1人分）と作り方
カップにコーヒー100gと調製豆乳100gを入れて混ぜる。

管理栄養士のアドバイス
ハムやチーズをのせたトーストは、減塩食パンでも物足りなさを感じません。ソテーはマヨネーズを油代わりにし、味つけまで賄います。デザートは冷凍フルーツを使って簡単に。凍ったまま、アイス感覚で食べてもおいしいです。

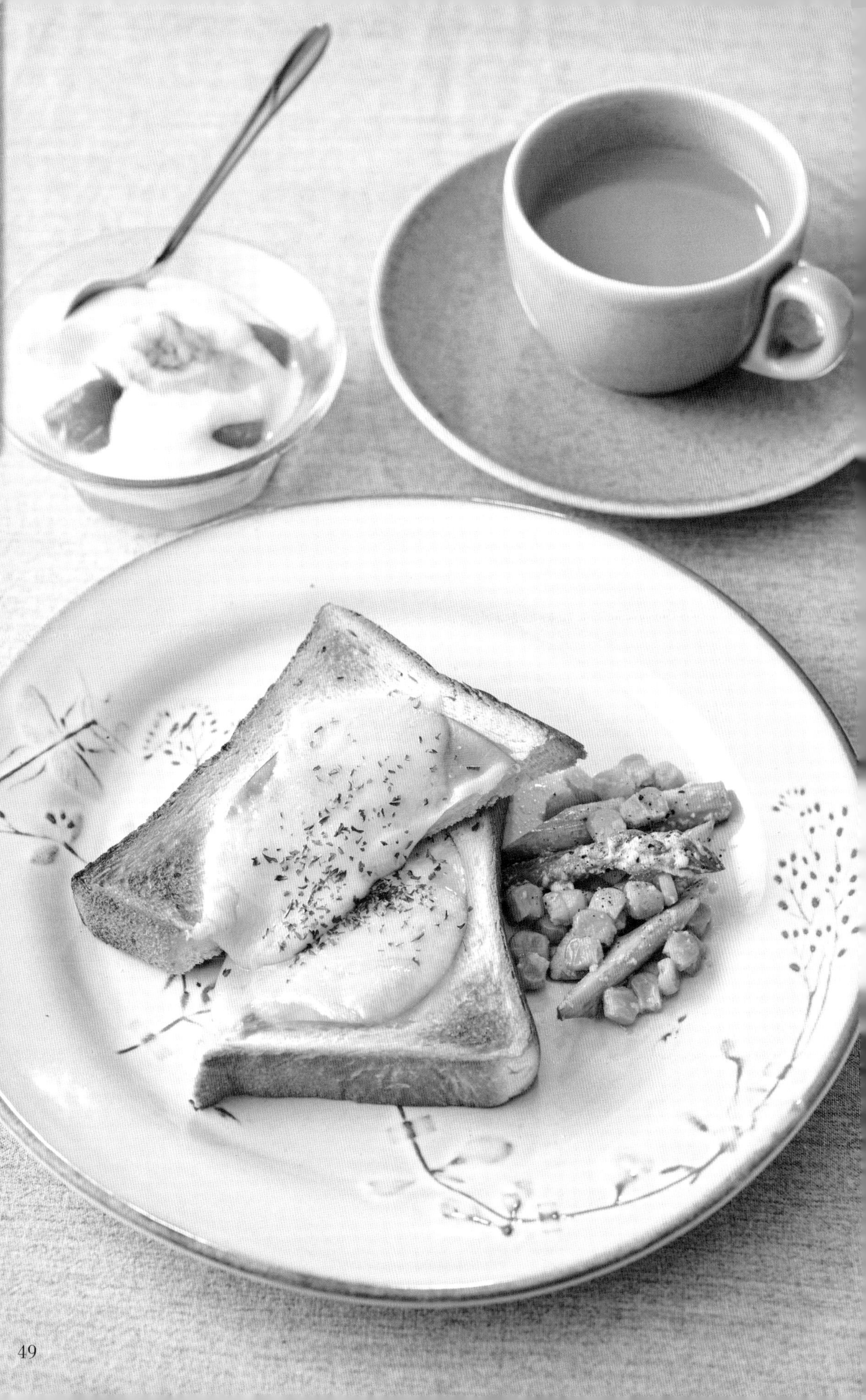

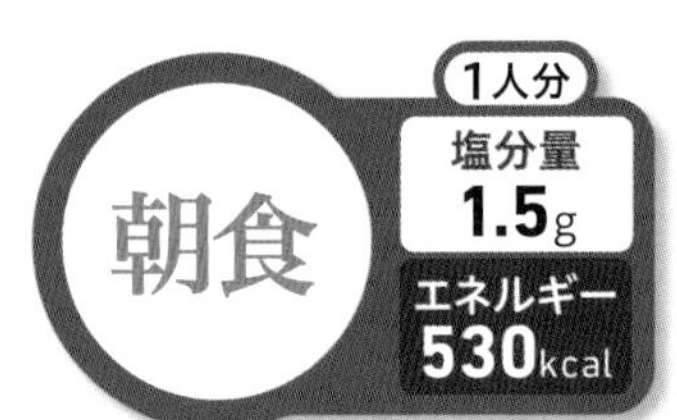

1人分 塩分量 0.9g エネルギー 272kcal

豚肉のみそ焼き

材料(1人分)

豚ロース肉…80g

A
- 減塩みそ…8g(小さじ1と1/3)
- 酒…5g(小さじ1)
- みりん…5g(小さじ1弱)
- 砂糖…4.5g(大さじ1/2)

ししとうがらし…2本(6g)

サラダ油…2g(小さじ1/2)

ミニトマト…1個(20g)

作り方

1 豚肉は縮まないように脂身と肉の間に切り込みを入れる。Aは合わせておく。

2 フライパンを中火で熱してししとうを素焼きし、火が通ったら器に盛る。

3 続けてサラダ油を入れて中火で熱し、豚肉を焼く。途中返し、表面全体に焼き色がついたらAを加え、焦げないように注意しながら絡める。2の器に盛り、半分に切ったミニトマトを添える。

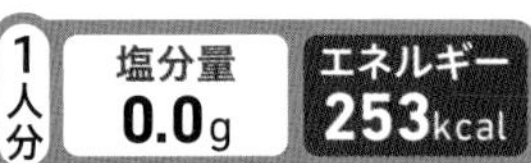

もち麦ごはん

材料(1人分)

もち麦ごはん(p.41)…180g

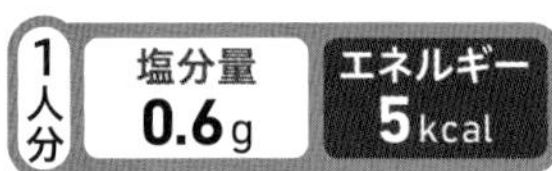

めかぶ

材料(1人分)

味つきめかぶ…50g

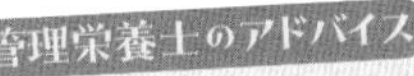

ごはんは食物繊維をプラスしたもち麦ごはんで。豚肉のみそ焼きは、砂糖やみりんで甘味を加えることでコクが増し、まろやかな味になります。もう一品は簡単に食物繊維豊富な海藻を合わせます。

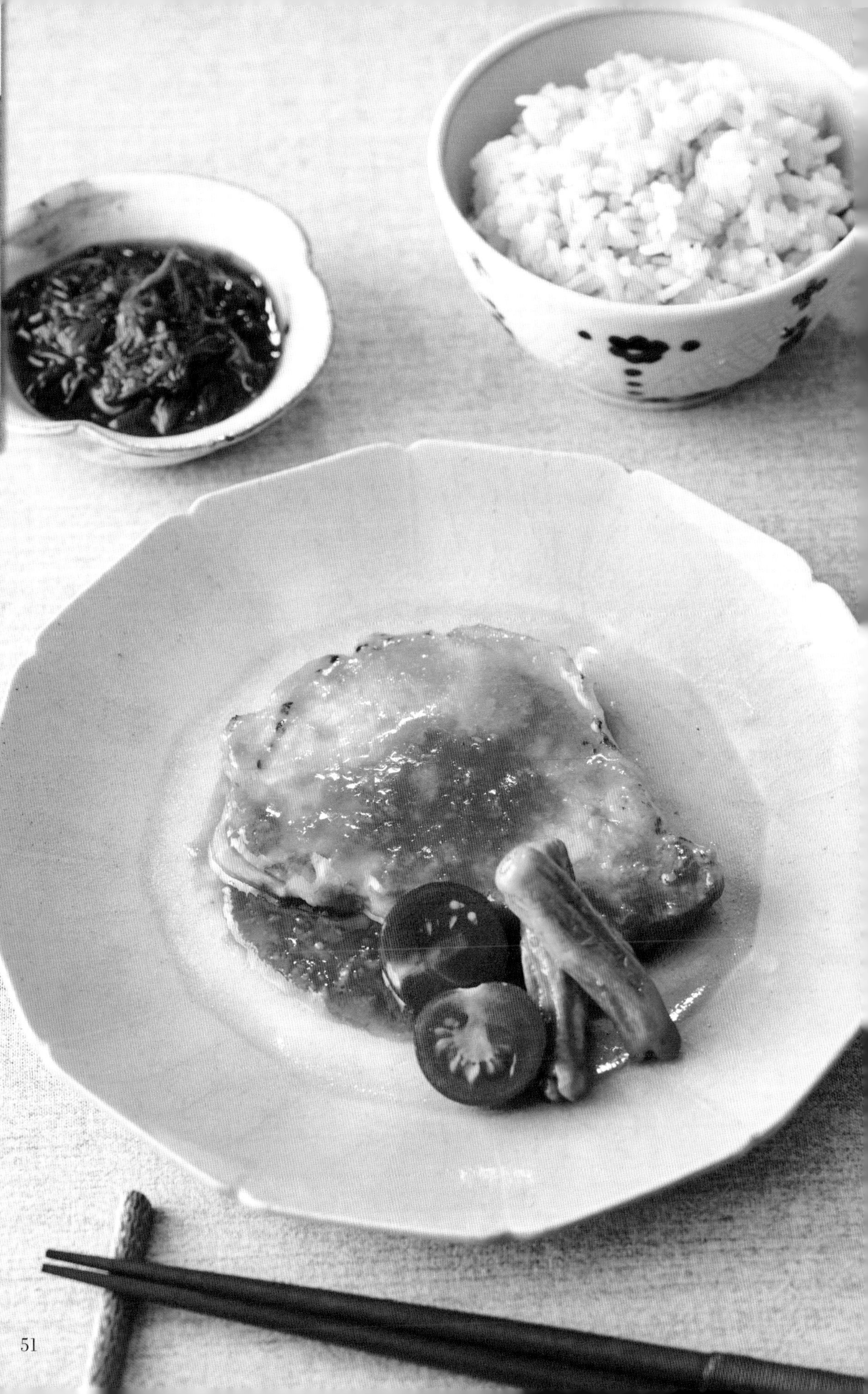

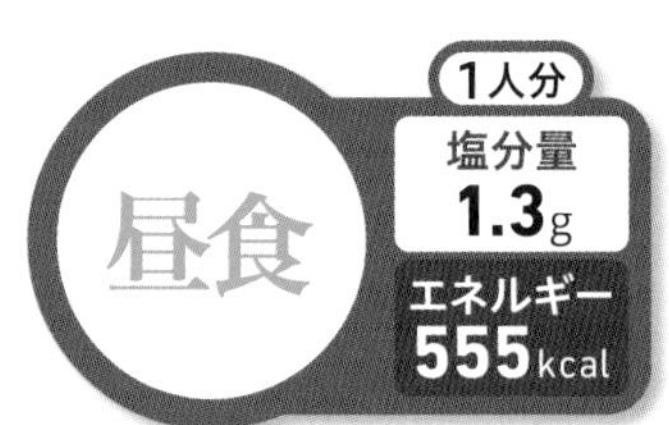

1人分 塩分量 0.4g エネルギー 374kcal

おにぎり

材料(1人分)

ごはん…220g
冷凍枝豆…10g
鮭フレーク…10g

作り方

1 枝豆は解凍し、さやから出して分量分用意する。

2 ごはんに1、鮭フレークを混ぜて等分し、おにぎりを作る。

1人分 塩分量 0.0g エネルギー 19kcal

果物

材料(1人分)

いちご…4個(60g)

1人分 塩分量 0.9g エネルギー 162kcal

豚汁

材料(1人分)

豚肩ロース薄切り肉…40g
里いも…45g
にんじん…20g
長ねぎ…10g
こんにゃく(アク抜き済み)…30g
だし汁…150g
減塩みそ…6g(小さじ1)
ごま油…2g(小さじ1/2)

作り方

1 豚肉は3㎝幅に切る。里いもは食べやすい大きさに切り、よく洗ってぬめりを取る。にんじんは5㎜幅の半月切り、長ねぎは1㎝幅の斜め切り、こんにゃくはスプーンなどで食べやすい大きさにちぎる。

2 鍋にごま油を中火で熱して豚肉を炒め、肉の色が変わったら里いも、にんじん、長ねぎ、こんにゃくを入れて軽く炒め合わせる。

3 全体に油がまわったらだし汁を加え、ふつふつしてきたらアクを除きながら弱火で煮て、具に火が通ったらみそを溶き入れる。

管理栄養士のアドバイス

お弁当には持ち歩きが楽ちんなスープジャーがおすすめ。具だくさんの汁物にすれば、肉や根菜の旨味でよりおいしくなり、満足感があるので主菜代わりになります。おにぎりは塩を使わず、鮭フレークの味をいかします。果物は季節のものでOK。

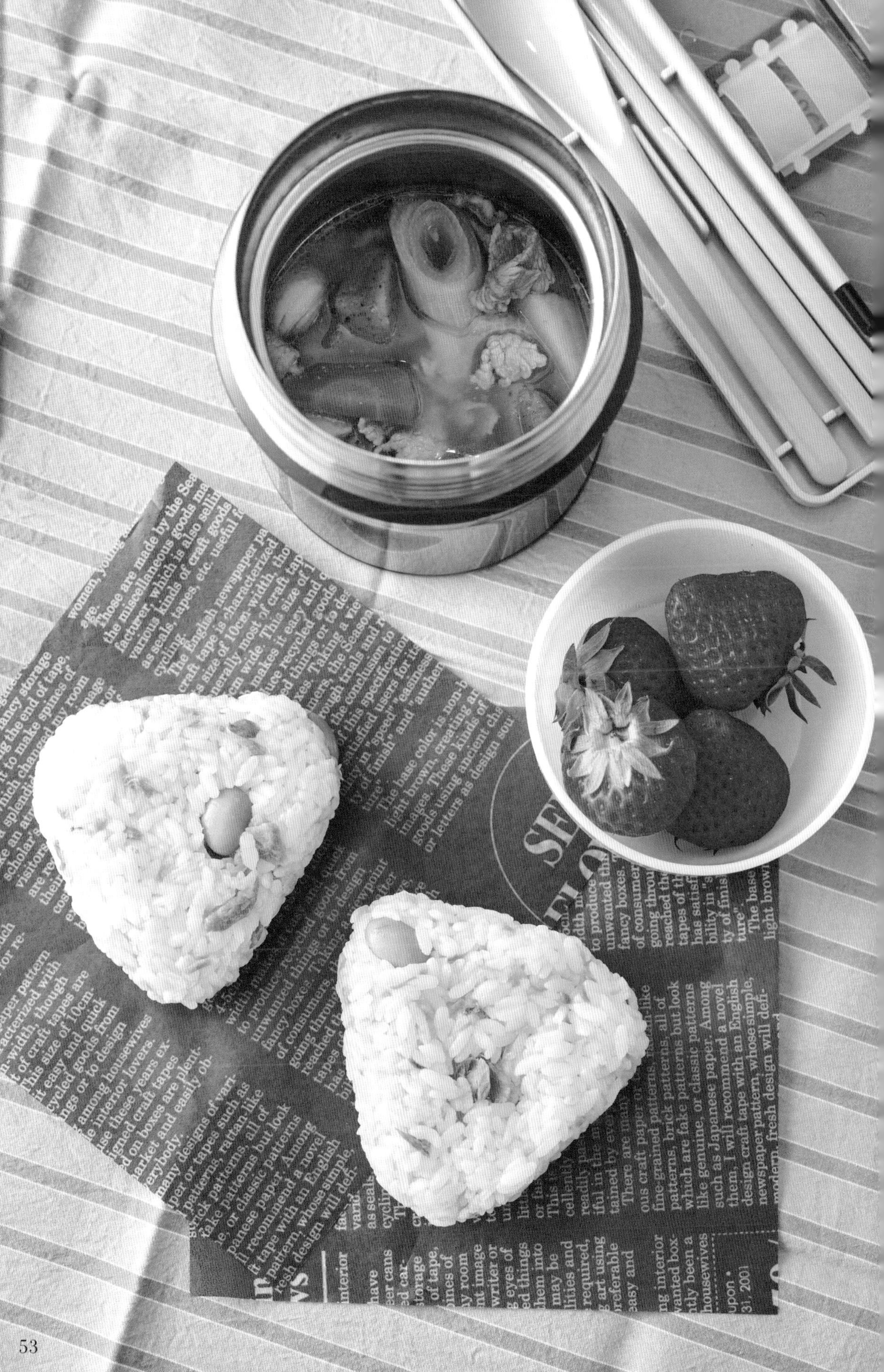

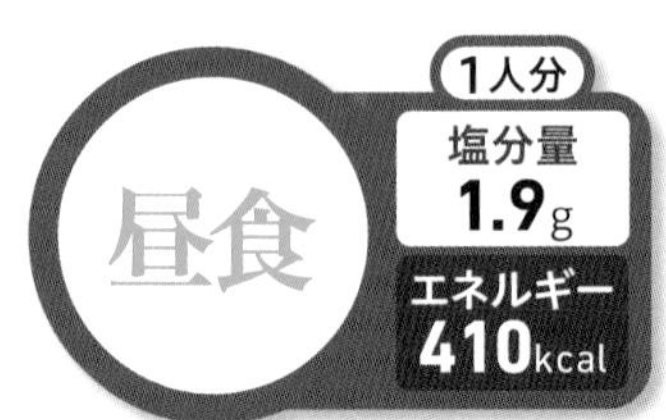
昼食
1人分
塩分量
1.9g
エネルギー
410kcal

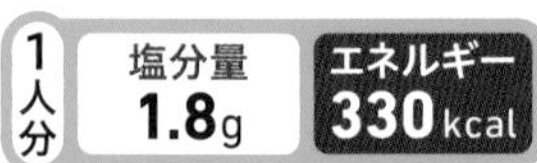
1人分
塩分量
1.8g
エネルギー
330kcal

ベーグルサンド

材料(1人分)
ベーグル…1個(80g)
クリームチーズ…16g
リーフレタス…1/3枚(5g)
アボカド…15g
スモークサーモン…20g
粗びき黒こしょう…少々
ミニトマト…1個(20g)

作り方

1. ベーグルは横半分に切り、断面にクリームチーズを塗る。
2. レタスはちぎり、アボカドは3㎜幅に切る。
3. 1のベーグルにスモークサーモンと2を挟み、粗びき黒こしょうを振る。半分に切ったミニトマトを添える。

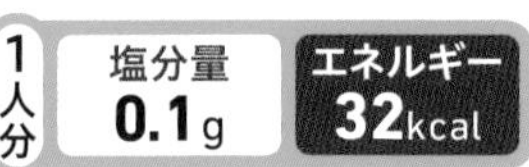
1人分
塩分量
0.1g
エネルギー
32kcal

ミルクティー

材料(1人分)と作り方
カップに紅茶100gと牛乳50gを入れて混ぜる。

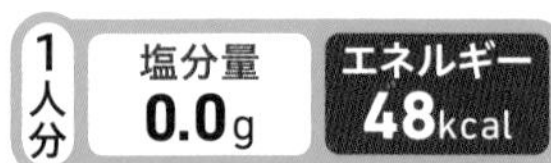
1人分
塩分量
0.0g
エネルギー
48kcal

果物

材料(1人分)と作り方
オレンジ100gを食べやすい大きさに切る。

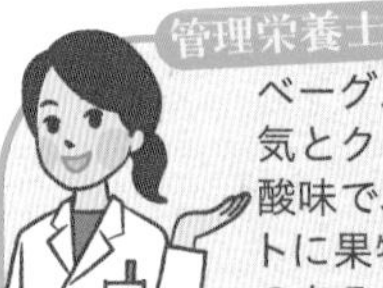

管理栄養士のアドバイス
ベーグルはスモークサーモンの塩気とクリームチーズのまろやかな酸味で、味がまとまります。デザートに果物を添え、塩分排出の働きのあるカリウムを摂り入れます。

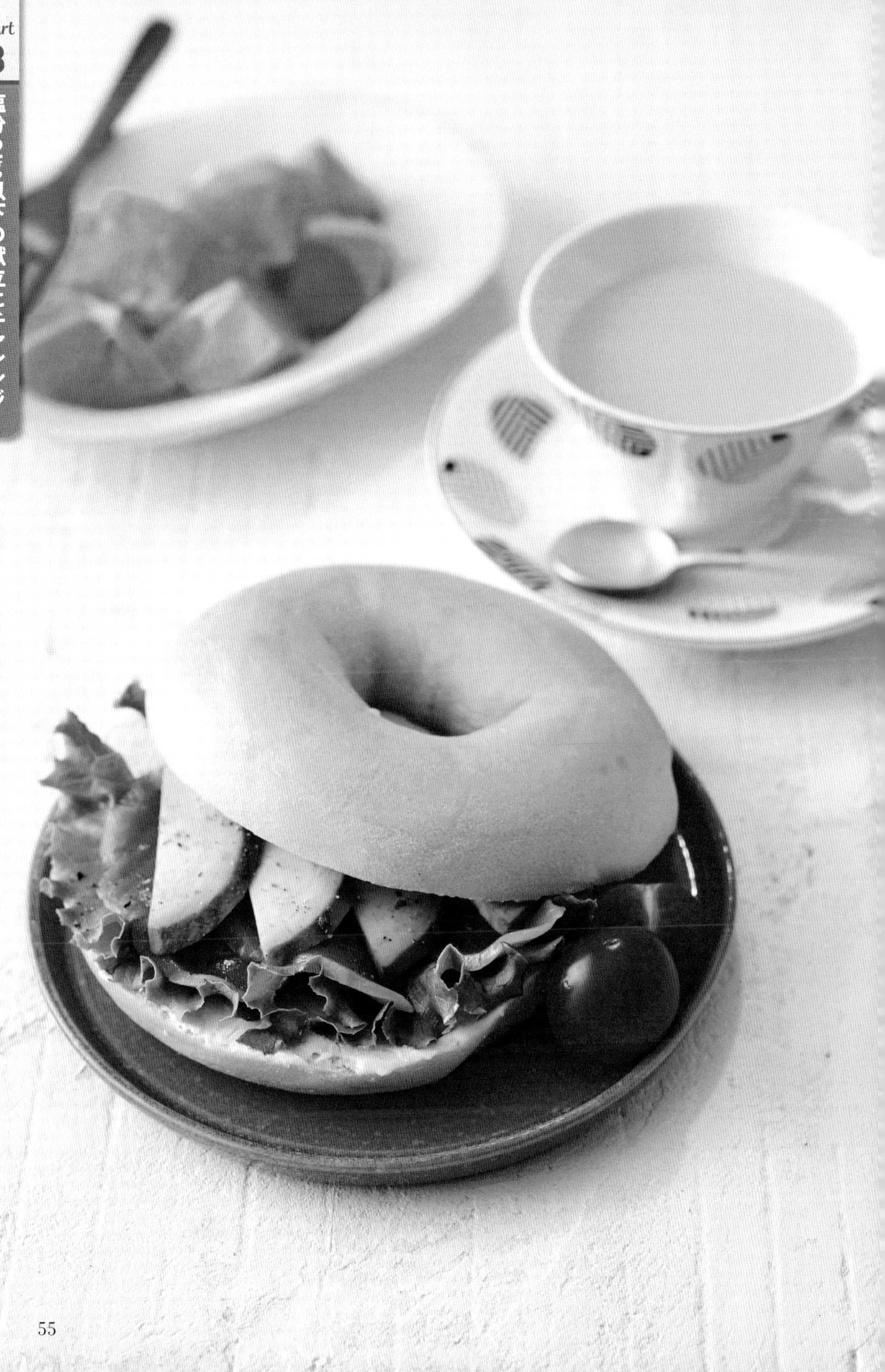

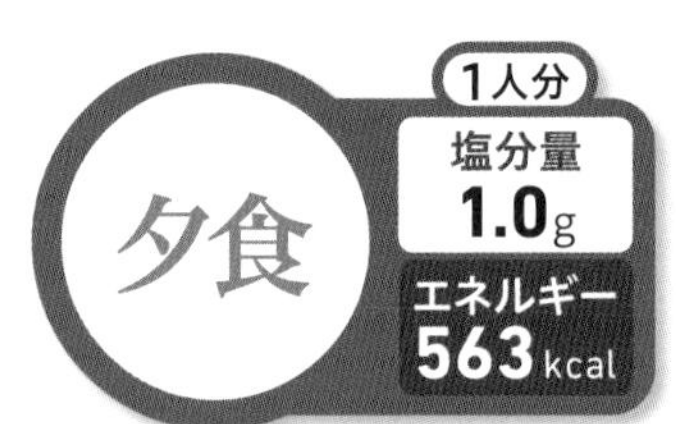
夕食
1人分
塩分量
1.0g
エネルギー
563kcal

1人分 塩分量 0.0g エネルギー 253kcal

もち麦ごはん

材料(1人分)

もち麦ごはん(p.41)…180g

1人分 塩分量 0.8g エネルギー 262kcal

鶏の照り焼き

材料(1人分)

鶏もも肉(皮なし)…100g

A
- 減塩しょうゆ…6g(小さじ1)
- 砂糖…3g(小さじ1)
- 酒…3g(小さじ3/5)
- みりん…3g(小さじ1/2)

サラダ油…4g(小さじ1)

キャベツ(せん切り)…60g

ミニトマト…1個(20g)

マヨネーズ…8g(小さじ2)

作り方

1 鶏肉は身が縮まらないように包丁の背で軽くたたく。Aは合わせておく。

2 フライパンにサラダ油を中火で熱し、鶏肉を焼く。途中返しながら両面焼き、火が通ったらAを加えて絡める。

3 食べやすく切って器に盛り、キャベツとミニトマト、マヨネーズを添える。

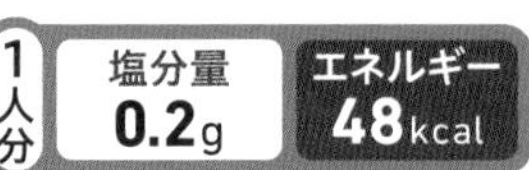
1人分
塩分量
0.2g
エネルギー
48kcal

水菜と油揚げのさっと煮

材料(1人分)

水菜…20g

油揚げ…9g

A
- 減塩しょうゆ…2g(小さじ1/3)
- 酒…2g(小さじ2/5)
- みりん…2g(小さじ1/3)
- だし汁…50g

作り方

1 水菜は5㎝長さに切る。油揚げは油抜きして5㎜幅に切る。

2 鍋にAを入れて中火にかけ、煮立ったら1を加えて煮る。水菜がしんなりしたら取り出し、油揚げに火が通ったら水菜とともに器に盛る。

管理栄養士のアドバイス

肉類はシンプルなソテーよりも、照り焼きなどたれを加えて絡めるほうが、調味料の量が抑えられるうえ味がしっかり入ります。副菜はだし汁で煮ることで旨味を吸わせ、調味料を軽減します。

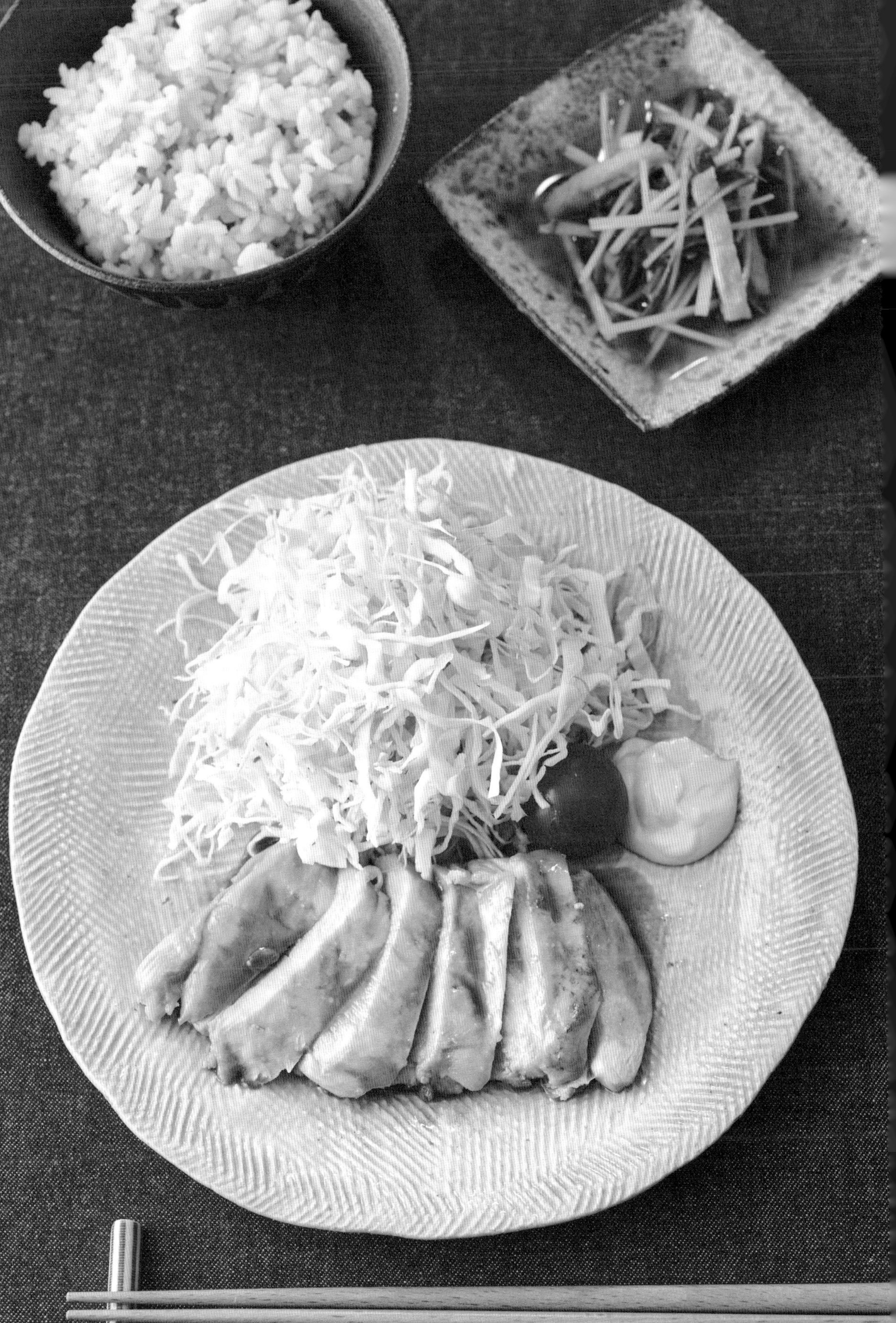

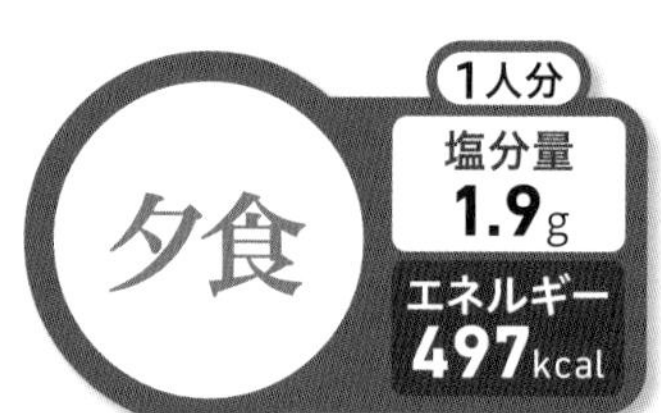

1人分 塩分量 1.7g エネルギー 479kcal

鶏きのこそば

材料(1人分)
半生そば…100g
鶏もも肉(皮なし)…80g
干ししいたけ…1枚(3g)
えのきだけ…10g
ひらたけ…30g
減塩めんつゆ(3倍濃縮)
…30g(大さじ1と1/2弱)
ごま油…2g(小さじ1/2)
長ねぎ(小口切り)…10g
七味唐辛子…好みで少々

作り方

1 干ししいたけはぬるま湯約180gに浸して戻し、石づきを取って3㎜幅に切る。(戻し汁も取っておく)。えのきは根元を切り落として3㎝長さに切る。ひらたけは石づきを取って食べやすい大きさに裂く。

2 鍋にたっぷりの湯を沸かし、そばを袋の表示通りゆで、ざるにあげて流水にさらし、水気をよく切って器に盛る。

3 鶏肉は食べやすい大きさに切り、ごま油を中火で熱した鍋で焼く。途中返して表面全体に焼き色がついたら、1のしいたけの戻し汁150g、きのこ類を加える。

4 煮立ったらめんつゆを加え、ひと煮立ちしたら2にかける。長ねぎを散らし、好みで七味唐辛子を振る。

1人分 塩分量 0.2g エネルギー 18kcal

白菜の酢の物

材料(1人分)
白菜…50g
にんじん…10g
A 酢…3g(小さじ3/5)
A 塩…0.2g
A 砂糖…2g(小さじ2/3)

作り方

1 白菜は縦半分に切ってから横5㎜幅に切る。にんじんは3㎝長さの短冊切りにする。

2 ポリ袋にAを混ぜ合わせて1を加えて揉み込み、空気を抜いて袋をとじ、野菜がしんなりするまで15分ほどおく。

管理栄養士のアドバイス
そばは塩分をほぼ含まないので、めん類の中でおすすめです。つゆは干ししいたけの戻し汁を活用。戻している間に白菜の酢の物を作り、漬けている間にめんつゆを作ると効率よく仕上がります。

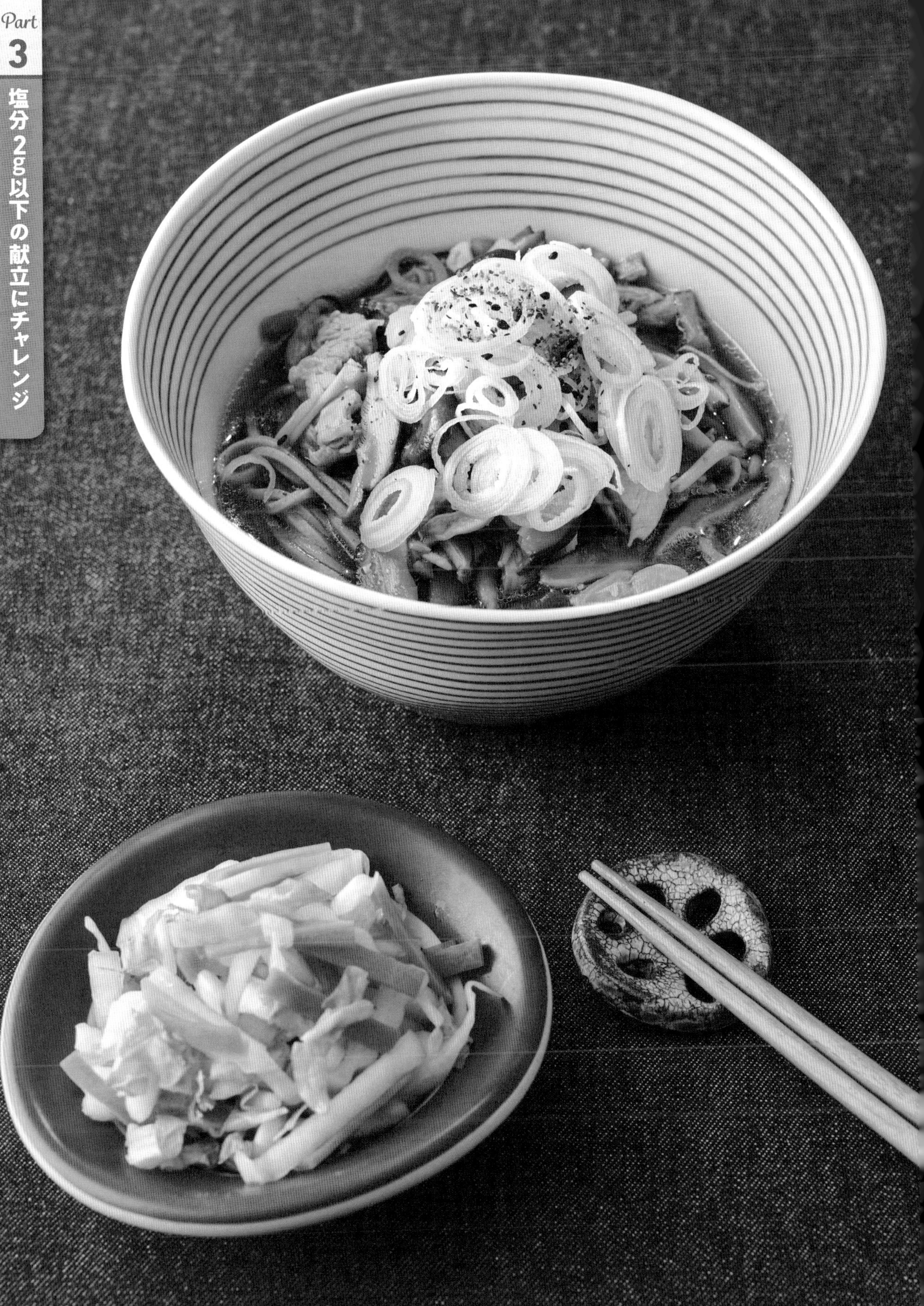

Column

汗をかく夏場は塩分を多く摂るべき？

近年は日本でも、夏場は厳しい暑さに見舞われます。
熱中症対策は欠かせませんが、水分とともに塩分も補給したほうがいいのでしょうか？

特別な場合を除いて減塩を継続する

汗は季節を問わず自然とかいているもので、食品摂取基準によれば、1日の発汗量は塩分換算でおよそ1・5gに相当します。これは通常の食事をしていれば問題なく摂れる量なので、スポーツ選手など特殊な環境にいる場合を除き、夏場に塩分を意識して多く摂る必要はありません。

ただし、力仕事に携わる人は、朝ごはんを抜いて塩分を摂らずにいると、集中力を欠き、貧血などに陥ることもあります。何も食べずに動くことは危険なので、必ずエネルギーとなるものを摂取してから行動しましょう。また、高血圧や腎臓病の薬を飲んでいる人は、成分によって汗が抑えられていることがあるので、医師に相談してください。

水分は1日どのくらい必要？

私たちは毎日、汗や尿によって水分を排出しているため、夏場に限らず、水分摂取は必要不可欠です。1日に必要な水分量は、体重1kgあたり30㎖(g)。体重50kgの人なら、1.5ℓが必要です。食事の時間だけでなく、間食や就寝前後など、できるだけ小まめに摂るようにして血液がドロドロになるのを防ぎましょう。アルコールとカフェインは水分には換算されないので気をつけて。

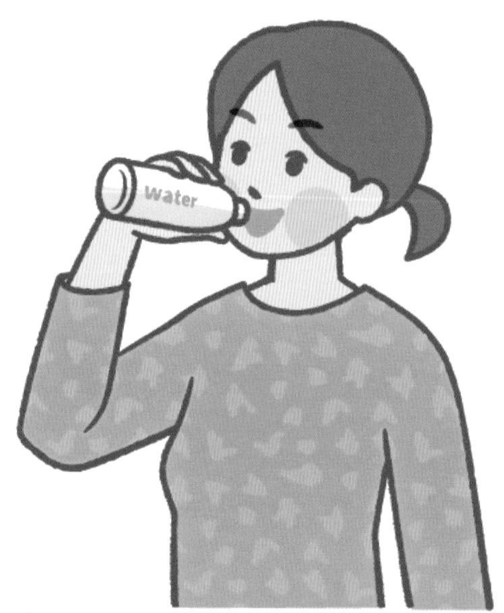

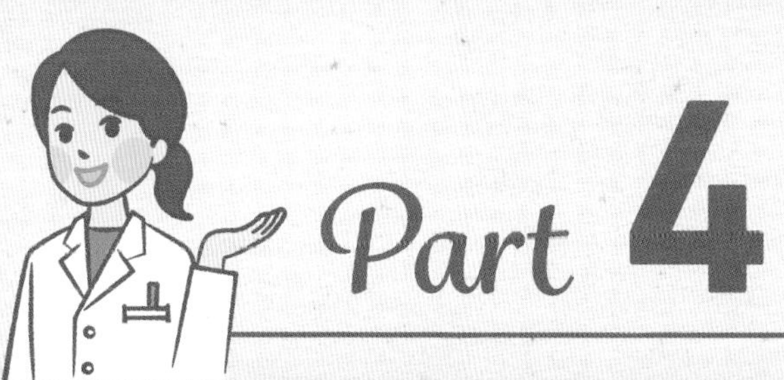

1食2g以下

減塩の朝食・昼食レシピ

朝食は、塩分高めのパンは控えめに、シリアルや簡単パスタなどを。
昼食は、めんや丼ものといったワンプレートが手軽でおすすめ。
缶詰や香味野菜などを組み合わせた、減塩を感じさせないレシピを紹介します。

朝食

1人分
塩分量 1.2g
エネルギー 567kcal

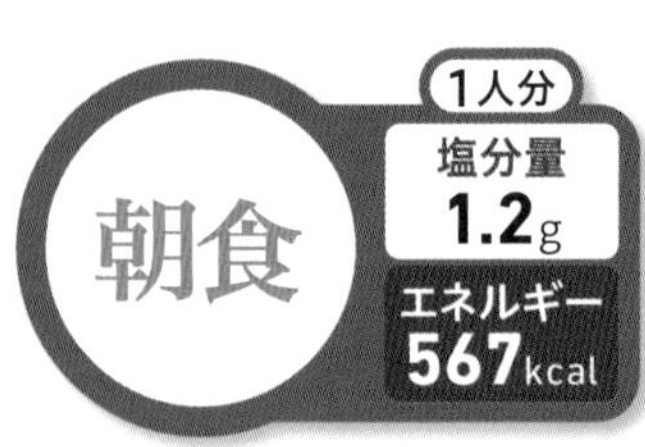

1人分 塩分量 0.6g エネルギー 124kcal

豆乳スープ

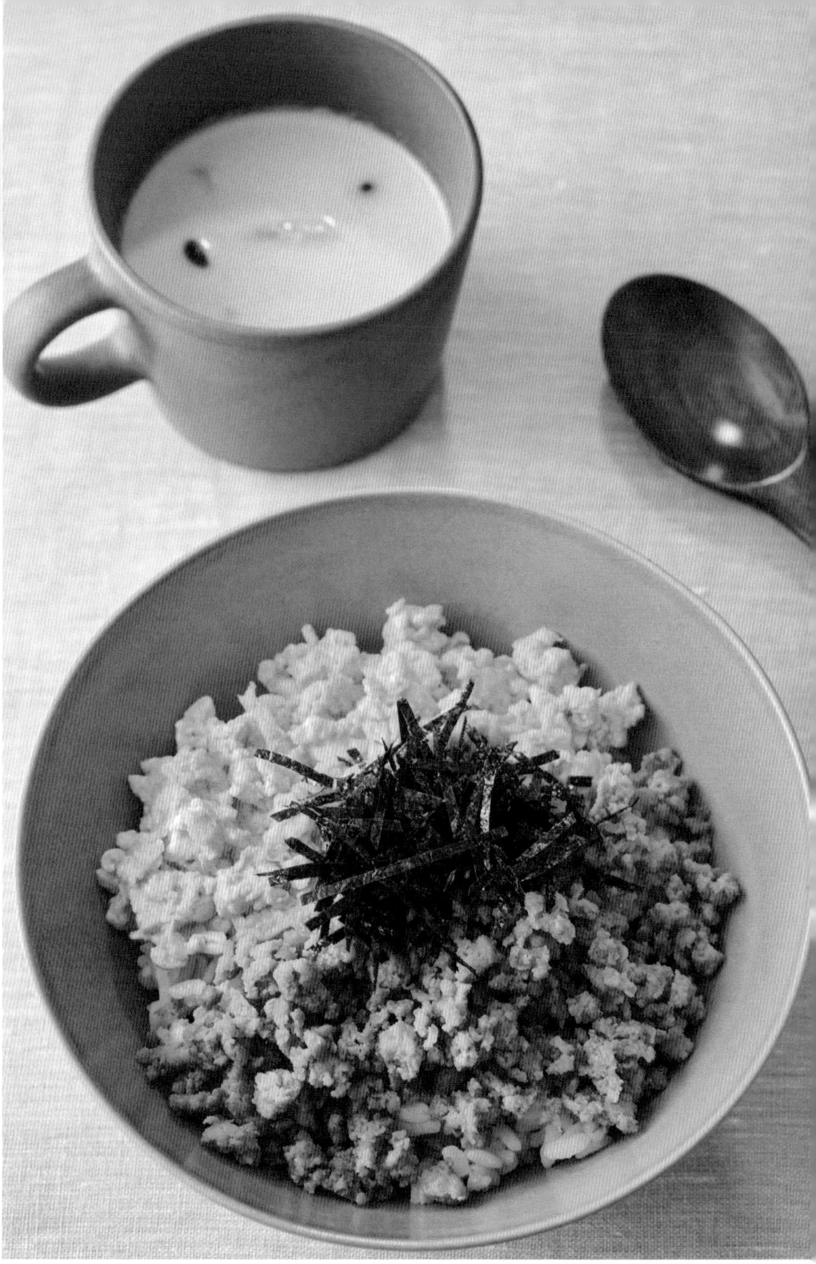

材料（1人分）
油揚げ…5g
長ねぎ…5g
しめじ…5g
調製豆乳…150g
減塩みそ…4g（小さじ2/3）

作り方

1 油揚げは油抜きして3㎜幅に切る。長ねぎは斜め薄切り、しめじは石づきを取ってほぐす。

2 鍋に豆乳を入れて中火にかけ、ふつふつしてきたら1を加えて煮る。火が通ったらみそを溶き入れる。

1人分 塩分量 0.6g エネルギー 443kcal

鶏たまそぼろ丼

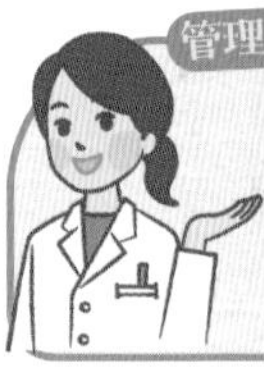

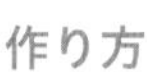

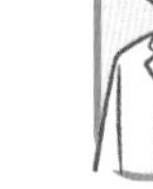

管理栄養士のアドバイス
丼の炒り卵はあえて調味せず、卵だけで作ります。ひき肉に十分味が染みているので、混ぜて食べるとちょうどよいです。スープは豆乳の甘味でコクが出るので、みそは控えめにします。

材料（1人分）
もち麦ごはん（p.41）…180g
鶏ひき肉…50g
卵…1個（50g）
減塩しょうゆ…4g（小さじ2/3）
砂糖…3g（小さじ1）
サラダ油…2g（小さじ1/2）
きざみのり…少々

作り方

1 ボウルに卵を割りほぐし、サラダ油を中火で熱したフライパンに流し入れ、炒り卵を作って取り出す。

2 続けてフライパンにひき肉を入れてほぐし炒め、肉の色が変わったらしょうゆと砂糖を加え、汁気が飛ぶまで炒める。

3 器にごはんを盛り、1、2をのせ、のりを散らす。

アボカドトマトサンド

材料(1人分)

サンドイッチ用食パン…2枚(36g)
アボカド…25g
トマト…45g
レタス…1/2枚(8g)
ハム…1枚(10g)
A マヨネーズ…4g(小さじ1)
　練りからし…2g(小さじ2/5)

作り方

1 アボカドとトマトは薄切りにする。レタスは食べやすい大きさにちぎる。

2 Aを混ぜて食パンに等分して塗る。1とハムをサンドし、ラップで包んで冷蔵庫に15分ほど入れて落ち着かせ、食べやすい大きさに切る。

卵サンド

材料(1人分)

サンドイッチ用食パン…2枚(36g)
ゆで卵…1個(50g)
玉ねぎ…10g
A マヨネーズ…8g(小さじ2)
　粗びき黒こしょう…少々
サラダ菜…1枚(8g)

作り方

1 玉ねぎはみじん切りにして水にさらし、水気をよく切る。

2 ゆで卵を細かく刻んでボウルに入れ、1とAを加えて混ぜ合わせる。

3 食パン1枚にサラダ菜を敷いて2を敷き詰め、もう1枚で挟む。ラップで包んで冷蔵庫に15分ほど入れて落ち着かせ、食べやすい大きさに切る。

朝食　1人分　塩分量 1.5g　エネルギー 395kcal

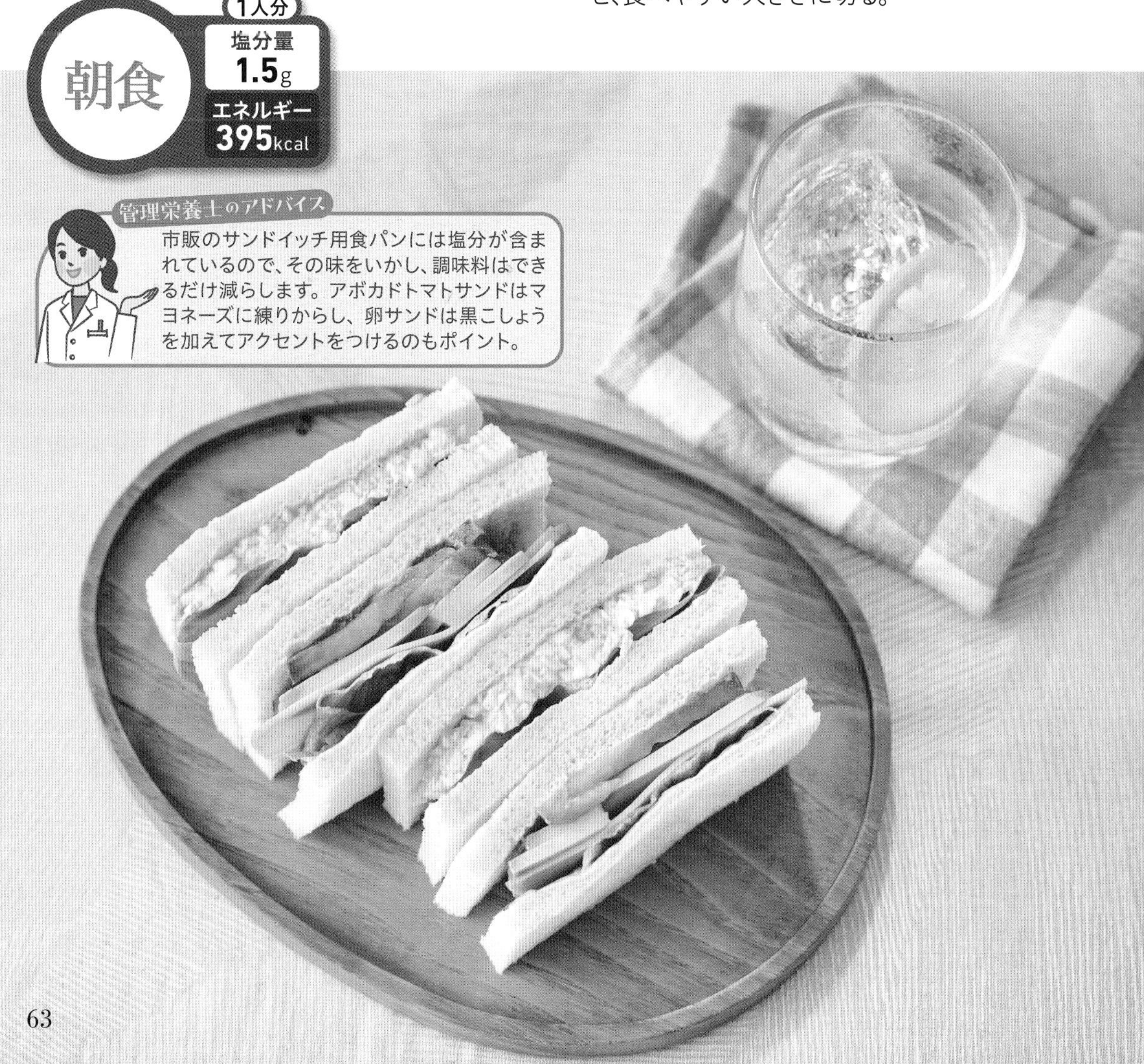

管理栄養士のアドバイス

市販のサンドイッチ用食パンには塩分が含まれているので、その味をいかし、調味料はできるだけ減らします。アボカドトマトサンドはマヨネーズに練りからし、卵サンドは黒こしょうを加えてアクセントをつけるのもポイント。

朝食 1人分 塩分量 1.1g エネルギー 487kcal

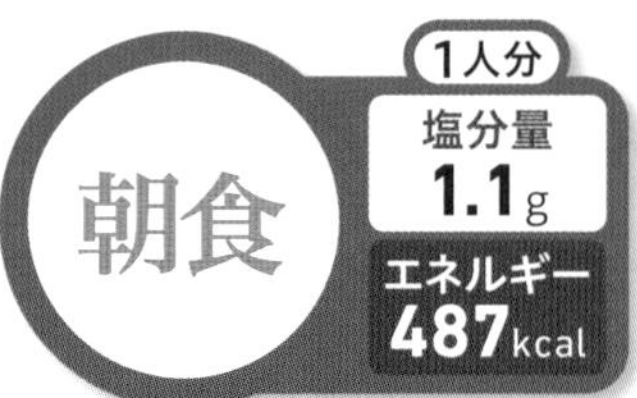

1人分 塩分量 0.9g エネルギー 155kcal

がんもどきの含め煮

材料（1人分）

がんもどき…1個（60g）

オクラ…1本（10g）

A
- だし汁…150g
- 砂糖…3g（小さじ1）
- 減塩しょうゆ…6g（小さじ1）

作り方

1 がんもどきは半分に切る。オクラは下ゆでする。

2 鍋にAを入れて中火にかけ、がんもどきを加えて煮る。煮立ったら弱火にして3分ほど煮て器に盛り、オクラを斜め半分に切って添える。

1人分 塩分量 0.2g エネルギー 55kcal

とろろ

材料（1人分）

長いも…80g

減塩めんつゆ（3倍濃縮）…3.5g（小さじ1/2）

水…1.5g（小さじ1/3弱）

青のり…少々

作り方

長いもをすりおろして器に盛り、めんつゆと水を混ぜてかけ、青のりを振る。

1人分 塩分量 0.0g エネルギー 253kcal

もち麦ごはん

材料（1人分）

もち麦ごはん（p.41）…180g

1人分 塩分量 0.0g エネルギー 24kcal

果物

材料（1人分）

パイナップル…3切れ（45g）

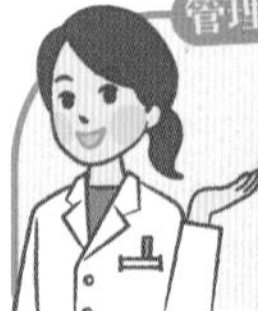

管理栄養士のアドバイス

がんもどきは弱火でだしを煮含めて、味をしっかり吸わせます。とろろはしょうゆより塩分が少なく旨味のある減塩めんつゆで調味するのがポイント。

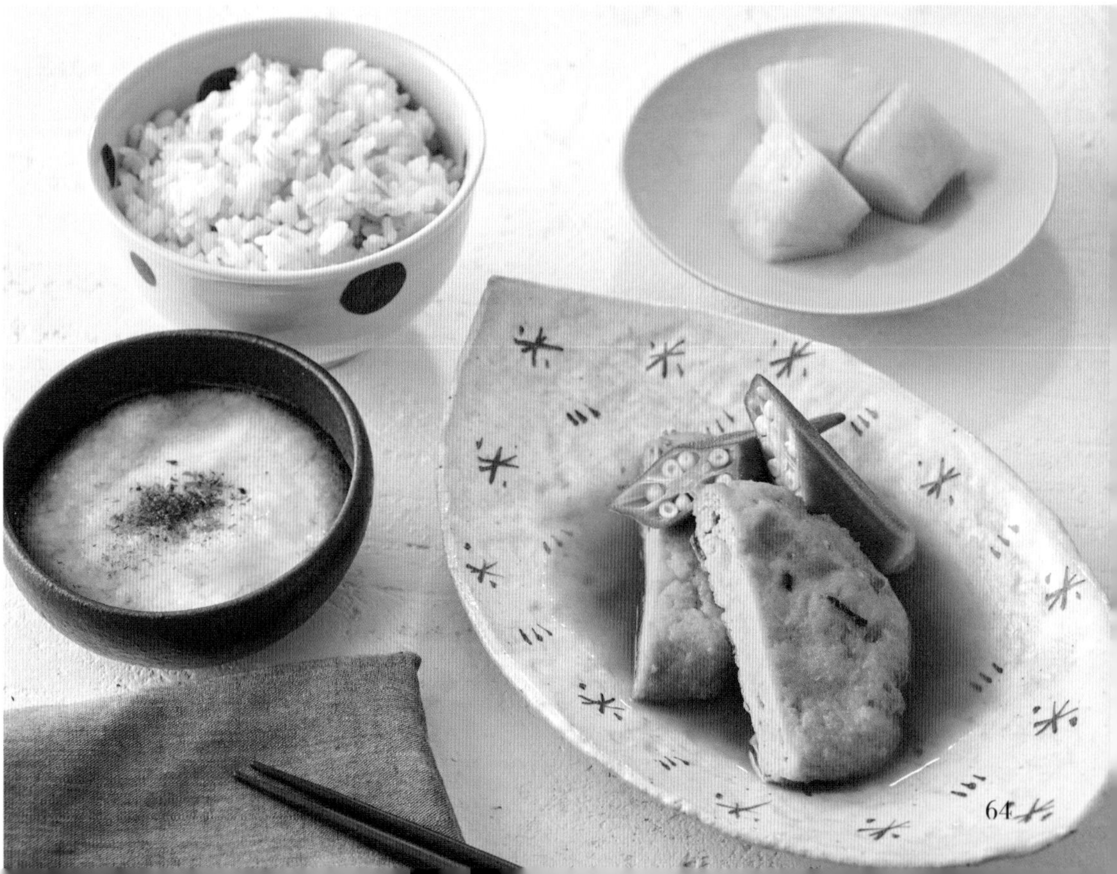

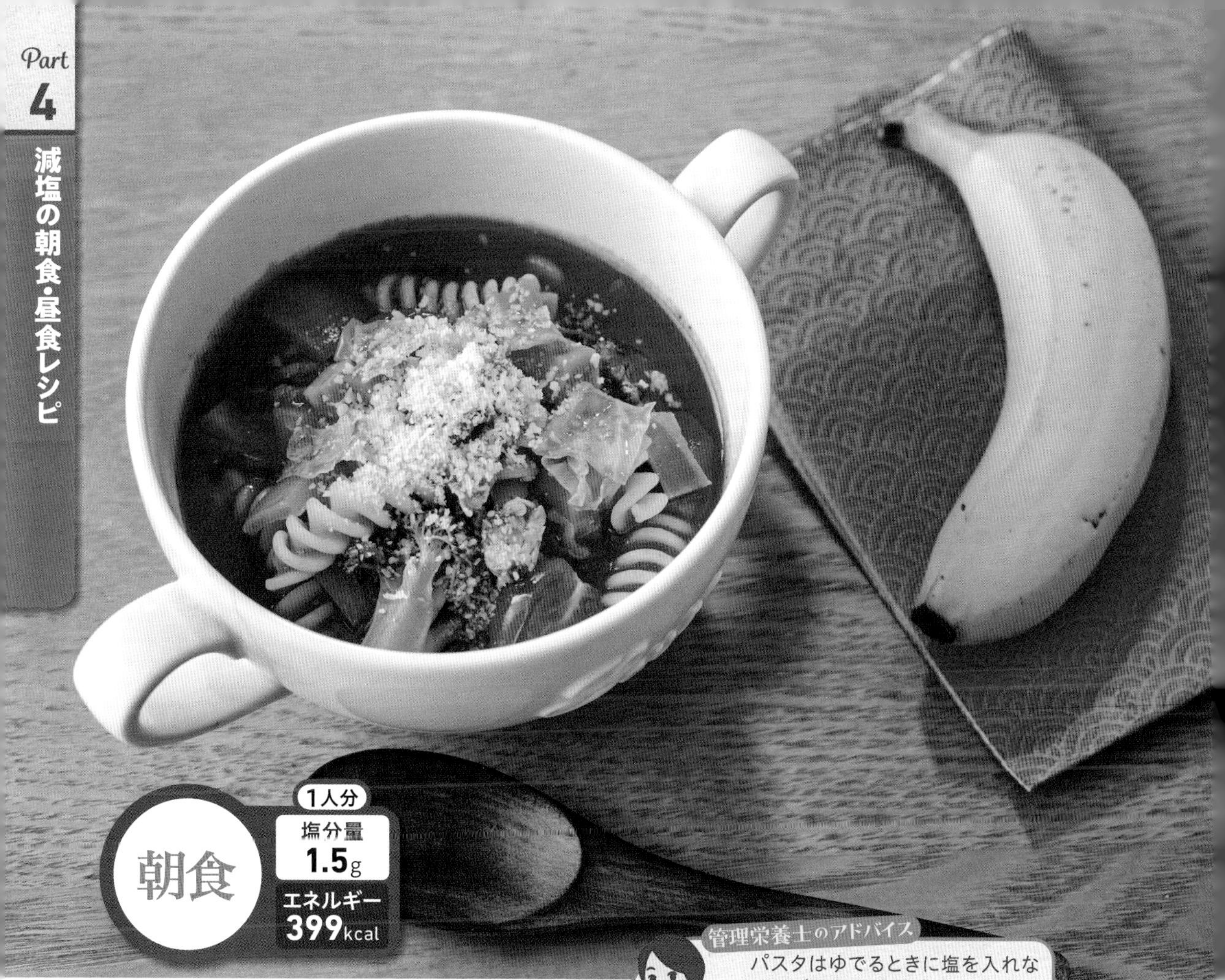

朝食
1人分
塩分量 1.5g
エネルギー 399kcal

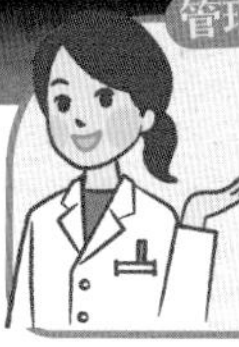

管理栄養士のアドバイス
パスタはゆでるときに塩を入れないのが最大の減塩ポイント。トマトジュースとあさり缶の旨味をいかして味をまとめます。野菜もたっぷり入れて、ひと皿で大満足の味に。

1人分　塩分量 1.5g　エネルギー 306kcal

トマトスープパスタ

材料（1人分）

ショートパスタ（フジッリなど）…50g
玉ねぎ…15g
キャベツ…15g
にんじん…15g
ブロッコリー…30g
ミニトマト…1個（20g）
トマトジュース（食塩無添加）…200g
あさり水煮缶…10g
ブイヨン（固形）…3g（小さじ1）
オリーブ油…4g（小さじ1）
パルメザンチーズ…3g（大さじ1/2）

作り方

1 鍋に湯を沸かし、パスタを袋の表示通りゆでてざるにあげる。

2 玉ねぎとキャベツは2㎝角に、にんじんは7～8㎜角に切る。ブロッコリーは小房に分ける。ミニトマトは半分に切る。

3 フライパンにトマトジュースを入れて中火にかけ、2、あさり（汁ごと）を加えて煮る。野菜に火が通ったら1、ブイヨンを加え、煮立ったら器に盛り、オリーブ油、パルメザンチーズをかける。

1人分　塩分量 0.0g　エネルギー 93kcal

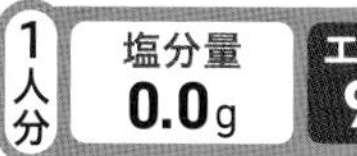

果物

材料（1人分）

バナナ…1本（100g）

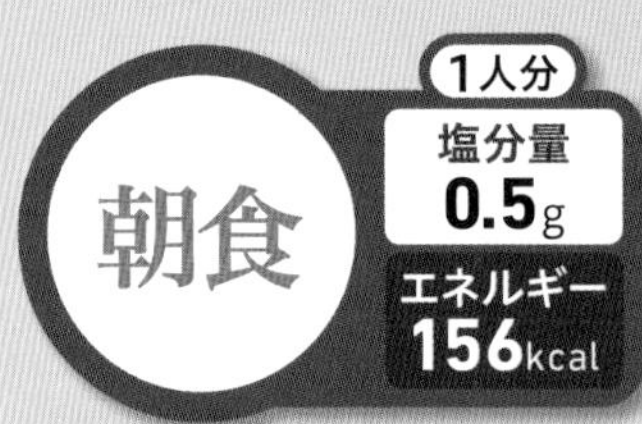

ヘルシーみかんサンド

材料（1人分）

サンドイッチ用食パン…2枚（36g）
ギリシャ風ヨーグルト（プレーン）…80g
みかん缶詰…5～6粒（40g）

作り方

1 食パンにギリシャヨーグルトを等分して塗る。

2 みかんは缶汁を切って1で挟み、ラップで包む。冷蔵庫で15分ほど冷やして落ち着かせ、食べやすい大きさに切る。

管理栄養士のアドバイス

ギリシャ風ヨーグルトは濃厚タイプのヨーグルトです。一般的なプレーンヨーグルトをしっかり水切りしたもので代用してもOK。缶詰みかんの甘味と調和し、朝ごはんにぴったりのさっぱりサンドになります。

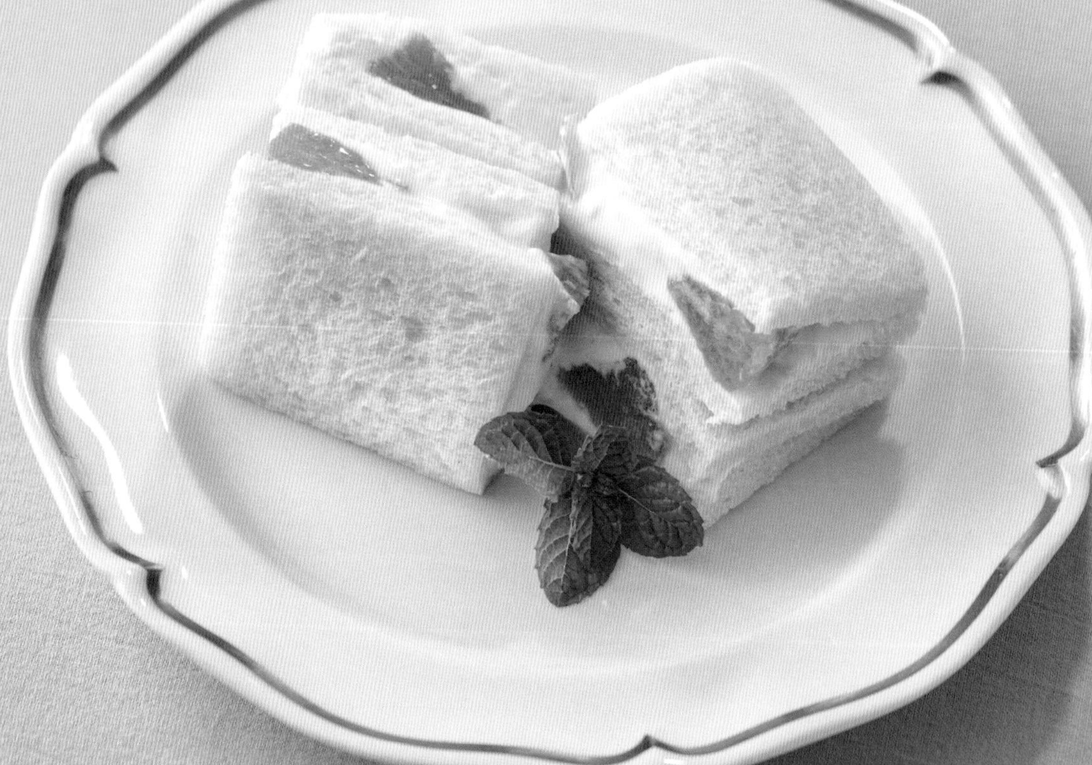

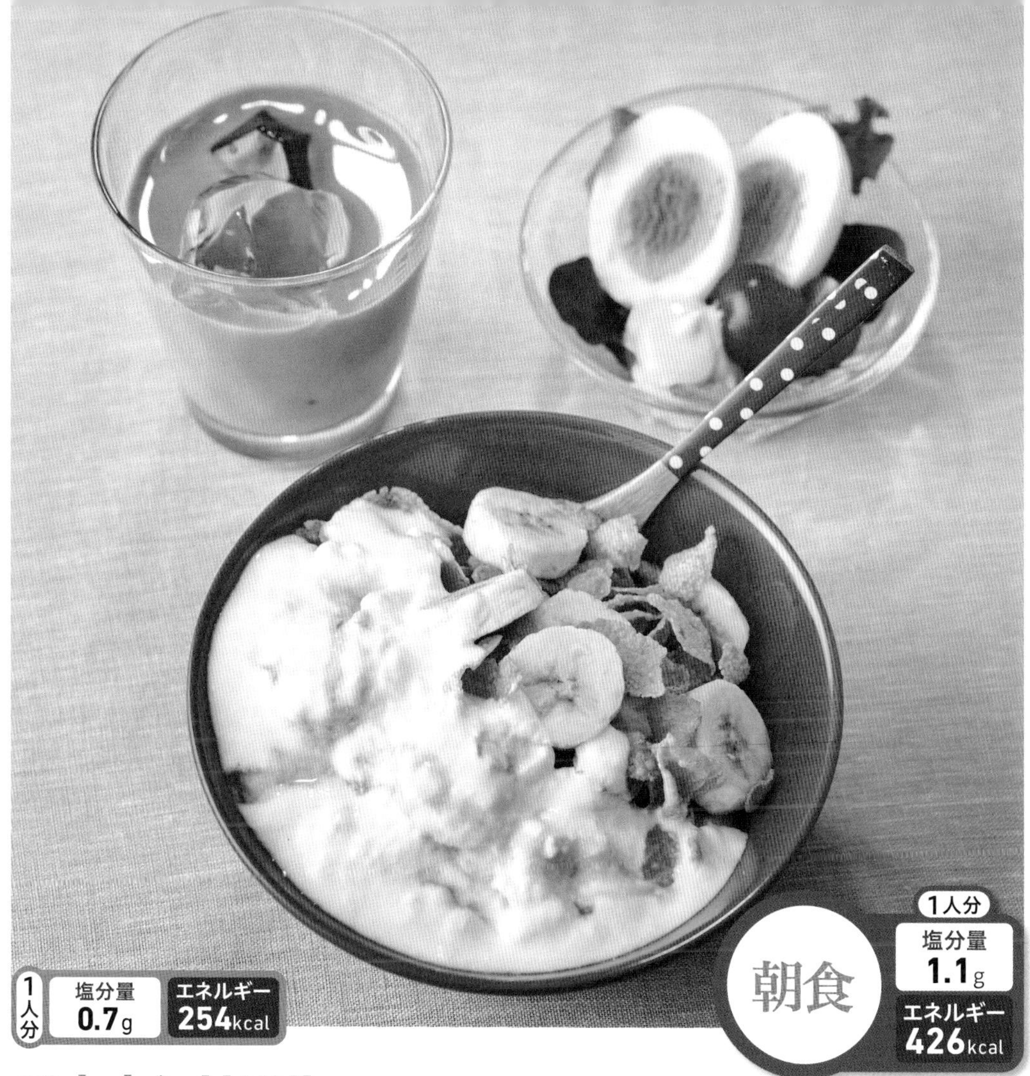

朝食

1人分 塩分量 1.1g エネルギー 426kcal

1人分 塩分量 0.7g エネルギー 254kcal

バナナシリアルヨーグルト

材料(1人分)
バナナ…1本(100g)
コーンフレーク(砂糖不使用)…30g
プレーンヨーグルト…100g
はちみつ…2g(小さじ1/3弱)

作り方
バナナは5㎜幅の輪切りにし、コーンフレークとさっくり混ぜて器に盛る。プレーンヨーグルト、はちみつをかける。

管理栄養士のアドバイス
メインのシリアルは、バナナの甘味とコーンフレークのサクサク食感、ヨーグルトが調和し、食べごたえ満点。アイスラテは豆乳を使ってたんぱく質量をアップします。

1人分 塩分量 0.3g エネルギー 105kcal

ミニサラダ

材料(1人分)
ゆで卵…1個(50g)
ベビーリーフ…5g
ミニトマト…1個(20g)
マヨネーズ…4g(小さじ1)

作り方
器にベビーリーフ、半分に切ったゆで卵、半分に切ったミニトマトを盛り、マヨネーズを添える。

1人分 塩分量 0.1g エネルギー 67kcal

アイスソイラテ

材料(1人分)と作り方
カップにコーヒー100gと調製豆乳100gを入れて混ぜ、好みで氷を浮かべる。

朝食

1人分

塩分量 1.2g

エネルギー 372kcal

1人分 塩分量 1.2g エネルギー 336kcal

豆乳スープパスタ

材料(1人分)

ショートパスタ
(ファルファッレなど)…50g
玉ねぎ…15g
調製豆乳…200g

A
- ほうれん草(冷凍)…15g
- スイートコーン(缶詰など、食塩不使用)…10g
- ツナ水煮缶詰…20g
- ブイヨン(固形)…2g(小さじ2/3)

粗びき黒こしょう…少々

作り方

1 鍋に湯を沸かし、パスタを袋の表示通りゆでてざるにあげる。

2 玉ねぎは繊維に沿って薄切りにする。

3 フライパンに豆乳を入れて中火にかけ、2を加えて煮る。玉ねぎに火が通ったら1、Aを加える。ふつふつして全体が温まったら器に盛り、黒こしょうを振る。

管理栄養士のアドバイス

パスタをゆでるときは塩を入れないこと。具を油で炒めず、豆乳で煮ることでカロリーを抑え、コーンの甘味やツナの旨味で味を補い、ブイヨンで調味。塩は使いません。ほうれん草はほかの冷凍野菜に代えても◎。

1人分 塩分量 0.0g エネルギー 36kcal

果物

材料(1人分)と作り方

オレンジ1/2個(75g)を食べやすい大きさに切る。

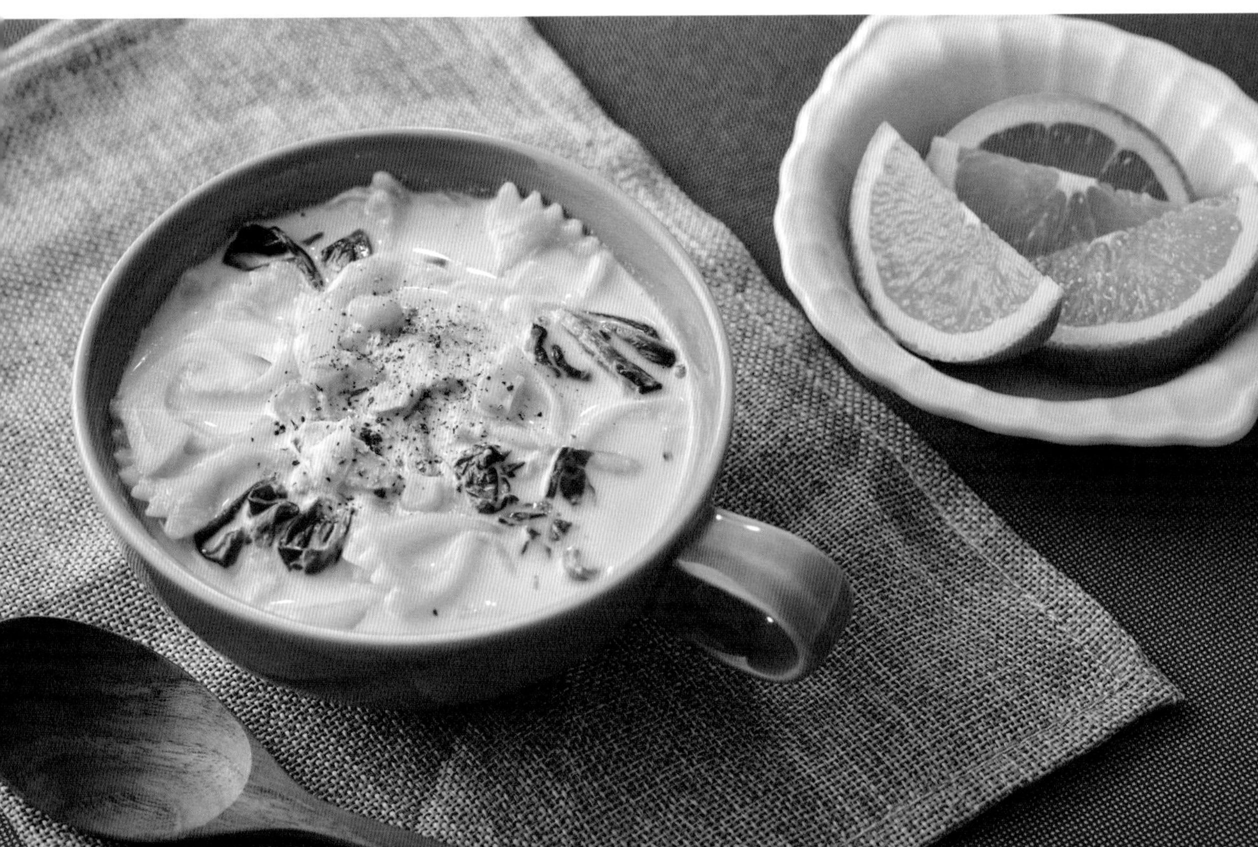

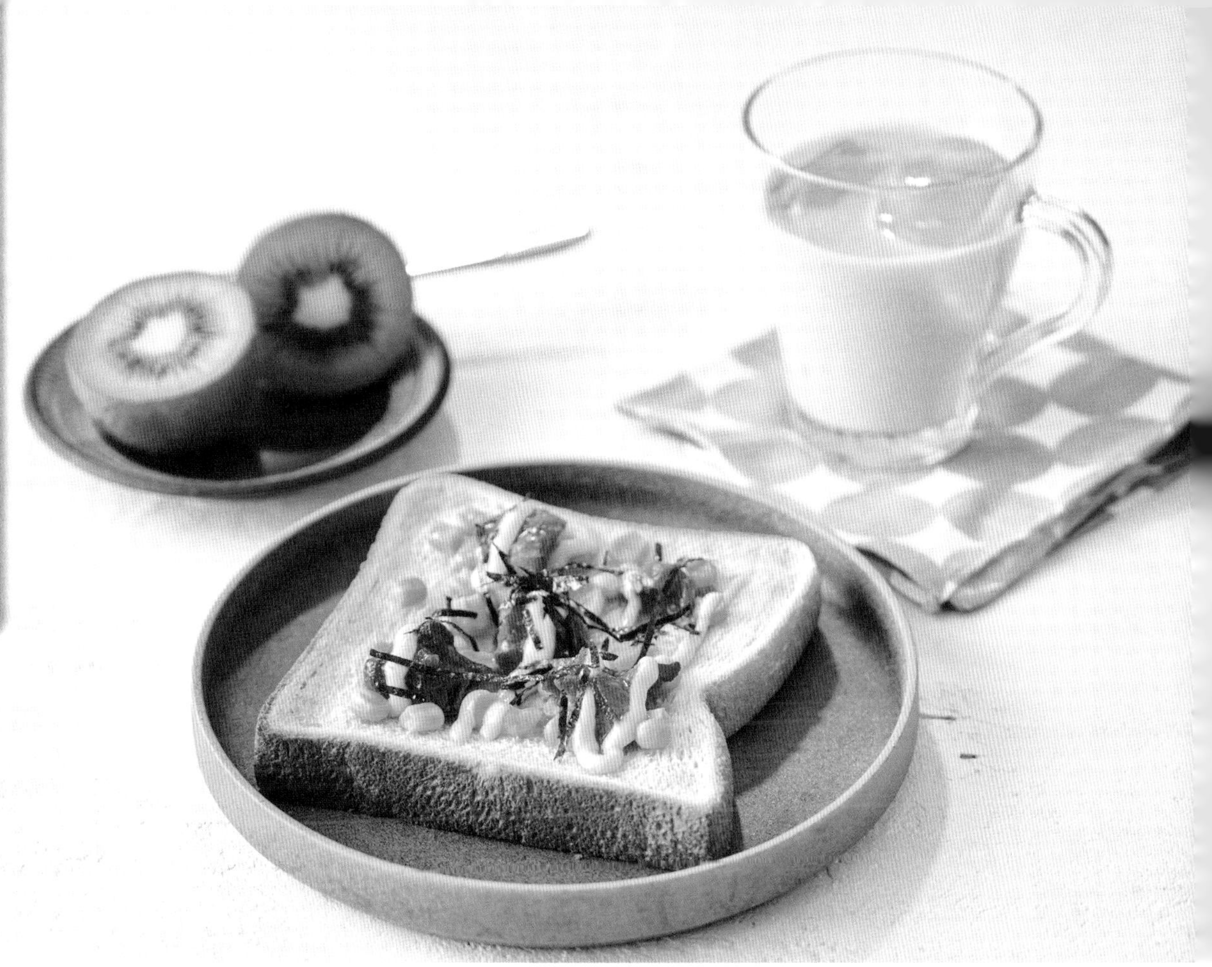

1人分 塩分量 1.4g エネルギー 355kcal

和風チキントースト

材料（1人分）
減塩食パン…1枚（62g）
焼き鳥缶（たれ）…30g
スイートコーン（缶詰など。食塩不使用）…10g
マヨネーズ…5g（小さじ1強）
きざみのり…少々

作り方
食パンに汁気を切った焼き鳥缶、コーンを均一にのせる。マヨネーズをかけ、オーブントースターで焼き目がつくまで焼き、きざみのりを散らす。

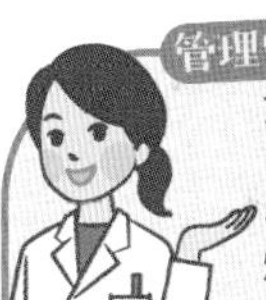

管理栄養士のアドバイス
食パンは減塩タイプのものを使用。常備しておける缶詰を使った、時間のない朝ごはんにぴったりの和風トーストです。焼き鳥缶にしっかり味がついているので、味つけは少しのマヨネーズでOK。

朝食 1人分 塩分量 1.5g エネルギー 438kcal

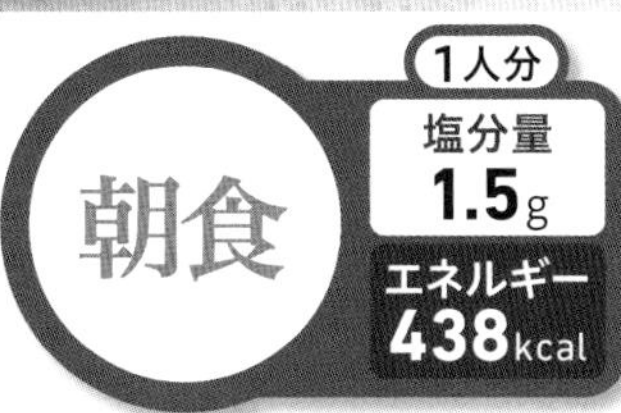

1人分 塩分量 0.0g エネルギー 51kcal

果物

材料（1人分）と作り方
キウイフルーツ1個（100g）を半分に切る。

1人分 塩分量 0.1g エネルギー 32kcal

アイスミルクティー

材料（1人分）と作り方
カップに紅茶100gと牛乳50gを入れて混ぜ、好みで氷を浮かべる。

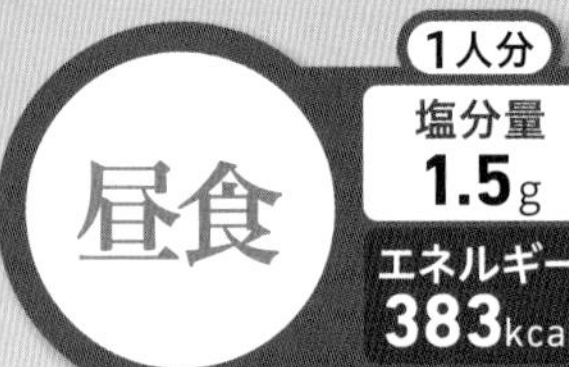

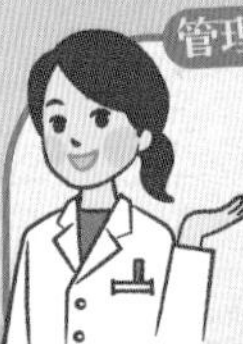

管理栄養士のアドバイス

米ではなくごはんで作る、お手軽リゾットです。きのこは数種類組み合わせることで、より旨味が増します。味つけの塩は控えめに、チーズの塩気をいかして仕上げます。

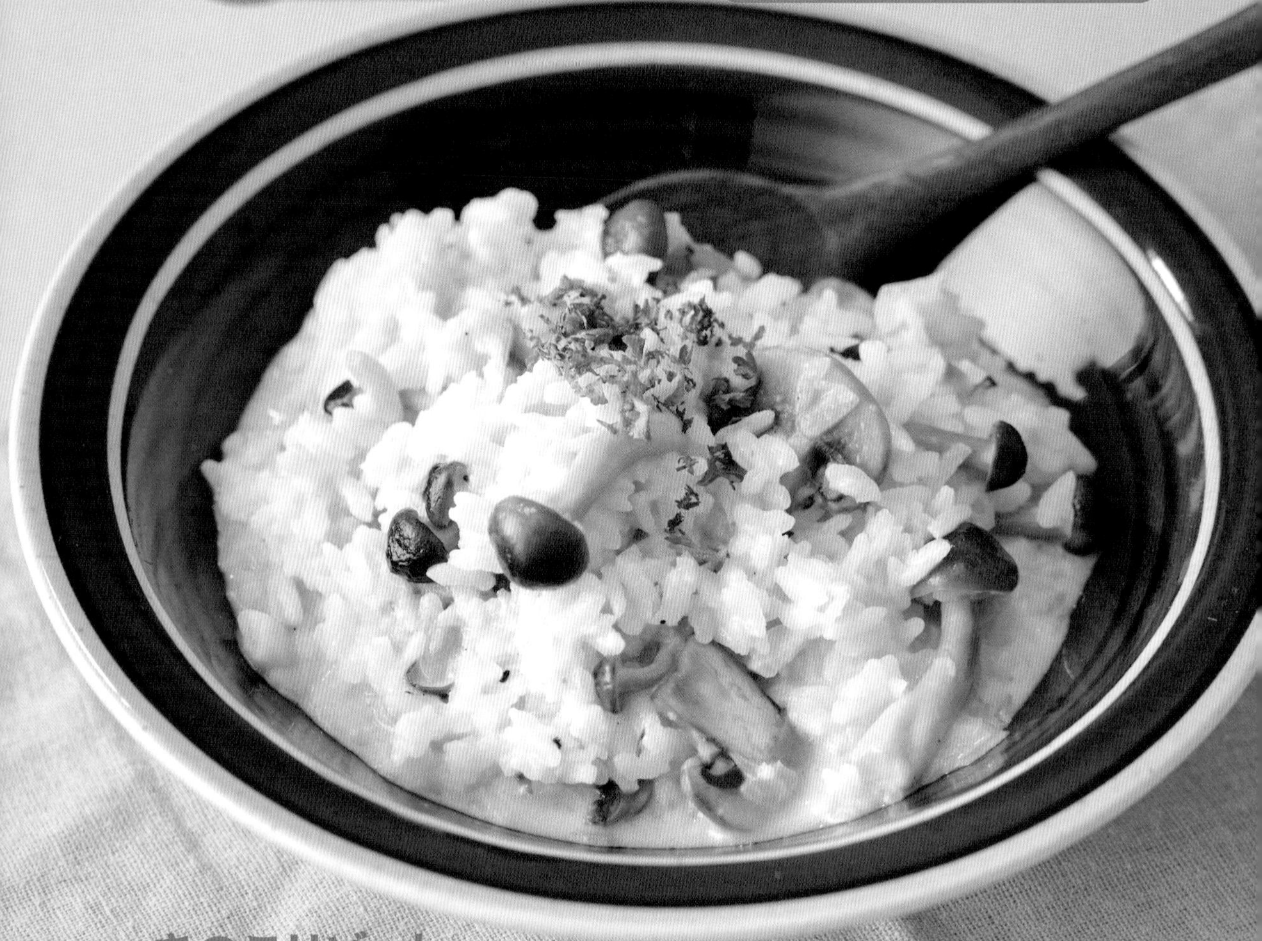

きのこリゾット

材料（1人分）

ごはん…150g
しめじ…40g
マッシュルーム…15g
玉ねぎ（みじん切り）…50g
にんにく（みじん切り）…2.5g

A
- 牛乳…50g（大さじ3と1/3）
- 水…50g（大さじ3と1/3）
- ブイヨン（固形）…1.5g（小さじ1/2）

B
- パルメザンチーズ…2.5g（小さじ1強）
- 塩…0.5g
- 粗びき黒こしょう…少々

バター…10g（小さじ2と1/2）
パセリ（みじん切り）…少々

作り方

1 ごはんは水でさっと洗ってぬめりを取る。しめじは石づきを取ってほぐし、マッシュルームは石づきを取って薄切りにする。

2 フライパンを中火にかけてバターを溶かし、にんにくを加えて炒める。香りが立ったら玉ねぎを加える。玉ねぎがしんなりしたらしめじ、マッシュルームも加えて炒め合わせる。

3 きのこがしんなりしてきたら、ごはん、Aを加えて混ぜ、煮立ったらBを加えて軽く混ぜ合わせる。器に盛り、パセリを散らす。

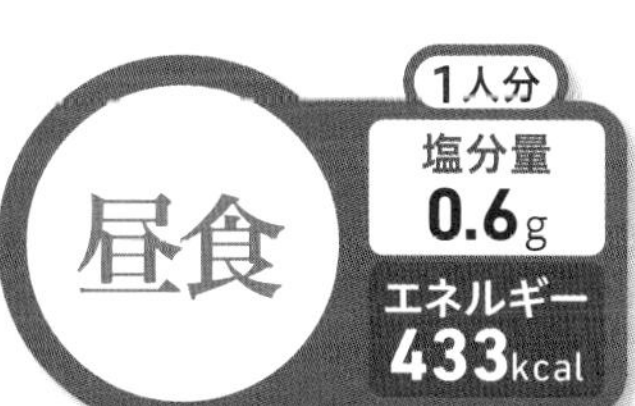

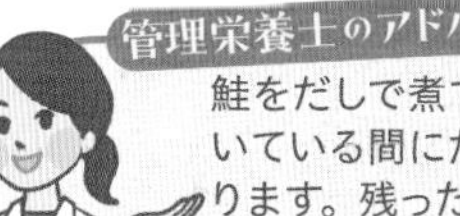

管理栄養士のアドバイス

鮭をだしで煮てから米に加えることで、炊いている間にだしが浸透し、風味が行き渡ります。残ったごはんは鮭ごとラップに包んで、冷蔵庫で2～3日保存OK。いくらと青じそは食べる直前に合わせてください。

はらこめし

材料（作りやすい分量／約2人分）

- 米… 1合（150g）
- 生鮭…100g
- いくら…24g
- A
  - だし汁…30g
  - 酒…10g（小さじ2）
  - みりん…10g（大さじ1/2強）
  - 減塩しょうゆ…6g（小さじ1）
  - しょうが（すりおろし）…2g
- 青じそ（せん切り）…2枚分（1g）

作り方

1 米はといでざるにあげる。鮭は一口大に切って水気をよく拭く。

2 小鍋にAを入れて中火にかけ、煮立ったら鮭を加えて5分ほど煮る。火を止めて鮭を取り出し、皮を除く。煮汁は冷ます。

3 炊飯器の内釜に1の米を入れて2の鮭をのせ、2の煮汁を1合の線まで入れて（足りないときは水を足す）、普通に炊く。

4 炊けたら15分ほど蒸らし、鮭を取り出してごはんをさっくり混ぜる。器にごはんを盛り、鮭といくらをのせ、青じそを散らす。

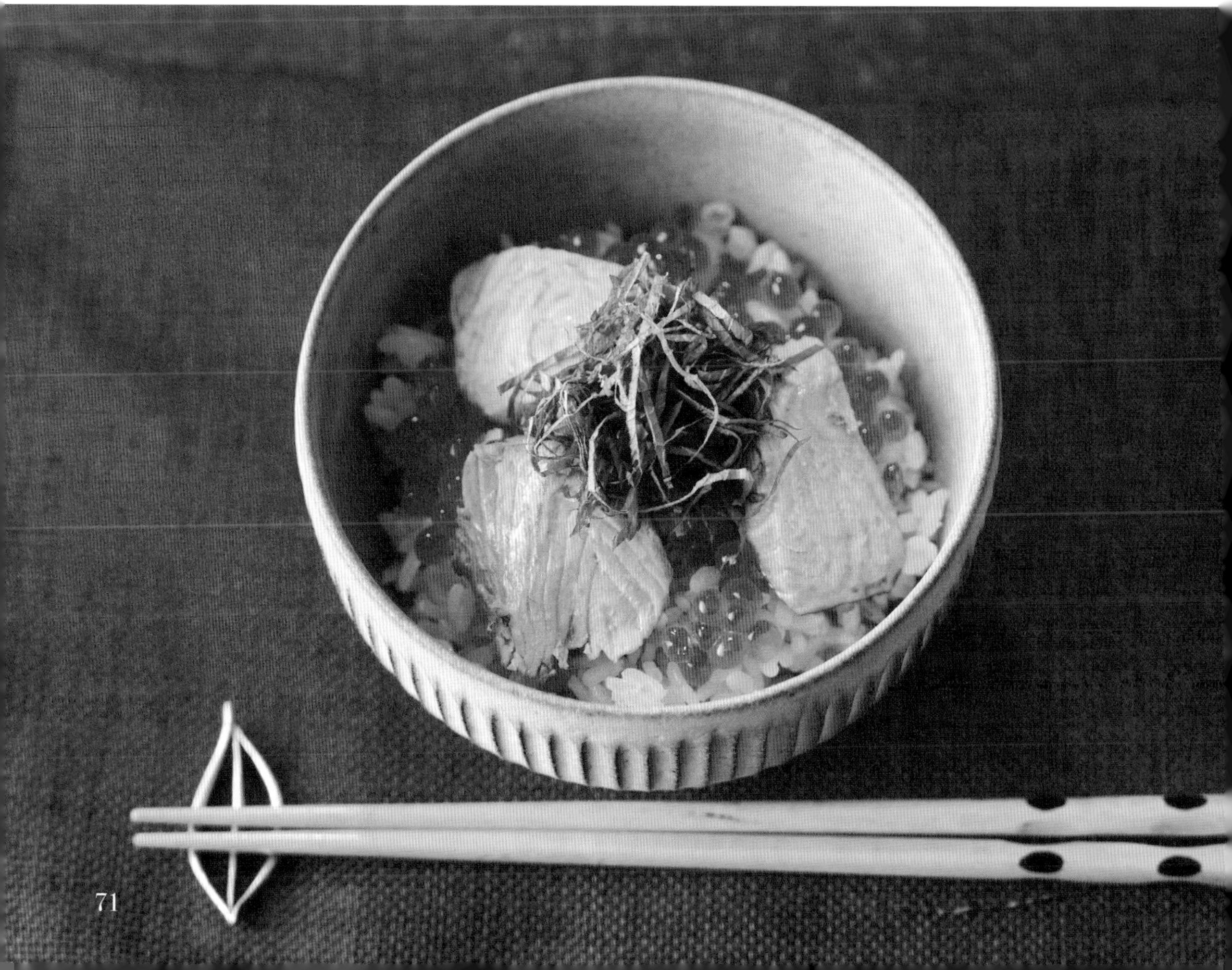

ブロッコリーと鶏肉のたらこクリームパスタ

材料(1人分)
スパゲッティ…100g
ブロッコリー…30g
鶏もも肉(皮なし)…80g
たらこ…10g
調製豆乳…150g
ブイヨン(固形)
…1g(小さじ1/3)
オリーブ油…4g(小さじ1)
パルメザンチーズ
…2g(小さじ1)
粗びき黒こしょう…少々

作り方

1 鍋にたっぷりの湯を沸かし、パスタを袋の表示通りゆでてざるにあげる。

2 ブロッコリーは小房に分ける。鶏肉は大きめの一口大に切る。たらこは薄皮を取り除いて分量分用意する。

3 フライパンにオリーブ油を中火で熱し、鶏肉を焼く。途中返し表面全体に焼き色がついたら豆乳、ブロッコリー、ブイヨンを加える。

4 ふつふつしてきたらたらこを加えてほぐし、パスタも加えて混ぜる。たらこの色が変わったら器に盛り、パルメザンチーズ、黒こしょうを振る。

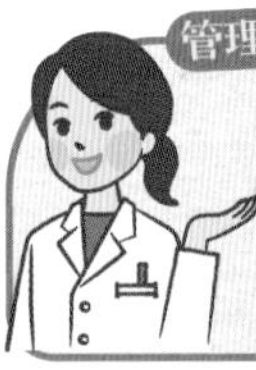

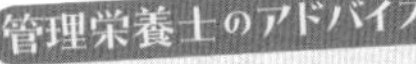

管理栄養士のアドバイス
パスタをゆでるとき、塩は入れないこと。味つけにも塩は使わず、たらこの塩分をいかします。身をほぐして混ぜるので、全体に行き渡ります。豆乳を牛乳にしてもOK。

昼食
1人分
塩分量 1.3g
エネルギー 430kcal

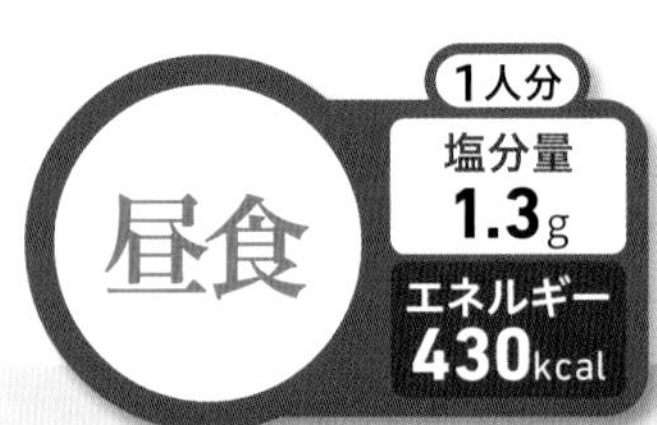

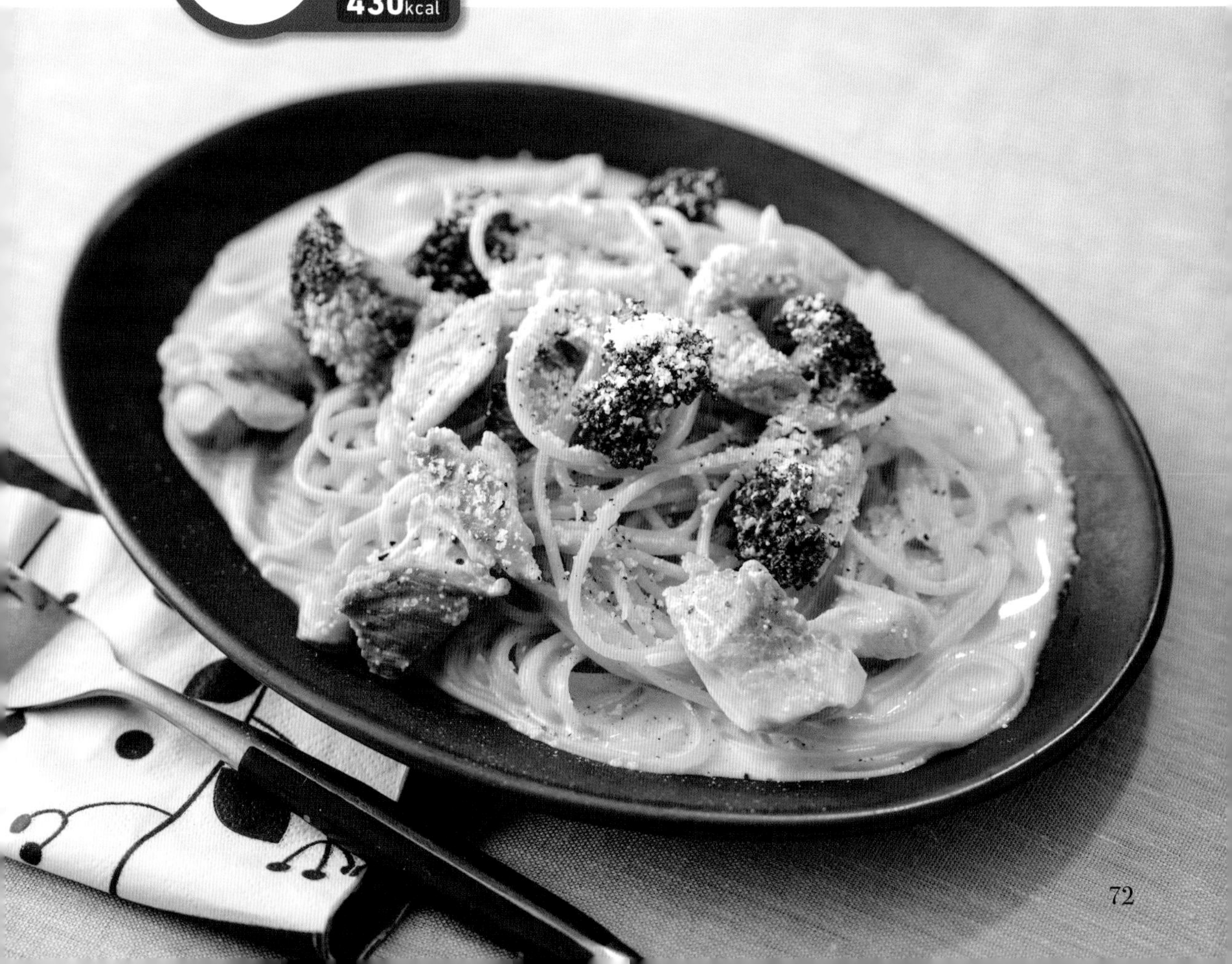

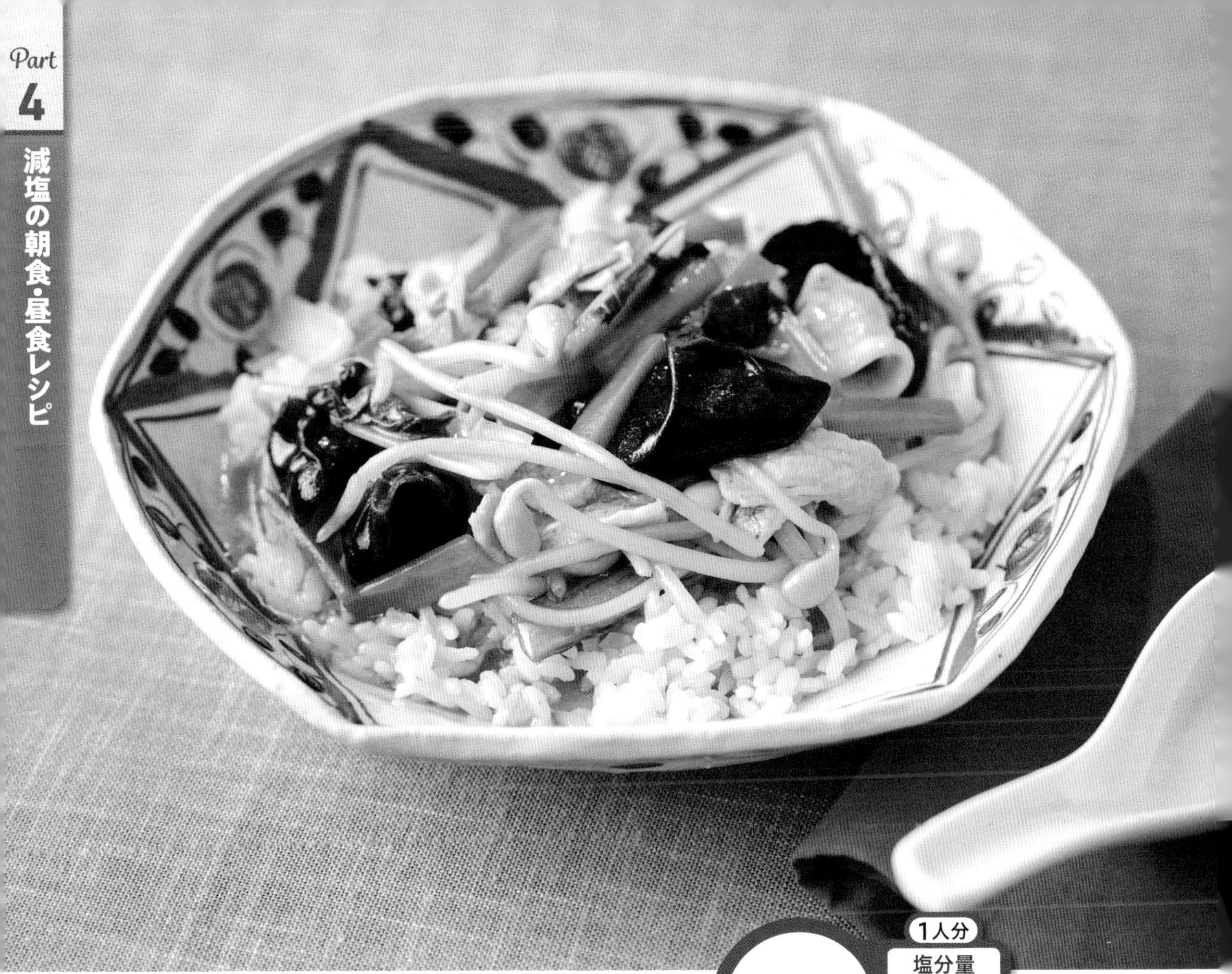

昼食

1人分
塩分量 1.2g
エネルギー 488kcal

中華丼

材料(1人分)
ごはん…120g
豚バラ薄切り肉…40g
にんじん…20g
小松菜…20g
きくらげ(乾燥)…3g
豆もやし…50g
A
減塩しょうゆ…5g(小さじ1弱)
酒…5g(小さじ1)
鶏ガラスープのもと…1.5g(小さじ1/2)
こしょう…少々
片栗粉…3g(小さじ1)
水…80g
サラダ油…5g(小さじ1強)
ごま油…5g(小さじ1強)

作り方
1 豚肉は5cm幅に切る。にんじんは2cm長さの短冊切り、小松菜は3cm長さに切る。きくらげは水で戻し、大きいものは切る。
2 Aは合わせておく。
3 フライパンにサラダ油を強火で熱し、1、豆もやしを加えて炒める。野菜がしんなりしてきたらAを加えて中火にし、混ぜながらとろみがつくまで煮て仕上げにごま油をまわしかける。
4 器にごはんを盛り、3をかける。

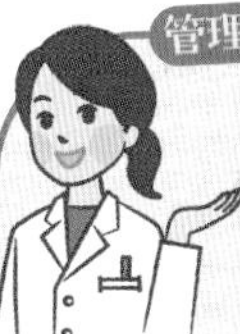

管理栄養士のアドバイス
具だくさんにすることで、いろいろな食感が楽しめ、満足度が増します。煮汁に片栗粉も加えて煮ながらとろみをつけます。ごはんにしっかり絡めることで味が行き渡り、減塩を感じません。

カオマンガイ

材料（作りやすい分量／約2人分）
米…1合（150g）
鶏もも肉（皮なし）…240g
A しょうが（すりおろし）…6g
　にんにく（すりおろし）…3g
　鶏ガラスープのもと…2g（小さじ2/3）
B 長ねぎ（みじん切り）…10g
　しょうが（すりおろし）…3g
　減塩しょうゆ…12g（小さじ2）
　レモン汁…5g
　砂糖…3g（小さじ1）
　ごま油…4g（小さじ1）
　ナンプラー…2g（小さじ1/3）
トマト（くし形切り）…2切れ（40g）
きゅうり（斜め薄切り）…4枚（24g）

作り方

1 米はといでざるにあげる。鶏肉は縮まないようにフォークで数ヶ所刺す。Bは合わせておく。

2 炊飯器の内釜に米とAを入れ、水を1合の線より少し少なめに注いで軽く混ぜ、鶏肉をのせて普通に炊く。炊けたら15分ほど蒸らし、鶏肉を取り出してさっくり混ぜる。

3 器にごはんを盛り、鶏肉を食べやすい大きさに切ってのせ、Bをかける。トマトときゅうり、あれば香菜を添える。

昼食　1人分　塩分量 1.5g　エネルギー 470kcal

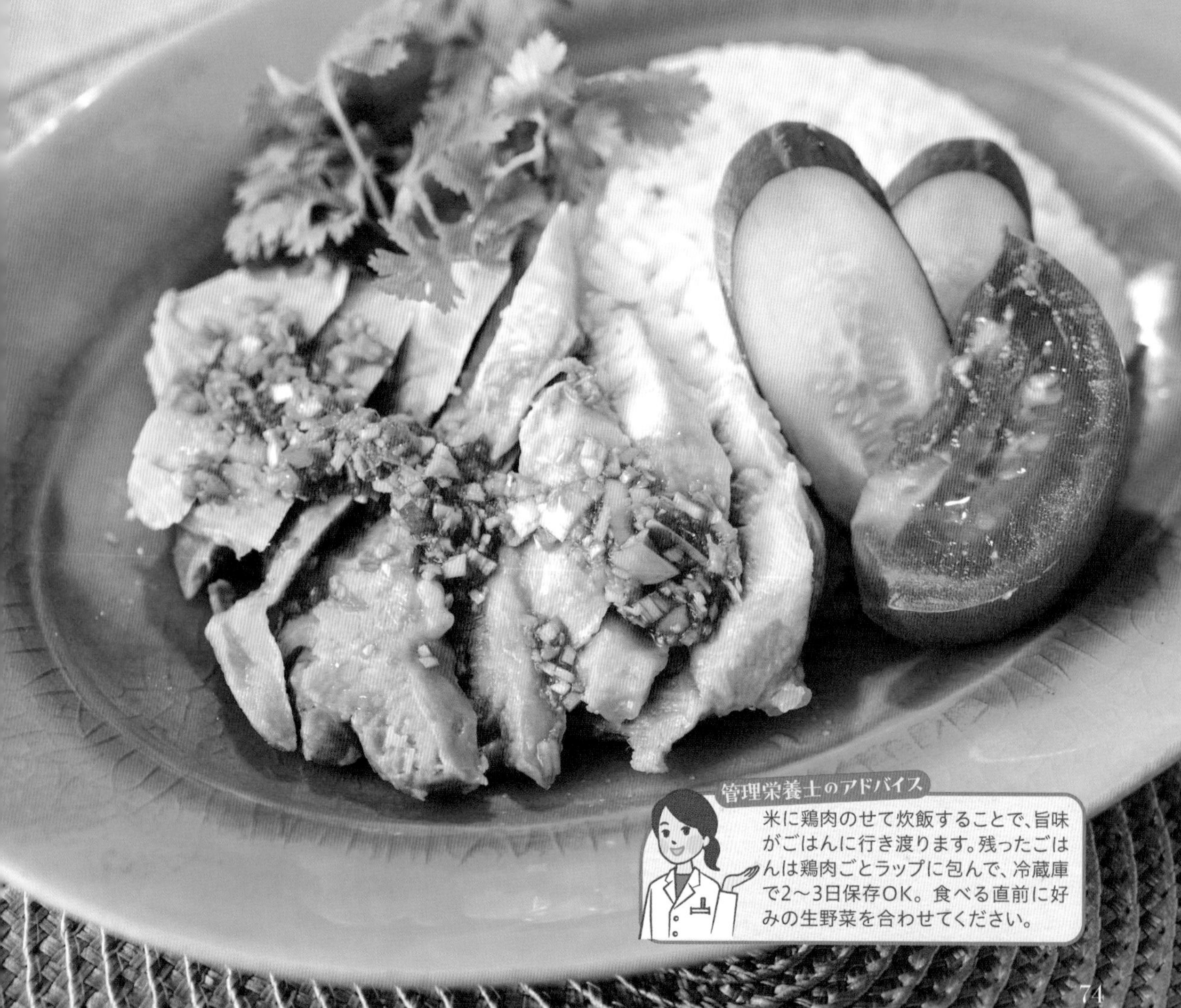

管理栄養士のアドバイス
米に鶏肉のせて炊飯することで、旨味がごはんに行き渡ります。残ったごはんは鶏肉ごとラップに包んで、冷蔵庫で2〜3日保存OK。食べる直前に好みの生野菜を合わせてください。

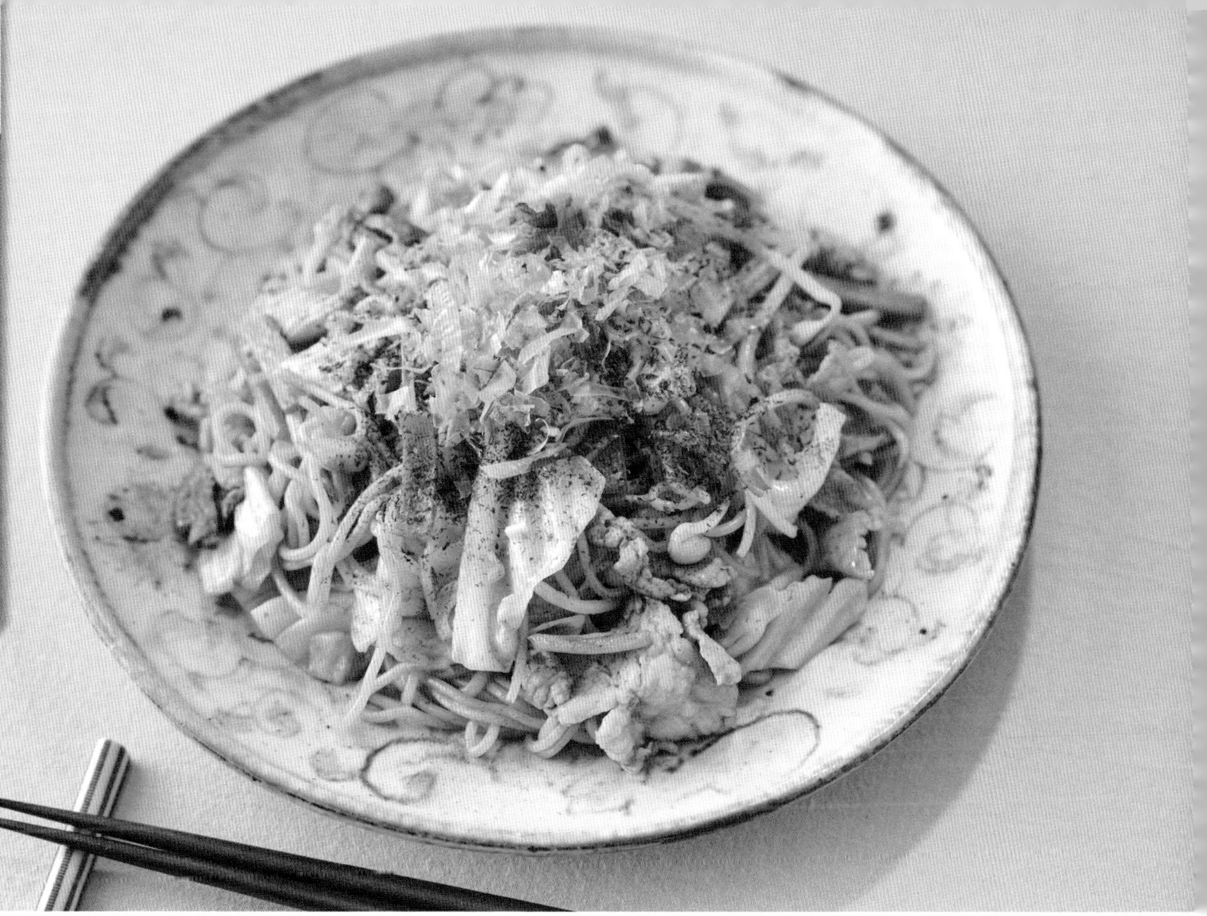

昼食

1人分
塩分量 1.3g
エネルギー 542kcal

ソース焼きそば

材料(1人分)
中華蒸しめん…150g
豚肩ロース薄切り肉…80g
キャベツ…90g
にんじん…10g
豆もやし…50g
A
酒…15g(大さじ1)
ウスターソース…9g(大さじ1/2)
オイスターソース…9g(大さじ1/2)
こしょう…少々
サラダ油…5g(小さじ1強)
青のり…少々
かつお節…少々

作り方
1 豚肉は5cm幅に切る。キャベツはざく切り、にんじんは3cm長さの短冊切りにする。中華蒸しめんは電子レンジで30秒加熱する。Aは合わせておく。
2 フライパンにサラダ油を中火で熱し、豚肉を炒める。肉の色が変わってきたらキャベツ、にんじん、豆もやしを加えて炒める。
3 全体に油がまわったらめんを加え、Aを加えてほぐしながら炒め合わせる。器に盛り、青のりとかつお節をかける。

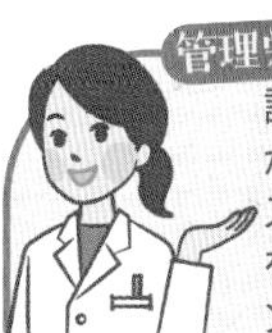

管理栄養士のアドバイス
調味は塩やしょうゆより塩分量が低く、旨味や甘味ももたらすウスターソースとオイスターソースを合わせました。野菜はピーマンやにら、玉ねぎなどでもOK。

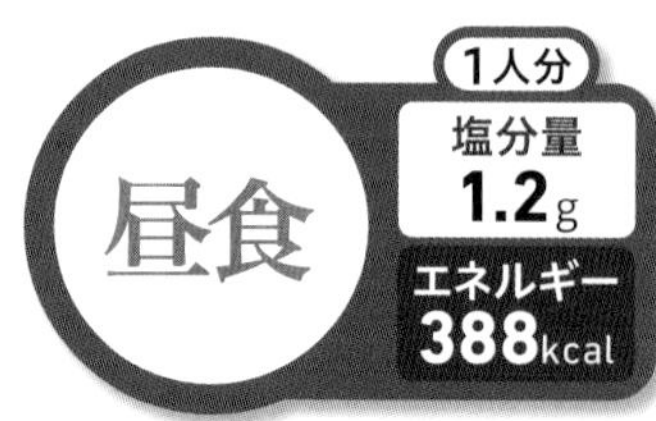
昼食
1人分
塩分量
1.2g
エネルギー
388kcal

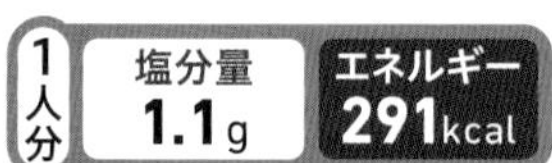
1人分
塩分量
1.1g
エネルギー
291kcal

ツナマヨドッグ

材料（1人分）
ドック用パン…小2個（60g）
玉ねぎ（みじん切り）…10g
A ツナ水煮缶…30g
A マヨネーズ…12g（大さじ1）
A 粗びき黒こしょう…少々
サラダ菜…2枚（16g）

作り方

1 玉ねぎはみじん切りにして水にさらし、水気をよく絞ってボウルに入れ、Aを加えて混ぜる。

2 パンの真ん中に縦に切り込みを入れて、サラダ菜、1を等分して挟む。

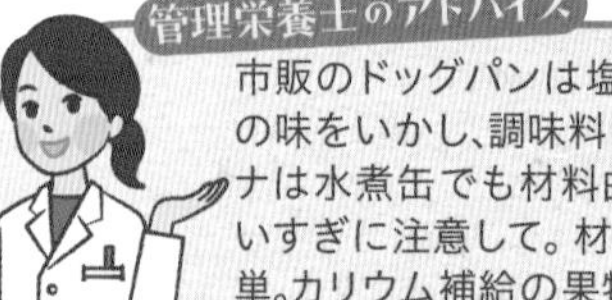

管理栄養士のアドバイス
市販のドッグパンは塩分が入っているので、その味をいかし、調味料はできるだけ少なめに。ツナは水煮缶でも材料由来の塩分があるので使いすぎに注意して。材料を混ぜるだけなので簡単。カリウム補給の果物を添えてバランスよく。

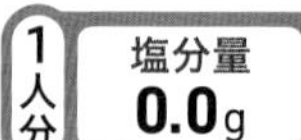
1人分
塩分量
0.0g
エネルギー
32kcal

果物

材料（1人分）
りんご…2切れ（60g）

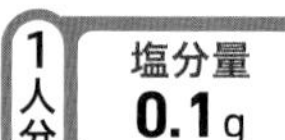
1人分
塩分量
0.1g
エネルギー
65kcal

カフェオレ

材料（1人分）と作り方
カップにコーヒー100gと牛乳100gを入れて混ぜる。

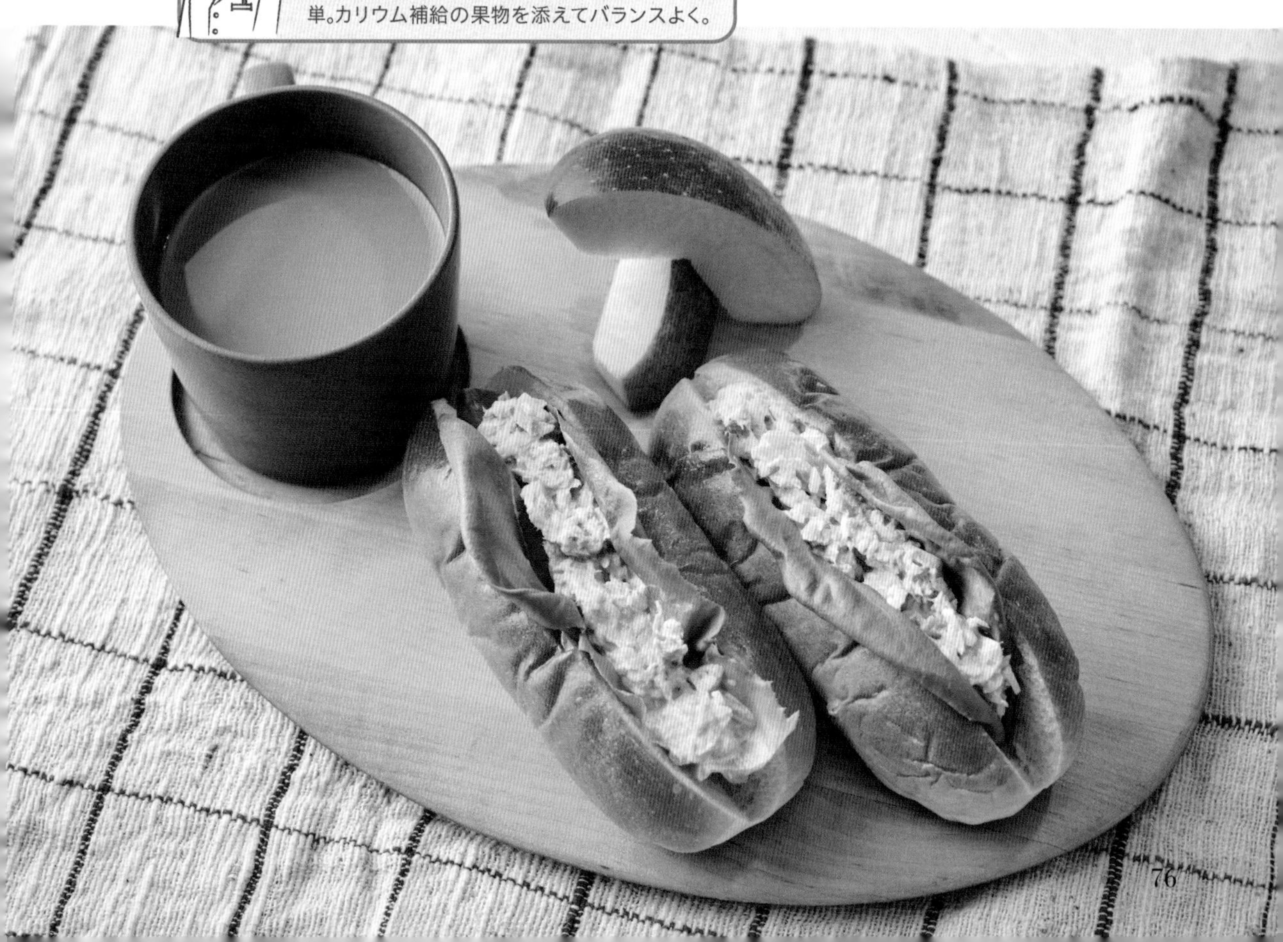

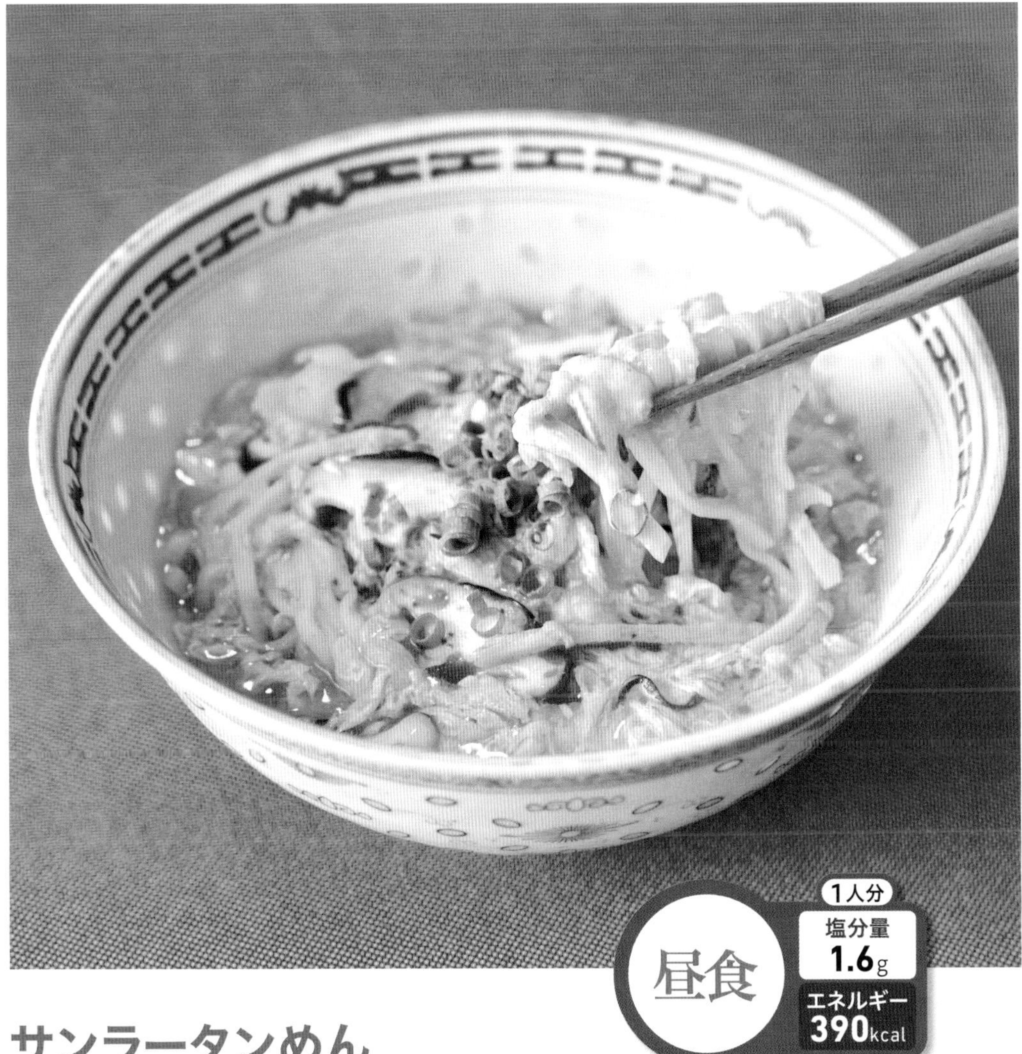

昼食
1人分
塩分量 1.6g
エネルギー 390kcal

サンラータンめん

材料(1人分)
中華めん(生)…120g
たけのこ(水煮、細切り)…15g
しいたけ…10g
卵…1個(50g)
A 水…150g
酢…15g(大さじ1)
減塩しょうゆ…6g(小さじ1)
鶏ガラスープのもと…1g(小さじ1/3)
B 片栗粉…3g(小さじ1)
水…3g(小さじ3/5)
小ねぎ(小口切り)…少々
ラー油…好みで少々

作り方
1 しいたけは石づきを取って薄切りにする。卵は割りほぐす。Bは合わせておく。
2 鍋に湯を沸かし、中華めんを袋の表示通りゆでてざるにあげ、湯を切って器に盛る。
3 鍋にAを入れて中火にかけ、煮立ったらたけのこ、しいたけを加え、再び煮立ったらBを加えてとろみをつける。溶き卵をまわし入れてかき玉状にし、2にかけて小ねぎを散らす。好みでラー油をかける。

管理栄養士のアドバイス
スープの水分量はできるだけ少なめに、とろみをつけてめんに絡みやすくします。酢が加わることで味が締まり、減塩を感じさせない味わいになります。

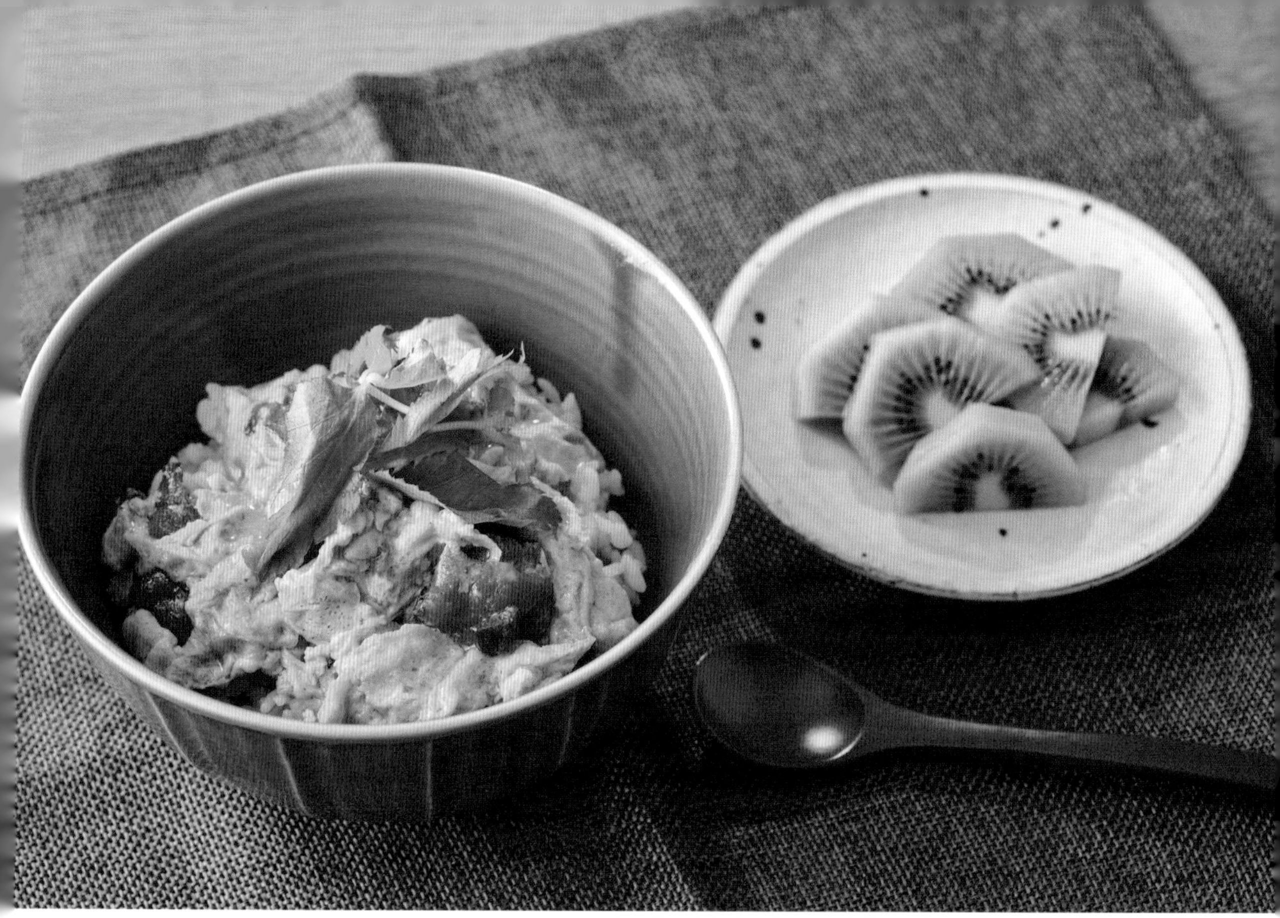

1人分　塩分量 1.3g　エネルギー 468kcal

レンジ親子丼

材料（1人分）
もち麦ごはん（p.41）…180g
焼き鳥缶（たれ）…75g
水…50g（大さじ3と1/3）
卵…1個（50g）

作り方

1 耐熱容器に焼き鳥を缶汁ごと入れ、水を加えて混ぜる。卵を溶いて半量加え、軽く混ぜ合わせる。ラップをふんわりとかけて、電子レンジで2分加熱する。

2 一度取り出し、卵が固まっている部分をかき混ぜ、残りの溶き卵を加えて再びラップをかけて、電子レンジで1分加熱する。

3 器にごはんを盛って2をのせ、あればざく切りにした三つ葉をのせる。

昼食　1人分　塩分量 1.3g　エネルギー 494kcal

1人分　塩分量 0.0g　エネルギー 26kcal

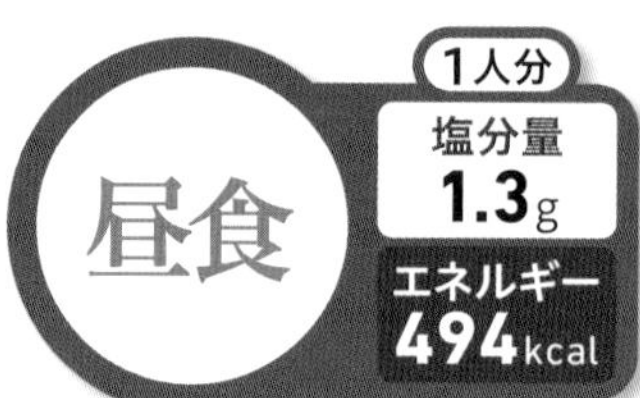

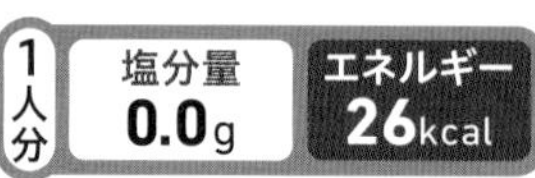

果物

材料（1人分）と作り方
キウイフルーツ1/2個（50g）を食べやすい大きさに切る。

管理栄養士のアドバイス

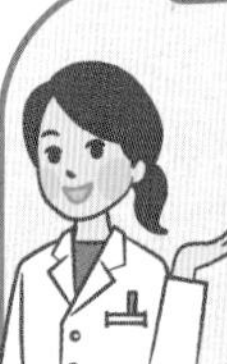

焼き鳥缶のたれの味を活用するので、味つけの調味料は一切なし。時間がないときのランチや朝ごはんにもおすすめの、レンジでできる簡単親子丼です。卵の固まり具合はお好みで、様子を見ながらレンジの加熱時間を加減してください。

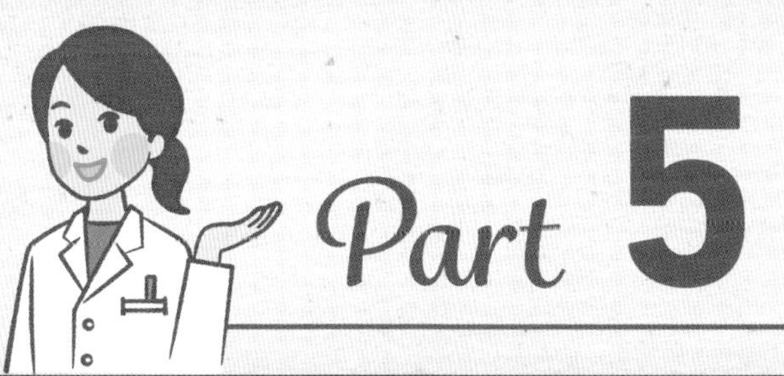

1食あたり約2g
1ヶ月の減塩献立

減塩生活で難しいのが日々の献立作り。味つけや調理法の工夫で人気おかずも満足度の高い味わいになります。1ヶ月チャレンジして食材選びや組み合わせのコツ、材料の量り方を覚えましょう。

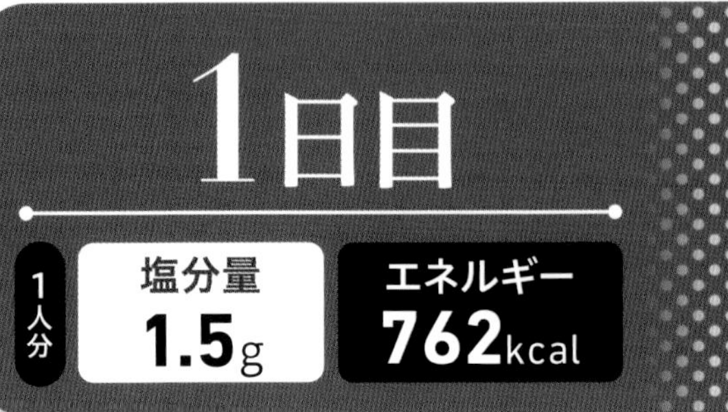

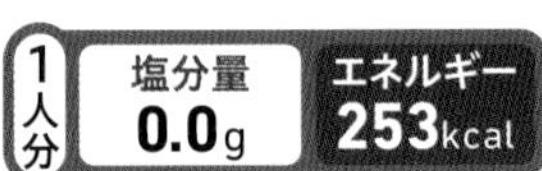

もち麦ごはん

材料(1人分)
もち麦ごはん(p.41)…180g

1人分 塩分量 0.2g エネルギー 380kcal

豚こま肉の カレー揚げ

材料(1人分)
豚こま切れ肉…120g
パプリカ(赤)…30g
A カレー粉…4g(小さじ2)
　マヨネーズ…4g(小さじ1)
　酒…5g(小さじ1)
片栗粉…4.5g(大さじ1/2)
オリーブ油…適量

作り方

1 ボウルにAを入れて混ぜ、豚肉を加えて揉み込み、片栗粉をまぶして4等分し、丸く整える。

2 パプリカは乱切りにする。

3 フライパンにオリーブ油を中火で熱し、2を揚げ焼きにして油を切る。続けて1を入れ、転がしながら揚げ焼きにする。火が通ったら余分な脂をふき取ってパプリカとともに器に盛る。

1人分 塩分量 1.3g エネルギー 129kcal

コールスロー

材料(1人分)
キャベツ…100g
にんじん…20g
スイートコーン
(缶詰など、食塩不使用)…10g
A マヨネーズ…12g(大さじ1)
　レモン汁…7.5g
　砂糖…3g(小さじ1)
　塩…1g(小さじ1/6)
　粗びき黒こしょう…少々

作り方

1 キャベツとにんじんはせん切りにし、水にさらして水気をよく絞る。

2 ポリ袋にAを混ぜ合わせ、汁気を切ったコーン、1を加えて揉み込む。空気を抜いて口をしばり、冷蔵庫に15分ほどおいてなじませる。

管理栄養士のアドバイス

豚こま肉は下味にカレー粉を混ぜることで風味がしっかりつくので、何もかけなくてもおいしく食べられます。コールスローはマヨネーズにレモン汁や砂糖を混ぜて塩分を補い、まろやかな味に仕上げます。

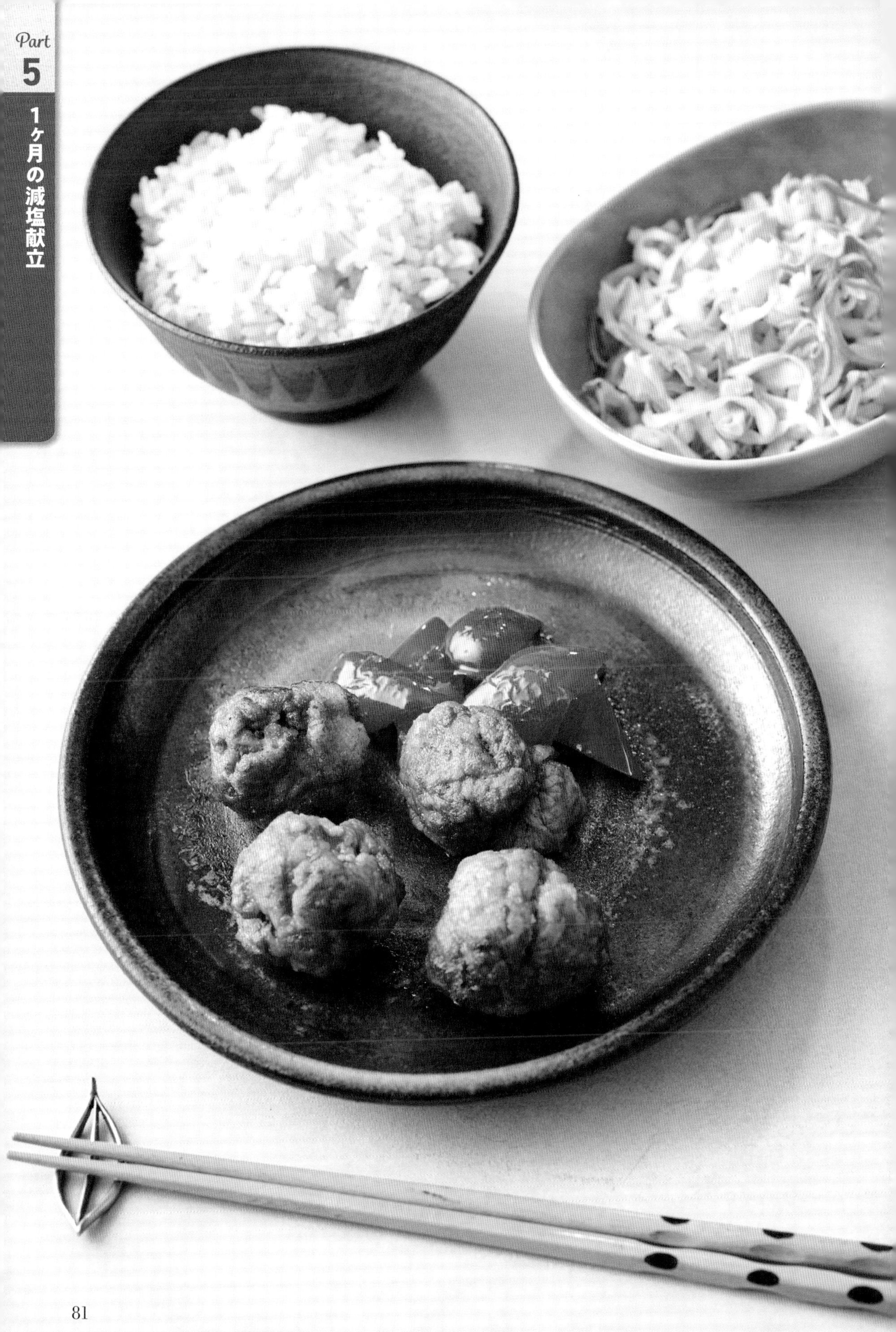

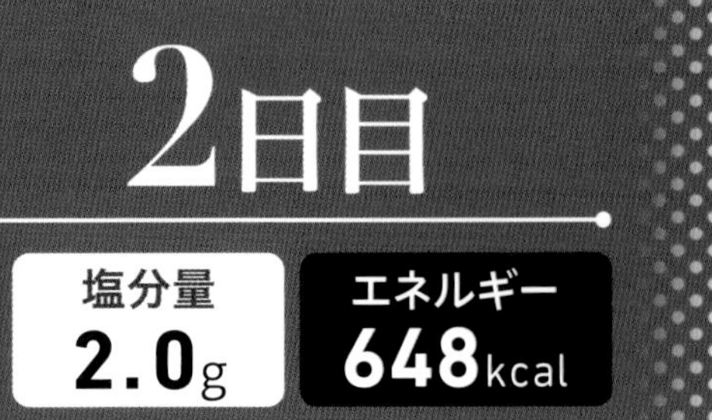

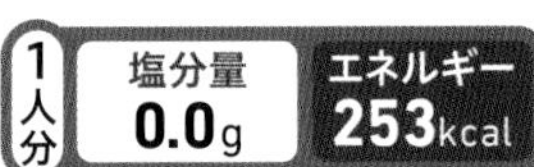

もち麦ごはん

材料(1人分)
もち麦ごはん(p.41)…180g

1人分 塩分量 1.0g エネルギー 381kcal

チキン南蛮

材料(1人分)
鶏もも肉(皮なし)…120g
薄力粉…少々
サラダ油…12g(大さじ1)
A
減塩しょうゆ…8g(大さじ1/2弱)
酢…8g(大さじ1/2強)
砂糖…3g(小さじ1)

●タルタルソース
ゆで卵…1/2個(25g)
玉ねぎ…15g
マヨネーズ…8g(小さじ2)
パセリ(みじん切り)…少々

作り方

1 タルタルソースを作る。玉ねぎはみじん切りにして水にさらし、水気をよく絞る。ゆで卵はみじん切りにしてボウルに入れ、玉ねぎとマヨネーズ、パセリを加えて混ぜる。

2 鶏肉はめん棒などでたたいて伸ばし、薄力粉を薄くまぶしつける。サラダ油を中火で熱したフライパンに入れ、途中返しながら香ばしく揚げ焼きにし、油を切る。

3 Aを混ぜて2に絡め、食べやすく切る。あればサラダ菜を敷いた器に盛り、1をかける。

1人分 塩分量 1.0g エネルギー 14kcal

海藻サラダ

材料(1人分)
カットわかめ(乾燥)…2g
スイートコーン
(缶詰など、食塩不使用)…5g
玉ねぎ…5g
サニーレタス…1/2枚(10g)
ポン酢しょうゆ…6g(小さじ1)

作り方

1 わかめは水で戻して水気を絞る。コーンは缶汁を切る。玉ねぎは繊維に沿って薄切りにして水にさらし、水気をよく絞る。

2 サニーレタスを食べやすい大きさにちぎってボウルに入れ、1を加えてさっくり混ぜる。器に盛り、ポン酢しょうゆをかける。

管理栄養士のアドバイス

チキン南蛮は鶏肉の下味を省き、揚げ焼きした衣に甘酢を絡めて味をつけ、簡単タルタルで食べごたえをアップします。サラダはポン酢しょうゆでさっぱりと。

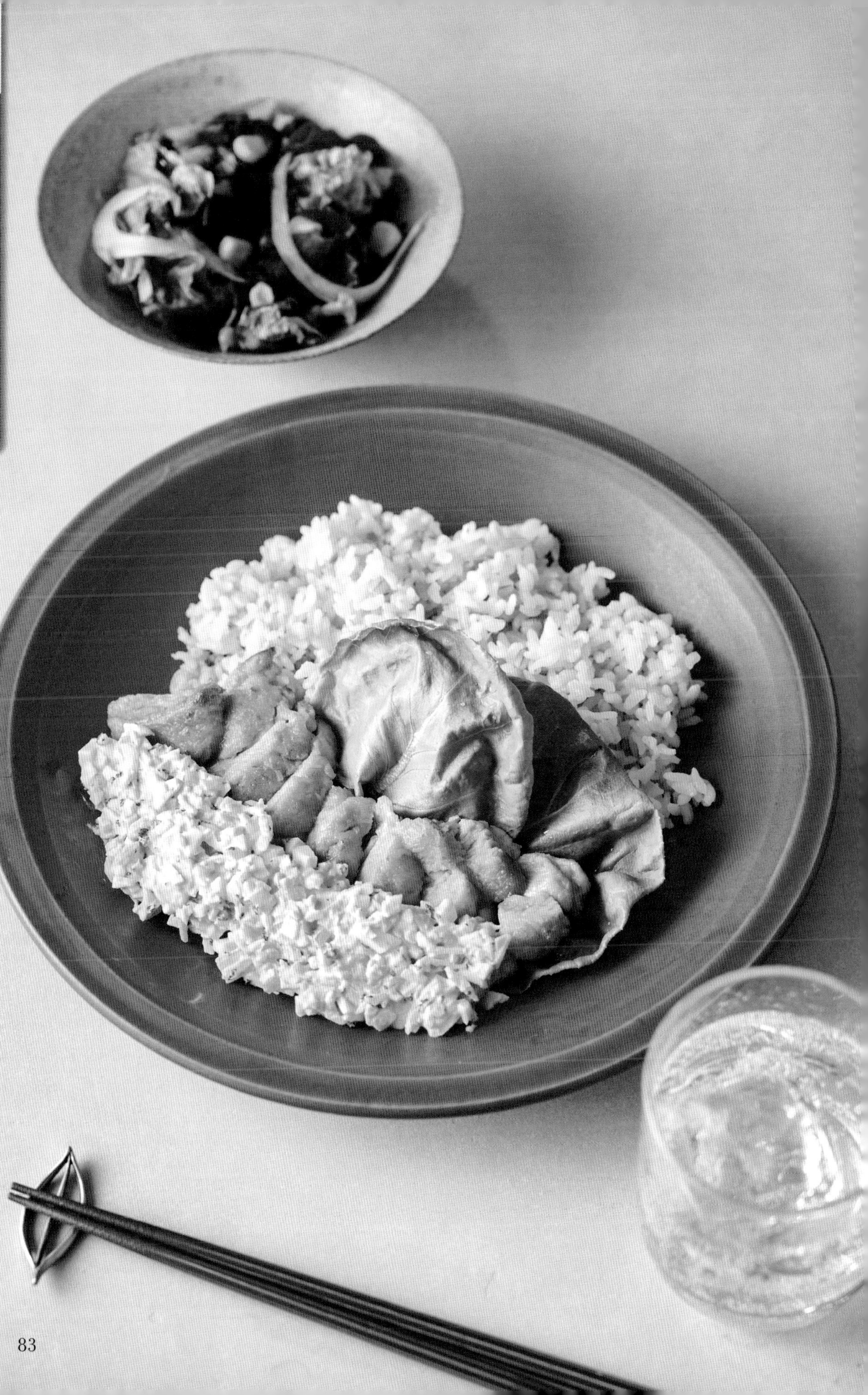

3日目

1人分 塩分量 1.5g　エネルギー 461kcal

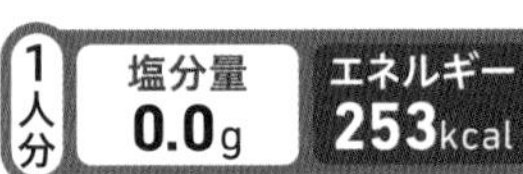

もち麦ごはん

材料(1人分)

もち麦ごはん(p.41)…180g

1人分 塩分量 1.3g　エネルギー 173kcal

たらの甘酢あんかけ

材料(1人分)

生たら…100g

A
- ピーマン…5g
- にんじん…20g
- 玉ねぎ…25g

B
- 減塩しょうゆ…9g(大さじ1/2)
- 酒…5g(小さじ1)
- 酢…7.5g(大さじ1/2)
- 砂糖…4.5g(大さじ1/2)
- 鶏ガラスープのもと…0.5g(小さじ1/6)
- 粗びき黒こしょう…少々

片栗粉…適量

サラダ油…4g(小さじ1)

作り方

1. たらは水気をよく拭き取り、一口大に切る。Aはすべてせん切りにする。Bは合わせておく。
2. たらに片栗粉を薄くまぶし、サラダ油を中火で熱したフライパンに並べて焼く。途中返して両面香ばしく焼けたらAを加え、軽く炒める。
3. Bを加えて絡めながら少し煮詰める。

1人分 塩分量 0.2g　エネルギー 6kcal

塩昆布きゅうり

材料(1人分)

きゅうり…30g

塩昆布…1g

作り方

きゅうりは乱切りにしてポリ袋に入れ、塩昆布を加えて揉み込む。空気を抜いて口をしばり、冷蔵庫に15分ほどおいてなじませる。

1人分 塩分量 0.0g　エネルギー 29kcal

果物

材料(1人分)

好みのぶどう…50g

管理栄養士のアドバイス

主菜のたらは片栗粉をつけて焼くことで調味液がよく絡まり、同時に汁にとろみがついてあんかけのようになります。副菜は材料2つで簡単。塩昆布の塩分と旨味をきゅうりになじませます。

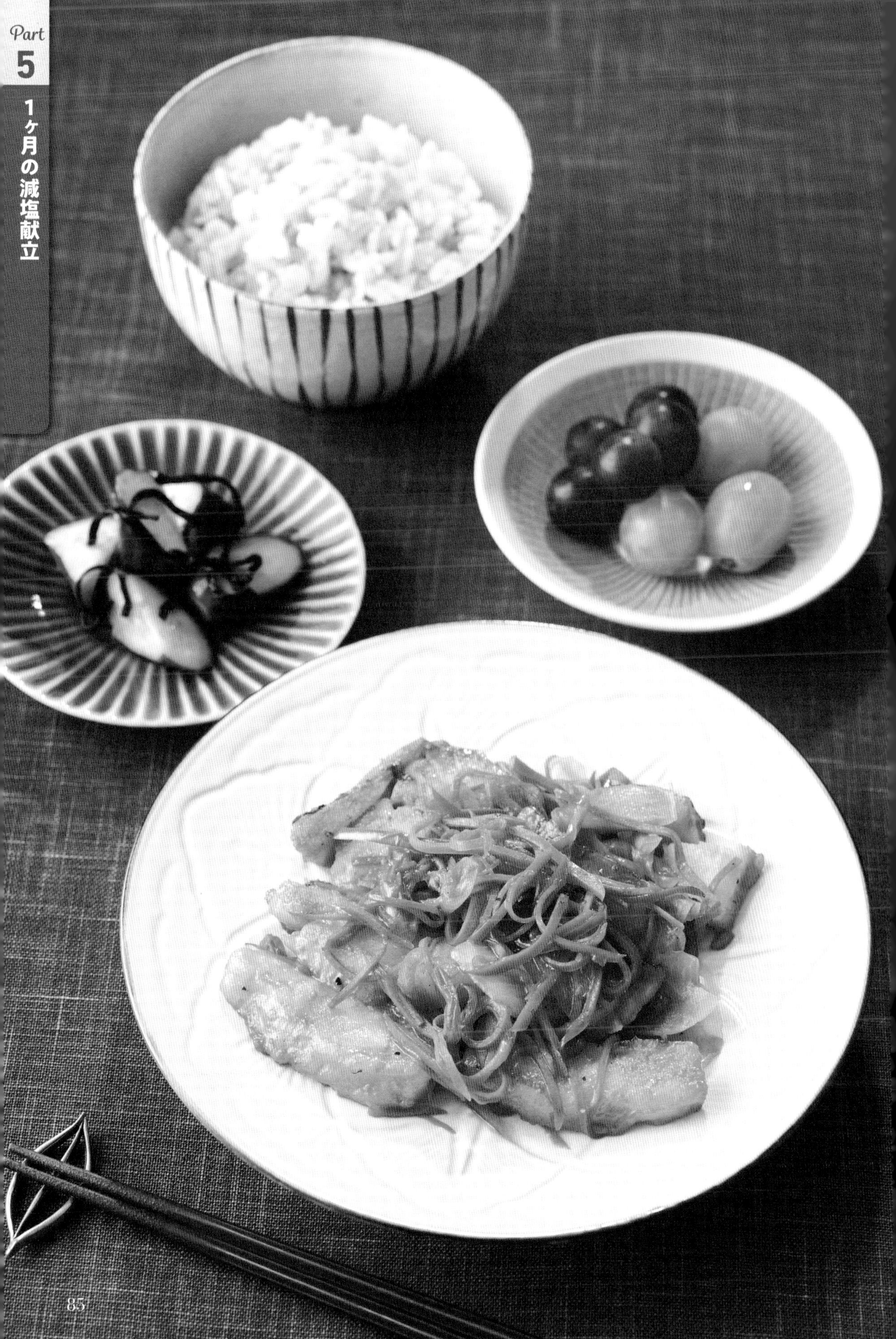

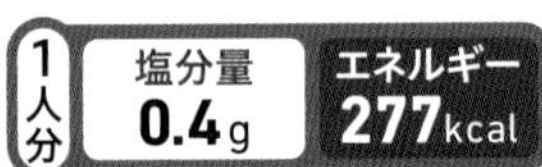
1人分
塩分量 0.4g
エネルギー 277kcal

グリンピースごはん

材料（作りやすい分量／約2人分）
米…1合（150g）
グリンピース…20g
昆布…4g
A 塩…0.6g（小さじ1/10）
A 酒…18g（大さじ1と1/3弱）

作り方

1 米はといでざるにあげる。グリンピースはさやから出して分量分用意する。

2 炊飯器の内釜に米とAを入れ、水を1合の線より少し少なめに注いで軽く混ぜ、昆布とグリンピースをのせて普通に炊く。炊けたら15分ほど蒸らし、昆布を取り出してさっくり混ぜる。

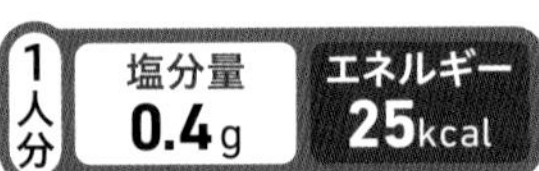
1人分
塩分量 0.4g
エネルギー 25kcal

オクラと長いもの梅あえ

材料（1人分）
オクラ…1本（10g）
長いも…20g
梅干し（塩分8%）…5g

作り方

1 梅干しは種を取り除いて包丁で細かくたたき、分量分用意する。

2 オクラは熱湯でさっとゆでて小口切り、長いもは3㎝長さの細切りにしてボウルに入れ、1を加えてあえる。

管理栄養士のアドバイス
グリンピースは缶詰でもよいですが、ほぼ塩分が含まれているので塩は加えずに炊いてください。ハンバーグは豆腐をしっかり水切りするのがポイント。ポン酢しょうゆと大根おろしのさっぱり味で楽しみましょう。あえ物は梅肉の塩分をいかして作ります。

4日目

1人分　塩分量 1.7g　エネルギー 567kcal

1人分　塩分量 0.9g　エネルギー 265kcal

豆腐ハンバーグ

材料（1人分）
木綿豆腐…75g
ひじき（乾燥）…1g
鶏ひき肉…50g
A 薄力粉…9g（大さじ1）
A 塩…0.5g
A こしょう…少々
大根…50g
なす…30g
パプリカ（黄）…15g
サラダ油…8g（小さじ2）
小ねぎ（小口切り）…少々
ポン酢しょうゆ…6g（小さじ1）

作り方

1 豆腐はキッチンペーパーを敷いたざるにのせ、しっかり水切りする。ひじきは水で戻して水気をしっかり切る。

2 ボウルにひき肉、1、Aを入れてよく混ぜ、小判形に整える。

3 大根はすりおろして水気を切る。なすとパプリカは乱切りにし、サラダ油4gを中火で熱したフライパンでソテーし、器に盛る。

4 続けてフライパンにサラダ油4gを足して中火で熱し、2を入れてふたをして焼く。途中返しながら焼き、火が通ったら3の器に盛り、小ねぎを散らす。大根おろしを添えてポン酢しょうゆをかける。

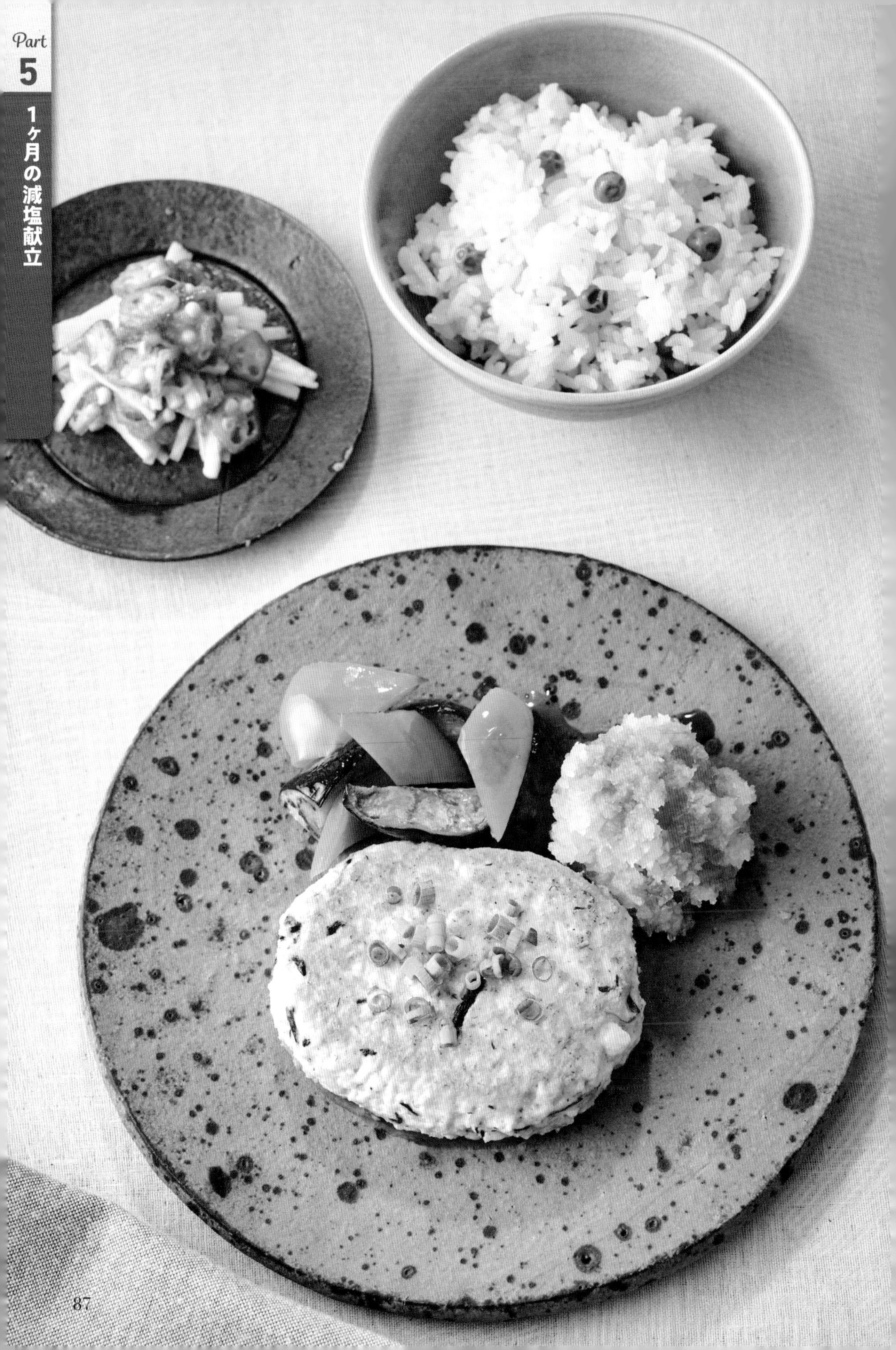

5日目

1人分 塩分量 1.8g エネルギー 581kcal

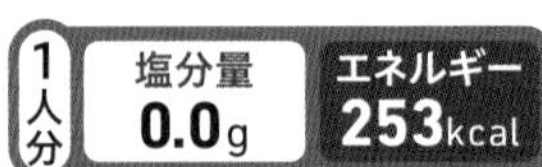

もち麦ごはん

材料（1人分）
もち麦ごはん（p.41）…180g

1人分 塩分量 1.2g エネルギー 275kcal

さばのみそ煮

材料（1人分）
生さば…80g
A
しょうが（薄切り）…4g
だし汁…70g
減塩みそ…8g（小さじ1と1/3）
みりん…7g（小さじ1強）
酒…4g（小さじ4/5）
しょうが（せん切り）…少々

作り方

1 さばは水気をよく拭き取り、皮目に切り込みを入れる。

2 鍋にAを入れて中火にかけ、煮立ったら1を加える。落としぶたをして煮汁が少なくなったら弱火にして煮る（煮汁が少ないときは水を少しずつ足す）。

3 さばに火が通ったら器に盛り、しょうがをのせる。

管理栄養士のアドバイス

みそ煮はだし汁で煮るのがポイント。あらかじめ調味した煮汁に入れて、ゆっくり煮含めることで味を染み込ませます。煮ている間に簡単副菜を2品。お浸しはポン酢しょうゆで塩分を控えめに、あえ物は香味野菜でアクセントをつけます。

1人分 塩分量 0.1g エネルギー 29kcal

小松菜と油揚げのお浸し

材料（1人分）
小松菜…10g
油揚げ…10g
ポン酢しょうゆ…3g（小さじ1/2）

作り方

1 小松菜は熱湯でさっとゆで、冷水に取って水気をよく絞り、3cm長さに切る。油揚げは油抜きして5mm幅に切る。

2 ボウルに1、ポン酢しょうゆを入れてあえる。

1人分 塩分量 0.5g エネルギー 24kcal

みょうがとしらすのみぞれあえ

材料（1人分）
みょうが…1個（15g）
しらす干し…5g
大根…100g
減塩しょうゆ…3g（小さじ1/2）

作り方

1 みょうがはせん切りにする。大根はすりおろして水気を切る。

2 ボウルに1、しらす干しを入れてあえ、器に盛り、しょうゆをかける。

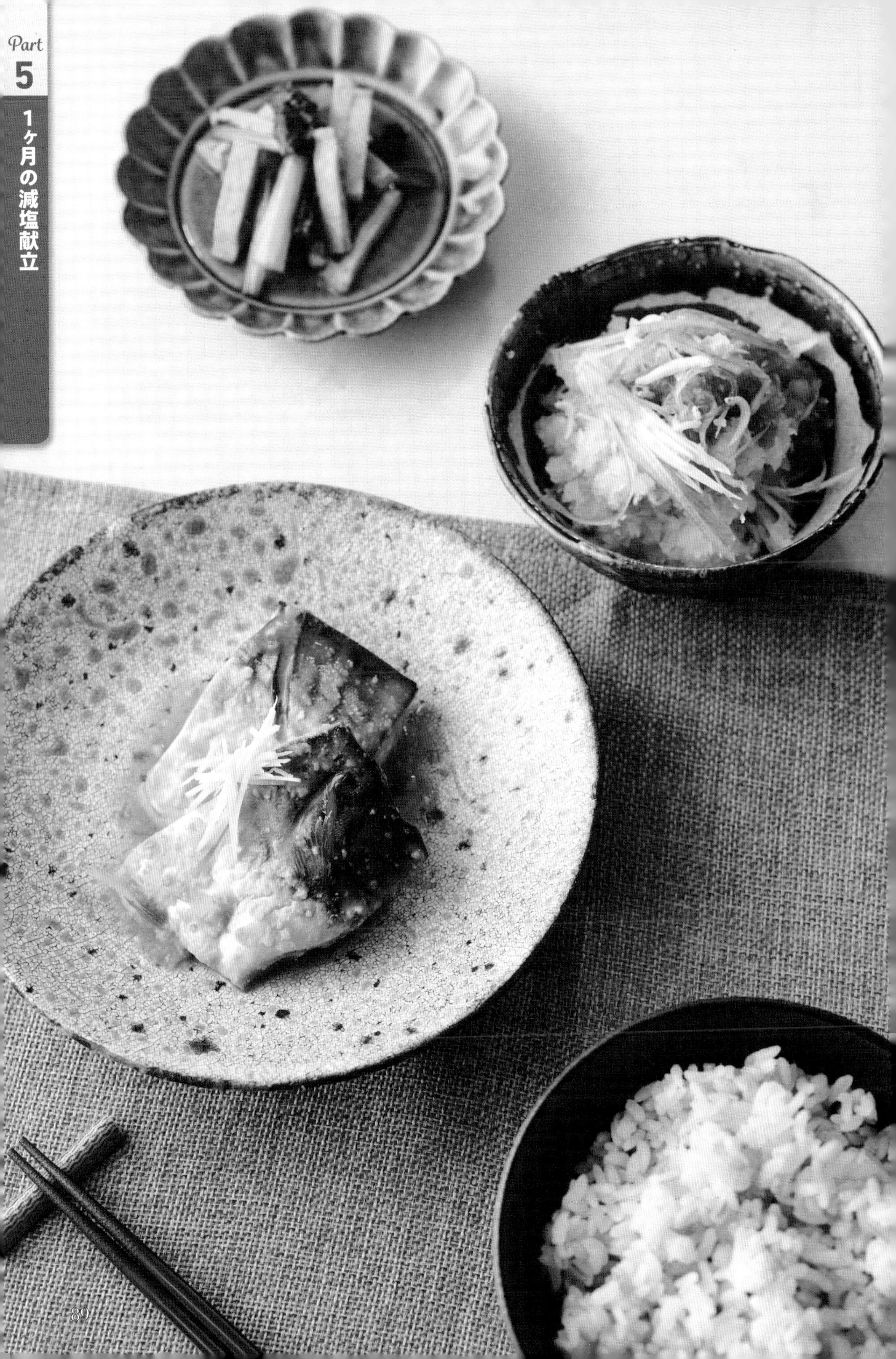

6日目

1人分 塩分量 1.9g エネルギー 467kcal

1人分 塩分量 1.9g エネルギー 410kcal

牛肉のサルサソースパスタ添え

材料(1人分)
牛もも赤身肉…100g
塩…0.5g
粗びき黒こしょう…少々
オリーブ油…2g(小さじ1/2)
サニーレタス…1/2枚(5g)

●サルサソース
トマト…50g
赤玉ねぎ…15g
ピーマン…15g
A トマトケチャップ…6g(小さじ1)
　ペッパーソース…0.5g
　塩…0.5g

●マッシュポテト
じゃがいも…100g
バター…2g(小さじ1/2)
牛乳…25g(大さじ1と2/3)

●ミニパスタ
ペンネ…40g
B にんにくのすりおろし…1g
　塩…0.5g
　粗びき黒こしょう…少々
パセリ(みじん切り)…少々
オリーブ油…2g(小さじ1/2)

作り方

1 サルサソースを作る。トマトは6～7㎜角に切り、玉ねぎとピーマンはみじん切りにしてボウルに入れ、Aを加え混ぜる。

2 マッシュポテトを作る。じゃがいもは一口大に切ってやわらかくなるまでゆで、湯を切ってボウルに入れ、マッシャーでつぶす。熱いうちにバター、牛乳を混ぜ合わせる。

3 ミニパスタを作る。鍋に湯を沸かし、ペンネを袋の表示通りゆでてざるにあげる。フライパンにオリーブ油を中火で熱し、ペンネを炒めてBで調味し、パセリを加え混ぜる。

4 牛肉の表面にフォークで数カ所刺し、塩、黒こしょうを振る。オリーブ油を熱したフライパンに入れ、途中返しながら両面香ばしく焼いて取り出し、食べやすく切る。

5 サニーレタスを敷いた器に2を平たくのせて4を盛り、1をかけ、3を添える。

1人分 塩分量 0.0g エネルギー 57kcal

果物

材料(1人分)と作り方
キウイフルーツ(グリーン、ゴールド)各50gを食べやすい大きさに切る。

管理栄養士のアドバイス

牛肉は脂身の少ない部位を選ぶと、ヘルシーながら豪華な一品になります。つけ合わせは食べごたえのあるマッシュポテトとさっぱりしながらも旨味のあるトマトソース。主食代わりのパスタは塩を入れずにゆで、炒めるときに味を少しつけます。

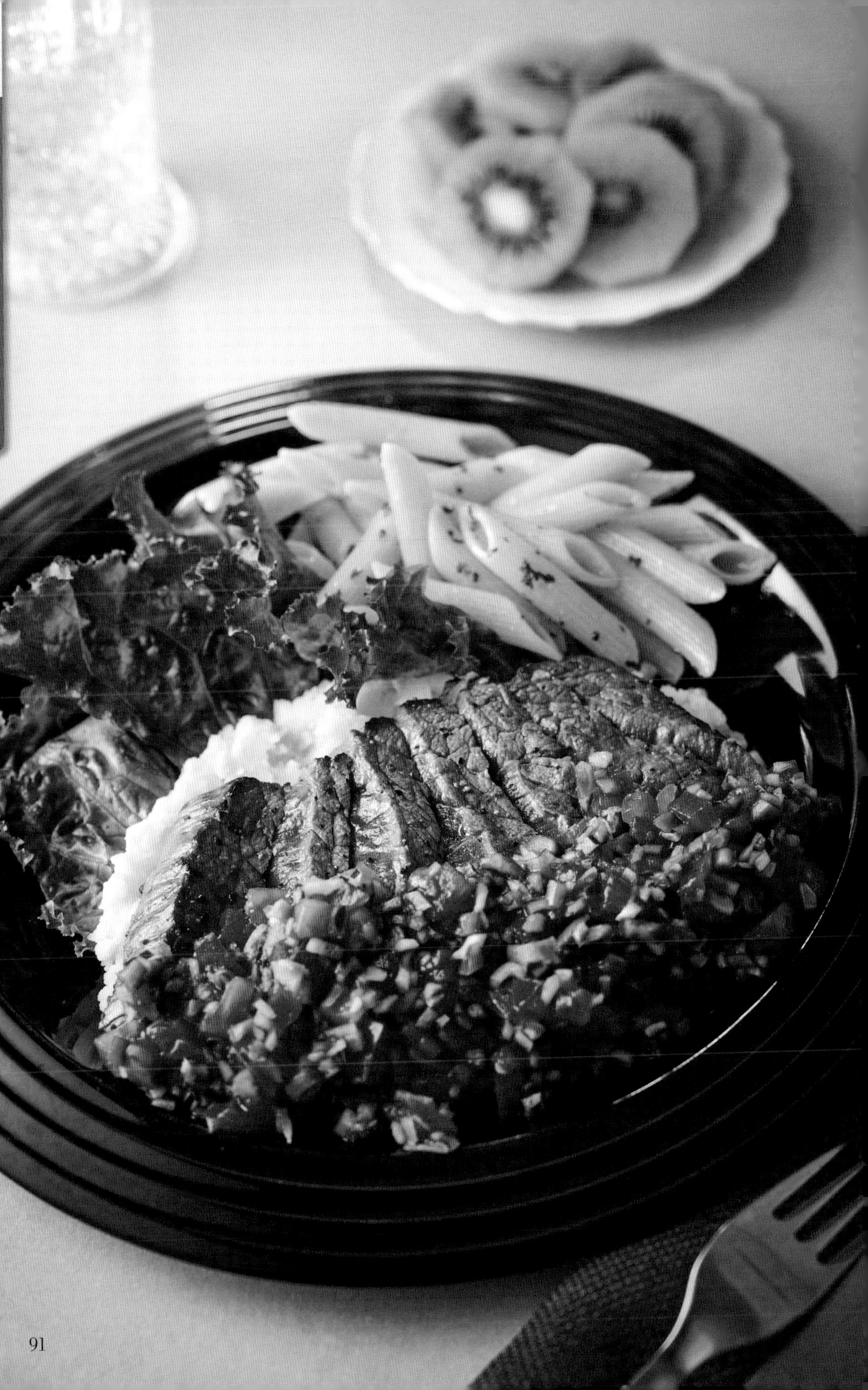

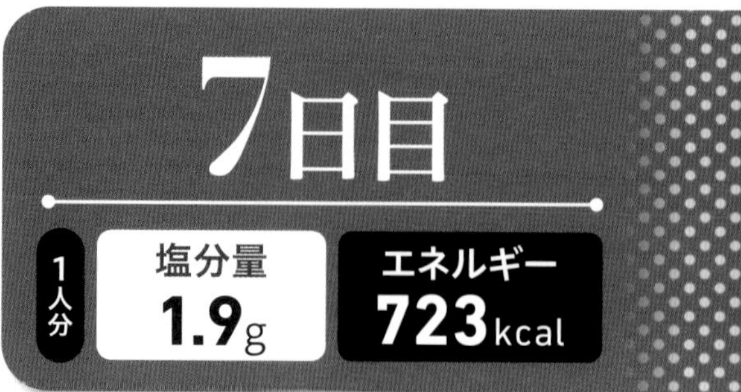
7日目
1人分
塩分量
1.9g
エネルギー
723kcal

1人分 塩分量 1.6g エネルギー 540kcal

天津飯

材料（1人分）
ごはん…150g
溶き卵…80g
かに風味かまぼこ
…1～2本（15g）
A
- 酢…15g（大さじ1）
- 砂糖…9g（大さじ1）
- 減塩しょうゆ…6g（小さじ1）
- 鶏ガラスープのもと…1g（小さじ1/3）
- 片栗粉…3g（小さじ1）
- 水…30g（大さじ2）

サラダ油…12g（大さじ1）
ごま油…2g（小さじ1/2）
小ねぎ（小口切り）…少々

作り方

1 かにかまはほぐしてボウルに入れ、溶き卵を加えてよく混ぜる。

2 器にごはんを盛る。

3 フライパンにサラダ油を中火でよく熱し、1を流し入れて手早くかき混ぜ、完全に固まる前に円形に整え、2にのせる。

4 鍋にAを入れてよく混ぜながら弱火にかけて、とろみがついたらごま油をまわし入れる。3にかけ、小ねぎを散らす。

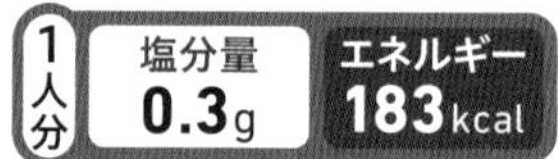
1人分
塩分量
0.3g
エネルギー
183kcal

バンバンジー

材料（1人分）
鶏むね肉（皮なし）…50g
きゅうり…50g
A
- 白練りごま…15g（小さじ2と1/2）
- 砂糖…6g（小さじ2）
- 酢…5g（小さじ1）
- 減塩しょうゆ…3g（小さじ1/2）

白髪ねぎ…少々

作り方

1 鶏肉は熱湯で火が通るまでゆで、冷まして手で裂く。

2 きゅうりは斜め薄切りにしてからせん切りにし、器に盛り、1をのせる。混ぜたAをかけ、白髪ねぎをのせる。

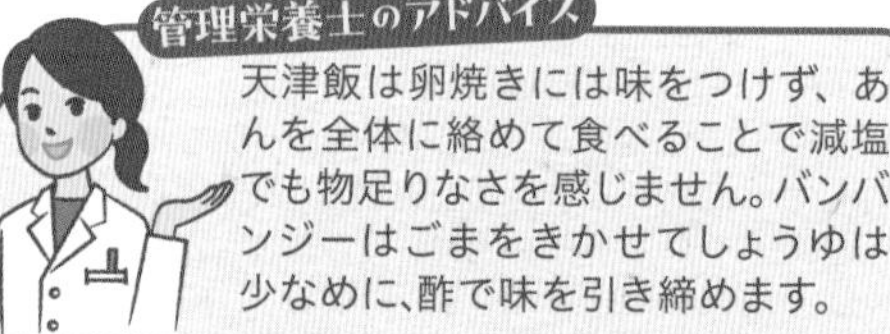

8日目

1人分 塩分量 2.0g エネルギー 602kcal

1人分 塩分量 1.1g エネルギー 350kcal

鮭のレモンクリーム煮

材料(1人分)
生鮭…50g
ブロッコリー…30g
玉ねぎ…25g
A 生クリーム(乳脂肪)…50g(大さじ3と1/3)
A レモン汁…5g
A 塩…1g(小さじ1/6)
A 粗びき黒こしょう…少々
オリーブ油…2g(小さじ1/2)
粗びき黒こしょう…少々

作り方

1 鮭は水気をよく拭く。ブロッコリーは小房に分けて下ゆでする。玉ねぎは繊維に沿って5㎜幅に切る。

2 フライパンにオリーブ油を中火で熱し、1を入れて焼く。途中返して鮭に火が通ったらAを加える。ひと煮立ちしたら器に盛り、黒こしょうを振る。

1人分 塩分量 0.1g エネルギー 42kcal

にんじんのグラッセ

材料(1人分)
にんじん…30g
A 水…150g
A 砂糖…3g(小さじ1)
A バター…3g(小さじ3/4)

作り方

にんじんは5㎜厚さの輪切りにし、小鍋にAとともに入れて中火にかける。ふつふつしてきたら弱火にし、ふたをしてにんじんに火が通り汁気がなくなるまで煮含める。

管理栄養士のアドバイス

パンは食物繊維など栄養成分が豊富な胚芽入りロールパンを使用。減塩のものがあれば優先的に選んでください。クリーム煮はレモンを加えてさっぱりとした味わいに。副菜は甘めのグラッセと酢のきいたマリネにして、ともに塩分控えめに仕上げます。

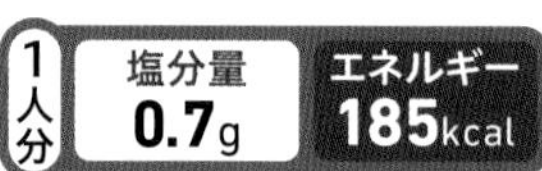

1人分 塩分量 0.7g エネルギー 185kcal

パン

材料(1人分)
胚芽入りロールパン…2個(60g)

1人分 塩分量 0.1g エネルギー 25kcal

きのこの和風マリネ

材料(1人分)
エリンギ…15g
しめじ…10g
えのきだけ…20g
A 酢…10g(小さじ2)
A 減塩しょうゆ…1.5g(小さじ1/4)
A 砂糖…1.5g(小さじ1/2)
パセリ(みじん切り)…少々

作り方

1 エリンギは3〜4等分に切る。しめじは石づきを取ってほぐす。えのきは根元を切り落とし、長さを半分に切ってほぐす。

2 熱湯で1をさっとゆで、ざるにあげて粗熱を取る。

3 ポリ袋にAを混ぜ合わせ、水気を絞った2を加えて揉み込む。空気を抜いて口をしばり、冷蔵庫に15分ほどおいてなじませる。器に盛り、パセリを振る。

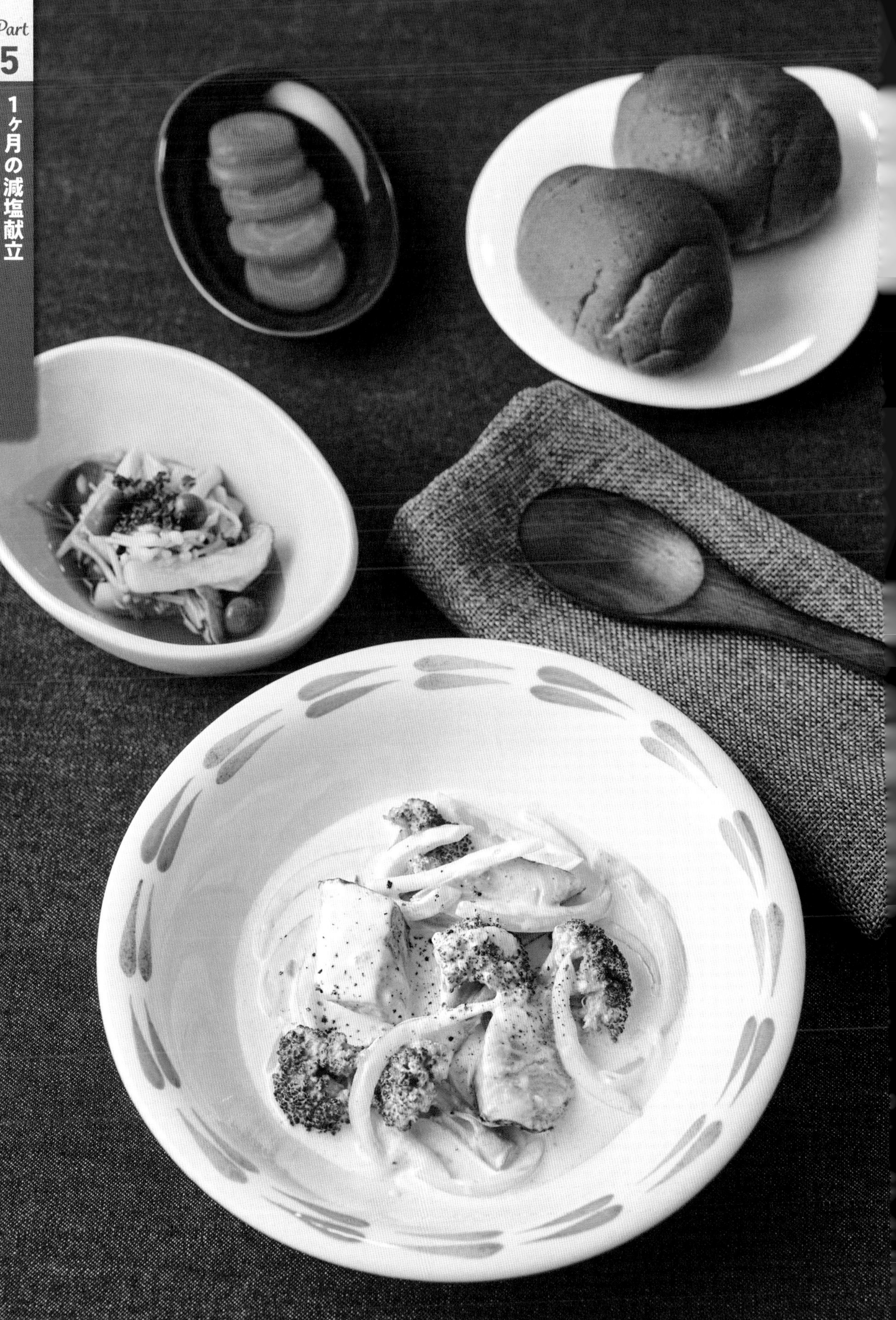

9日目

1人分 塩分量 1.7g エネルギー 716kcal

1人分 塩分量 0.0g エネルギー 253kcal

もち麦ごはん

材料(1人分)
もち麦ごはん(p.41)…180g

1人分 塩分量 0.6g エネルギー 262kcal

鶏肉のから揚げ

材料(1人分)
鶏もも肉(皮なし)…100g
A しょうが(すりおろし)…1g
A 減塩しょうゆ…6g(小さじ1)
A こしょう…少々
リーフレタス…1枚(15g)
赤玉ねぎ…10g
薄力粉…少々
揚げ油…適量
レモン(くし形切り)…1切れ(15g)

作り方

1 鶏肉は食べやすい大きさに切ってポリ袋に入れ、Aを加えて揉み込む。空気を抜いて口をしばり、15分ほど漬ける。

2 レタスは食べやすい大きさにちぎる。玉ねぎは繊維に沿って薄切りにし、水にさらして水気を絞り、レタスと混ぜて器に盛る。

3 1の肉に薄力粉を薄くまぶし、170〜180℃に熱した揚げ油でからりと揚げる。油を切って2の器に盛り、レモンを添える。

管理栄養士のアドバイス
から揚げは下味をしっかり揉み込み、衣はできるだけ薄くして塩分だけでなくエネルギー量も抑えめにしましょう。切り干し大根は炒めてコリコリの食感を楽しみつつ満腹中枢を刺激。サラダは作り置きを活用して時短!

1人分 塩分量 0.3g エネルギー 93kcal

切り干し大根の炒り煮

材料(1人分)
切り干し大根…10g
油揚げ…9g
にんじん…5g
A みりん…6g(小さじ1)
A 酒…5g(小さじ1)
A 減塩しょうゆ…3g(小さじ1/2)
ごま油…2g(小さじ1/2)

作り方

1 切り干し大根は水で戻して絞り、食べやすい長さに切る。油揚げは油抜きして3㎜幅に切る。にんじんは2㎝長さのせん切りにする。

2 フライパンにごま油を中火で熱し、1を炒める。油がまわったらAを加えて弱火にし、汁気が少なくなるまで煮含める。

1人分 塩分量 0.8g エネルギー 108kcal

トマトと豆、チーズのサラダ

材料(1人分)と作り方
➡110ページ参照

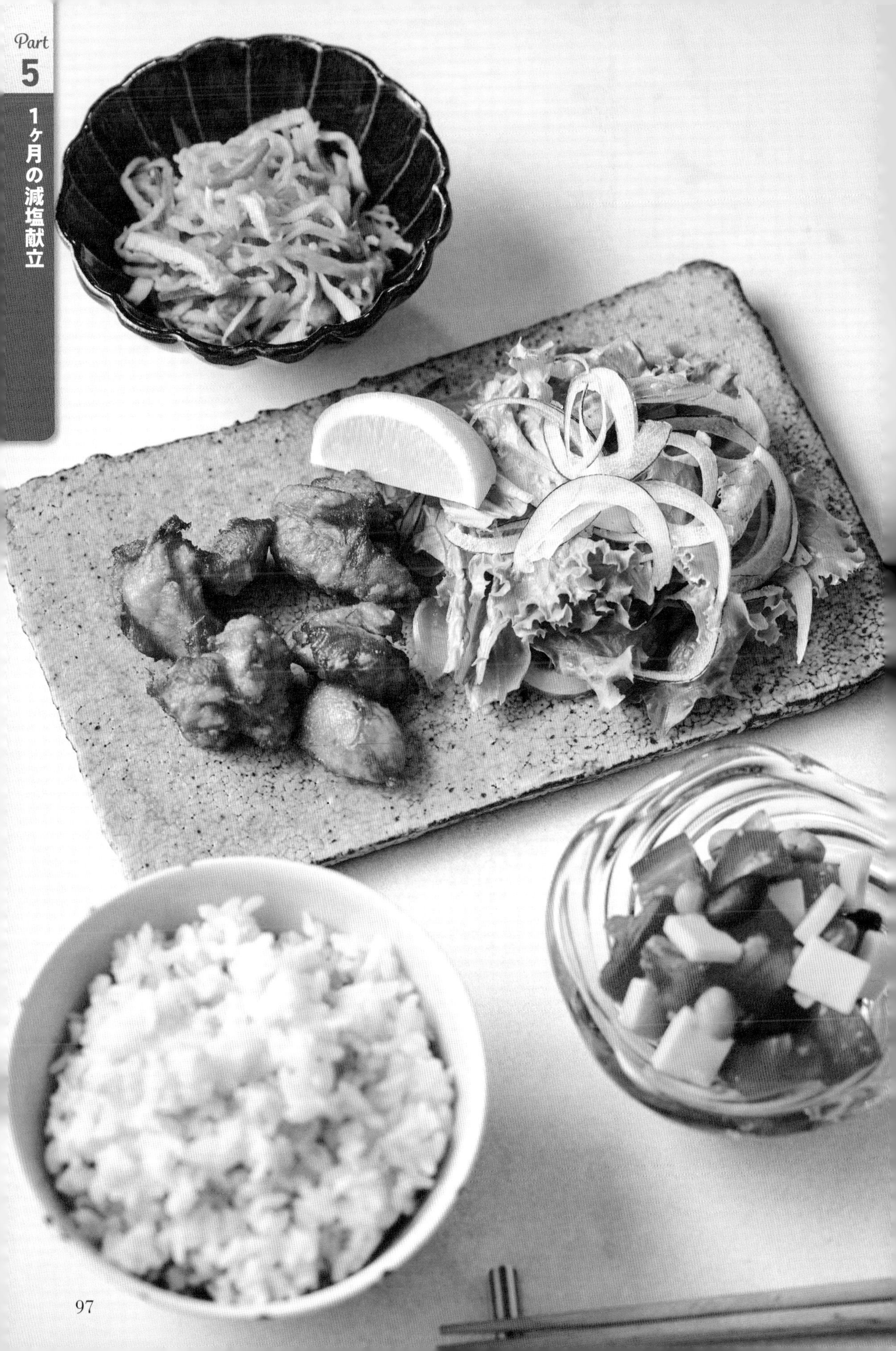

10日目

1人分 塩分量 2.0g エネルギー 636kcal

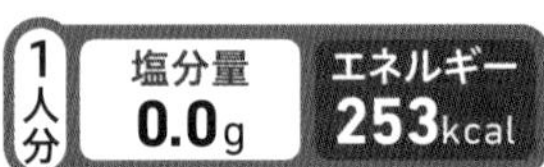

もち麦ごはん

材料(1人分)
もち麦ごはん(p.41)…180g

1人分 塩分量 1.5g エネルギー 268kcal

えびのチリソース

材料(1人分)
バナメイえび…120g

A
- 長ねぎ…10g
- にんにく…5g
- しょうが…5g

B
- トマトケチャップ…15g(大さじ2と1/2)
- 酢…2g(小さじ2/5)
- ごま油…2g(小さじ1/2)
- 砂糖…2g(小さじ2/3)
- 鶏ガラスープのもと…1g(小さじ1/3)
- 豆板醤…1g(小さじ1/7)
- 片栗粉…2g(小さじ2/3)
- 水…2g(小さじ2/5)

サラダ油…12g(大さじ1)
サラダ菜…3枚(24g)

作り方

1 えびは殻をむいて分量分用意し、背わたを取って洗い、水気をよく拭く。Aはみじん切りにする。Bは合わせておく。

2 フライパンにサラダ油を弱火で熱してAを炒め、香りが立ったらえびを加えて中火で炒める。えびにほぼ火が通ったらBを加えて絡めながら炒め、とろみがついたらサラダ菜を敷いた器に盛る。

管理栄養士のアドバイス
えびチリは香味野菜をたっぷり使うことで風味が増し、たれがしっかり絡まります。春雨サラダは具だくさんにして食感を楽しめるようにし、酢の酸味やごま油の香りをきかせて塩分を控えめにします。

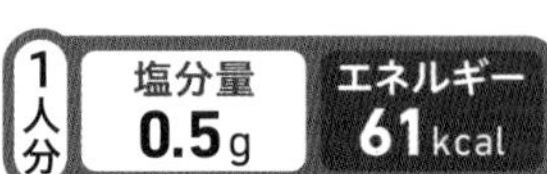

春雨サラダ

材料(1人分)
春雨…10g
きくらげ(乾燥)…1g
きゅうり…25g
にんじん…5g

A
- 酢…3g(小さじ3/5)
- 減塩しょうゆ…2g(小さじ1/3)
- 砂糖…1g(小さじ1/3)
- ごま油…1g(小さじ1/4)
- 鶏ガラスープのもと…0.6g(小さじ1/5)

白いりごま…少々

作り方

1 春雨は熱湯でゆでてざるにあげて冷まし、水気を絞って食べやすい長さに切る。きゅうりは斜め薄切りにしてからせん切りにする。

2 きくらげは水で戻してせん切りに、にんじんもせん切りにして、ともに下ゆでする。

3 ボウルにAを混ぜ合わせ、1、2を加えて混ぜる。器に盛り、ごまを振る。

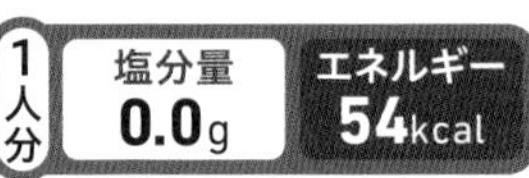

果物

材料(1人分)と作り方
パイナップル100gを食べやすい大きさに切る。

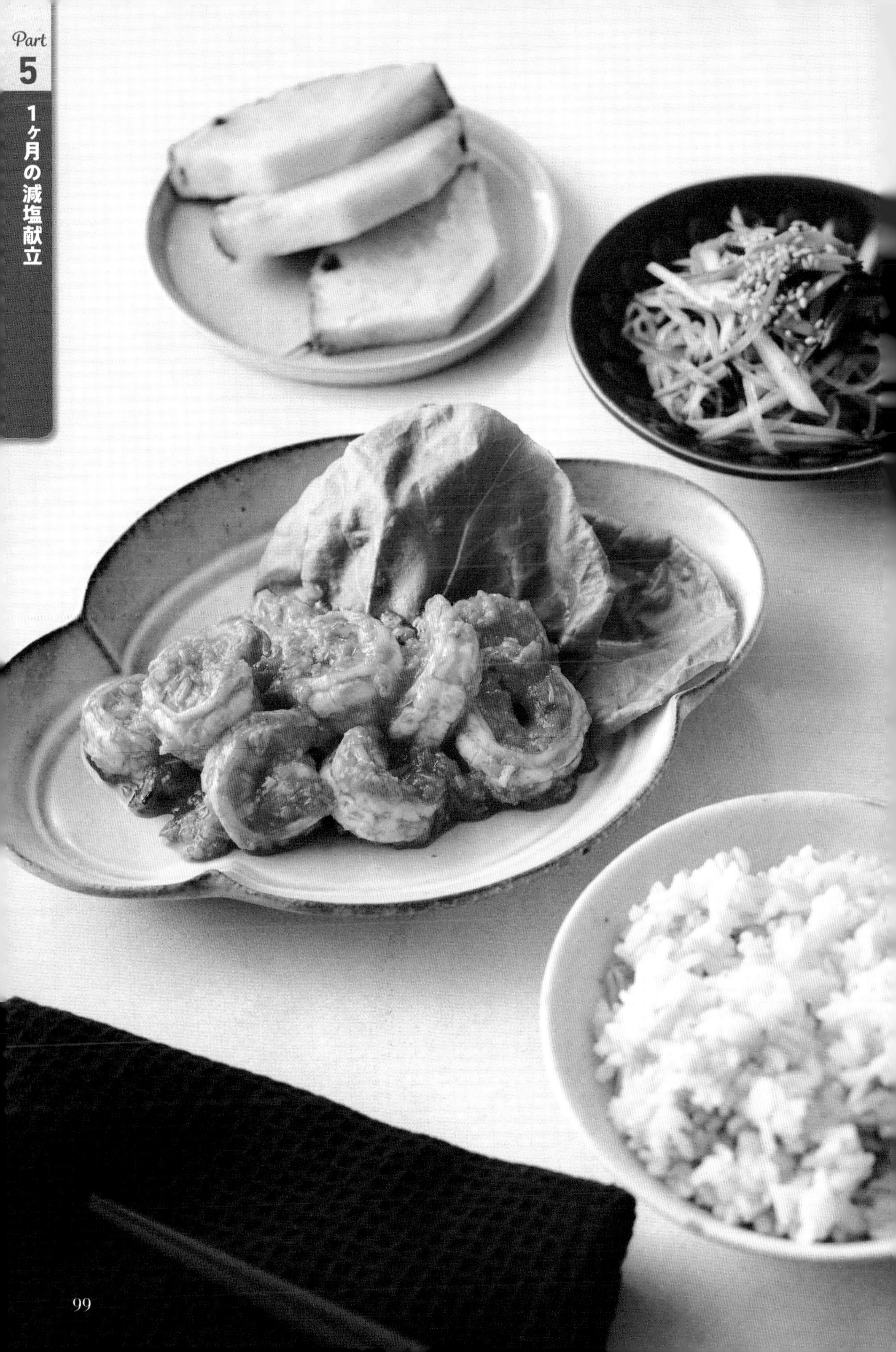

11日目

1人分 塩分量 3.3g エネルギー 820kcal

1人分 塩分量 3.1g エネルギー 803kcal

肉うどん

材料（1人分）
半生うどん…100g
牛肩ロース薄切り肉…120g
長ねぎ…5g
A しょうが（せん切り）…5g
　減塩めんつゆ（3倍濃縮）…30g（大さじ1と1/2弱）
　水…100g
サラダ油…2g（小さじ1/2）
七味唐辛子…少々

作り方
1 鍋にたっぷりの湯を沸かし、うどんを袋の表示通りゆでてざるにあげ、器に盛る。
2 牛肉は大きければ食べやすく切る。長ねぎは斜め薄切りにする。
3 鍋にサラダ油を中火で熱し、牛肉を炒める。肉の色が変わってきたら長ねぎを加えて炒め、油がまわったらAを加える。煮立ったら1のうどんにかけ、七味唐辛子を振る。

1人分 塩分量 0.2g エネルギー 17kcal

かぶときゅうりの酢の物

材料（1人分）
かぶ…15g
きゅうり…10g
A 酢…5g（小さじ1）
　砂糖…3g（小さじ1）
　塩…0.2g

作り方
1 かぶはいちょう切り、きゅうりは輪切りにする。
2 ポリ袋にAを混ぜ合わせ、1を入れて軽く揉む。空気を抜いて口をしばり、冷蔵庫に15分ほどおいてなじませる。

管理栄養士のアドバイス
うどんは生や乾麺の状態では塩分が多めですが、ゆでることによって100gあたり約3g減ります。とはいっても0になるわけではないので、組み合わせる具やつゆの量に気をつけましょう。塩分量は汁の塩分を加えた数値ですので、汁を残すことでさらに軽減されます。うどんに食べごたえがあるので、副菜はさっぱりとした野菜の酢の物に。

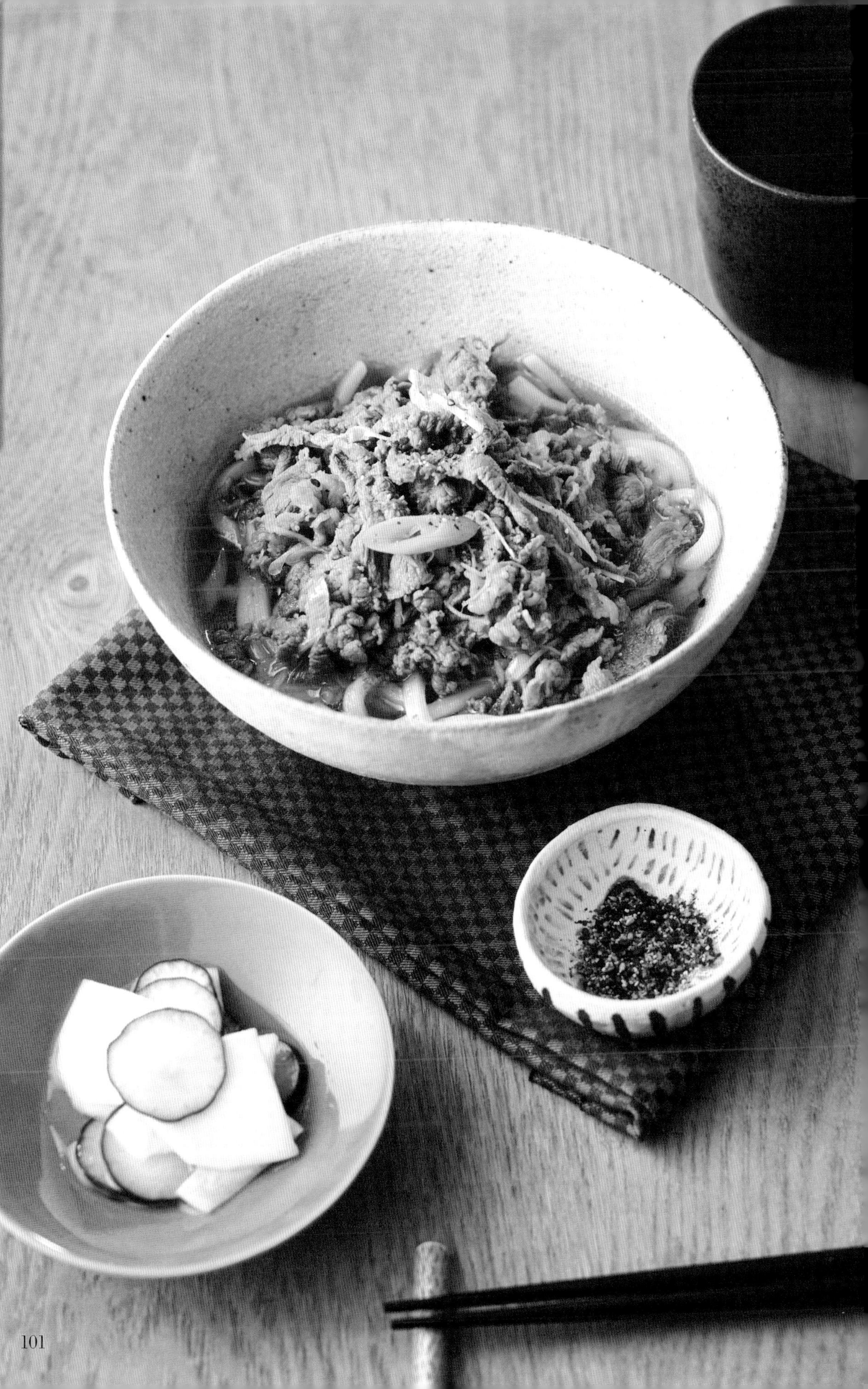

12日目

1人分　塩分量 2.1g　エネルギー 720kcal

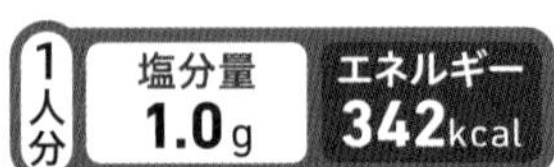
1人分
塩分量
1.0g
エネルギー
342kcal

あさりとしょうがの炊き込みごはん

材料（作りやすい分量／約2人分）
米…1合（150g）
あさり水煮缶詰…40g
しょうが（せん切り）…6g
A
- みりん…24g（大さじ1と1/3）
- 酒…20g（大さじ1と1/3）
- 減塩しょうゆ…18g（大さじ1）

もみのり…少々

作り方

1 米はといでざるにあげる。あさりは缶汁を切って分量分用意する。

2 炊飯器の内釜に米とAを入れ、水を1合の線より少し少なめに注いで軽く混ぜ、あさりとしょうがをのせて普通に炊く。炊けたら15分ほど蒸らし、さっくり混ぜる。器に盛り、のりをかける。

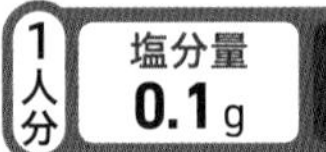
1人分
塩分量
0.1g
エネルギー
78kcal

いんげんのごまあえ

材料（1人分）
さやいんげん…3～4本（15g）
にんじん…10g
A
- 白練りごま…10g（大さじ1/2強）
- 減塩しょうゆ…2g（小さじ1/3）
- 砂糖…1.5g（小さじ1/2）

作り方

1 いんげんは下ゆでして3cm長さに切る。にんじんは3cm長さ、3mm角の拍子木切りにして下ゆでする。

2 ボウルにAを混ぜ合わせ、水気を切った1を加えてあえる。

1人分　塩分量 1.0g　エネルギー 300kcal

ぶりの香味たれ

材料（1人分）
ぶり…1切れ（100g）
長ねぎ…5g
みょうが…5g
かいわれ大根…1g
A
- 酢…6g（小さじ1強）
- ごま油…3g（小さじ3/4）
- 減塩しょうゆ…3g（小さじ1/2）
- 砂糖…3g（小さじ1）

●八方だし
だし汁…100g
減塩しょうゆ…6g（小さじ1）
みりん…6g（小さじ1）

作り方

1 長ねぎは斜め薄切り、みょうがはせん切り、かいわれ大根は根元を切り落としてから3cm長さに切って混ぜる。

2 Aは合わせておく。

3 鍋に八方だしの材料を入れて中火にかけ、煮立ったら水気をよく拭いて半分に切ったぶりを入れて弱～中火で煮る。

4 ぶりに火が通ったら取り出して器に盛り、Aをかけ、1をのせる。

管理栄養士のアドバイス

ごはんはあさりの旨味をいかして、風味豊かな味わいに。ぶりは八方だしで煮ることで味をしっかり含み、減塩だれでも満足感のある味わいになります。コクのあるあえ物は箸休めにぴったり。

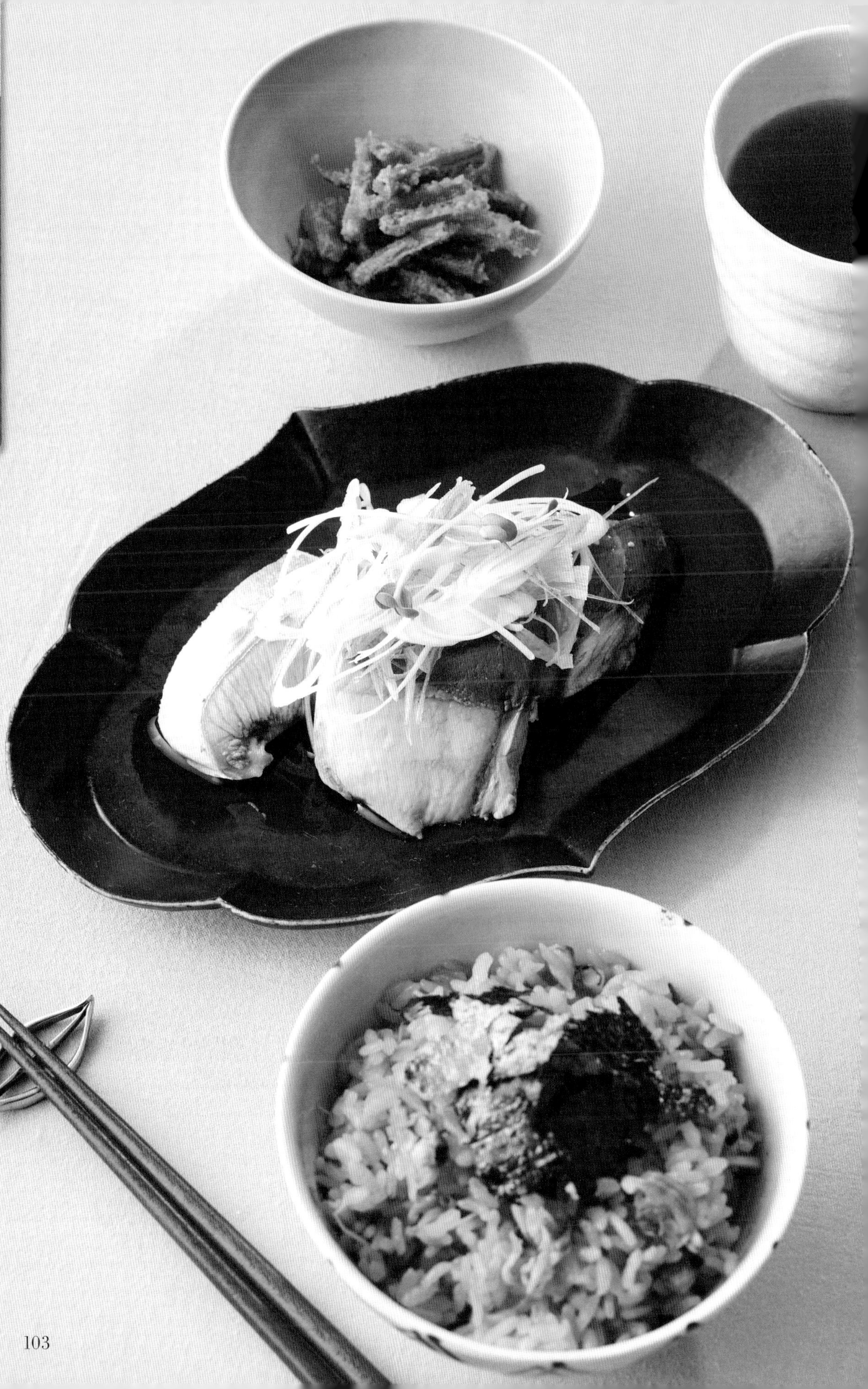

13日目

1人分 塩分量 1.9g エネルギー 563kcal

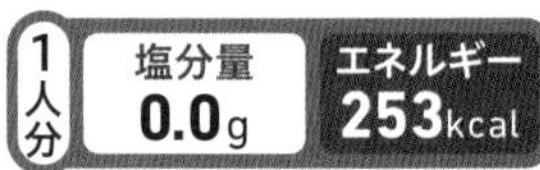

もち麦ごはん

材料(1人分)
もち麦ごはん(p.41)…180g

1人分 塩分量 0.7g エネルギー 275kcal

チキンカツ

材料(1人分)
鶏もも肉(皮なし)…120g
こしょう…少々
薄力粉…少々
溶き卵…少々
パン粉…少々
揚げ油…適量
中濃ソース…8g(小さじ1強)
キャベツ(せん切り)…50g
レモン(くし形切り)…1切れ(15g)

作り方

1 鶏肉はめん棒などでたたいて伸ばし、こしょうを振る。薄力粉、溶き卵、パン粉の順に衣をつけ、170℃に熱した揚げ油できつね色になるまでカリッと揚げる。

2 食べやすく切って器に盛り、ソースをかけ、キャベツとレモンを添える。

管理栄養士のアドバイス

チキンカツは下味をこしょうのみにします。衣はできるだけ薄めにして揚げましょう。ソースをおろしポン酢にしてもおいしいです。あえ物はしょうゆより塩分控えめのめんつゆで、スープはおろしにんにくを加えてコクをアップします。

1人分 塩分量 0.3g エネルギー 26kcal

オクラともやしのあえ物

材料(1人分)
豆もやし…30g
オクラ…2本(20g)
A 減塩めんつゆ(3倍濃縮)…3g(小さじ1/2弱)
A ごま油…1g(小さじ1/4)

作り方

1 鍋に湯を沸かして豆もやしをゆで、ざるにあげて冷ます。オクラは熱湯でさっとゆでてざるにあげて冷まし、斜めに3～4等分に切る。

2 ボウルにAを混ぜ合わせ、1を加えてあえる。

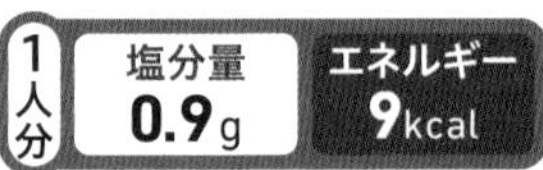

わかめスープ

材料(1人分)
カットわかめ(乾燥)…1.5g
長ねぎ…5g
水…150g
A にんにく(すりおろし)…1g
A 鶏ガラスープのもと…1g(小さじ1/3)
白いりごま…少々

作り方

1 長ねぎは斜め薄切りにする。

2 鍋に水を入れて中火にかけ、沸騰したら弱火にしてA、わかめ、1を加えて、わかめが戻るまで煮る。器に盛り、ごまを振る。

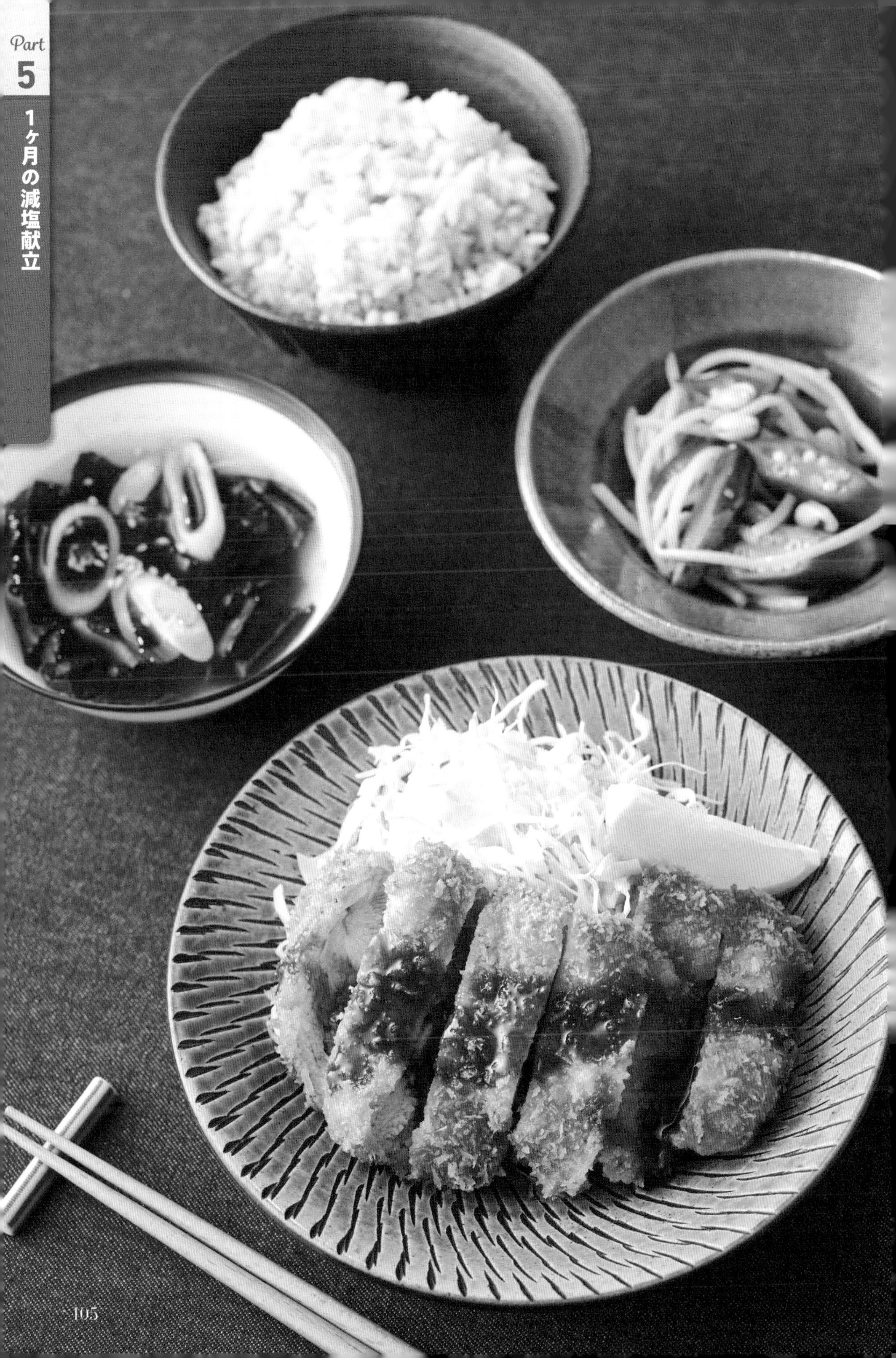

14日目

1人分 塩分量 1.6g エネルギー 681kcal

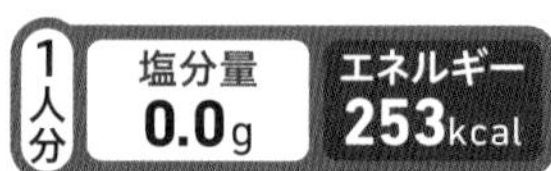

もち麦ごはん

材料(1人分)
もち麦ごはん(p.41)…180g

1人分 塩分量 1.4g エネルギー 351kcal

ピーマンの肉詰め

材料(1人分)
ピーマン…2個(45g)
薄力粉…1g(小さじ1/3)
かぶ(くし形切り)…2切れ(20g)
パン粉…4g(大さじ1と1/3)
牛乳…15g(大さじ1)
A 合いびき肉…100g
玉ねぎ(みじん切り)…25g
塩…0.2g
こしょう…少々
ナツメグパウダー…少々
B トマトケチャップ…18g(大さじ1)
中濃ソース…7g(小さじ1)
みりん…3g(小さじ1/2)
サラダ油…4g(小さじ1)

作り方

1 ピーマンは縦半分に切り、内側に薄力粉を薄く振る。

2 ボウルにパン粉と牛乳を入れてしばらくおいてふやかし、Aを加えて練り混ぜ、1に等分して詰める。

3 フライパンにサラダ油を中火で熱し、2を肉の面を下にして焼く。空いたところにかぶを入れてソテーする。かぶは焼けたら器に盛り、肉詰めは返してふたをして弱火で焼く。

4 火が通ったら混ぜたBを加えて、絡めながら煮詰めて3の器に盛る。

1人分 塩分量 0.2g エネルギー 30kcal

水菜のサラダ

材料(1人分)
水菜…10g
大根…30g
にんじん…15g
A 酢…5g(小さじ1)
オリーブ油…2g(小さじ1/2)
塩…0.2g

作り方

1 水菜は3cm長さに切り、大根は3cm長さのせん切りにする。

2 にんじんをすりおろしてボウルに入れ、Aを加え混ぜ、1を加えてざっと混ぜる。

1人分 塩分量 0.0g エネルギー 47kcal

果物

材料(1人分)
バナナ…50g

管理栄養士のアドバイス

ピーマンの肉詰めは、ソースを後がけではなくフライパンの中で煮詰めながら絡めることで減塩でも味をしっかり感じられます。サラダはにんじんのすりおろしを加えたドレッシングで全体に味を行き渡らせるのがポイント!

1人分 塩分量 1.2g エネルギー 158kcal

豚肉とトマトのバジル炒め

材料(1人分)
豚肩ロース薄切り肉…80g
トマト…100g
バジルの葉…2枚(2g)
A 酒…2.5g(小さじ1/2)
A 塩…1g(小さじ1/6)
A 粗びき黒こしょう…少々
オリーブ油…2g(小さじ1/2)

作り方
1 豚肉は大きければ食べやすく切る。トマトはくし形切りにする。バジルはちぎる。
2 フライパンにオリーブ油を中火で熱して豚肉を炒める。
3 肉に火が通ったらトマトを加えてさっと炒め、Aを加えて混ぜ合わせ、バジルを加えて軽く炒める。器に盛り、バジルの葉(分量外)を添える。

1人分 塩分量 0.1g エネルギー 22kcal

ズッキーニの焼き浸し

材料(1人分)
ズッキーニ…12g
A しょうが(すりおろし)…1g
A 減塩しょうゆ…1g(小さじ1/6)
A かつお節…0.5g
サラダ油…2g(小さじ1/2)

作り方
1 ズッキーニは1cm幅の輪切りにし、サラダ油を中火で熱したフライパンで表面全体に焼き色がつくまで焼く。
2 ボウル(または耐熱性のポリ袋)にAを混ぜ合わせ、1を加えて冷蔵庫に15分ほどおいてなじませる。

15日目

1人分 塩分量 1.9g エネルギー 466kcal

1人分 塩分量 0.0g エネルギー 253kcal

もち麦ごはん

材料(1人分)
もち麦ごはん(p.41)…180g

1人分 塩分量 0.6g エネルギー 33kcal

ゴーヤーととろろ昆布のせ冷奴

材料(1人分)
絹ごし豆腐…50g
ゴーヤー…10g
塩…0.3g
とろろ昆布…1g
減塩しょうゆ…3g(小さじ1/2)

作り方
1 ゴーヤーは薄切りにして塩を振ってしばらくおき、しんなりしたら揉んで、洗って絞る。ボウルに入れ、とろろ昆布としょうゆを加えて混ぜる。
2 器に豆腐を盛り、1をかける。

管理栄養士のアドバイス

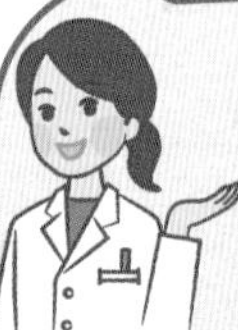

主菜はハーブを使って香り豊かに、トマトの旨味で味がまとまります。冷奴はゴーヤーの苦味をアクセントに、しょうゆにとろろ昆布を混ぜて減塩します。焼き浸しはピーマンやパプリカで作ってもおいしいです。

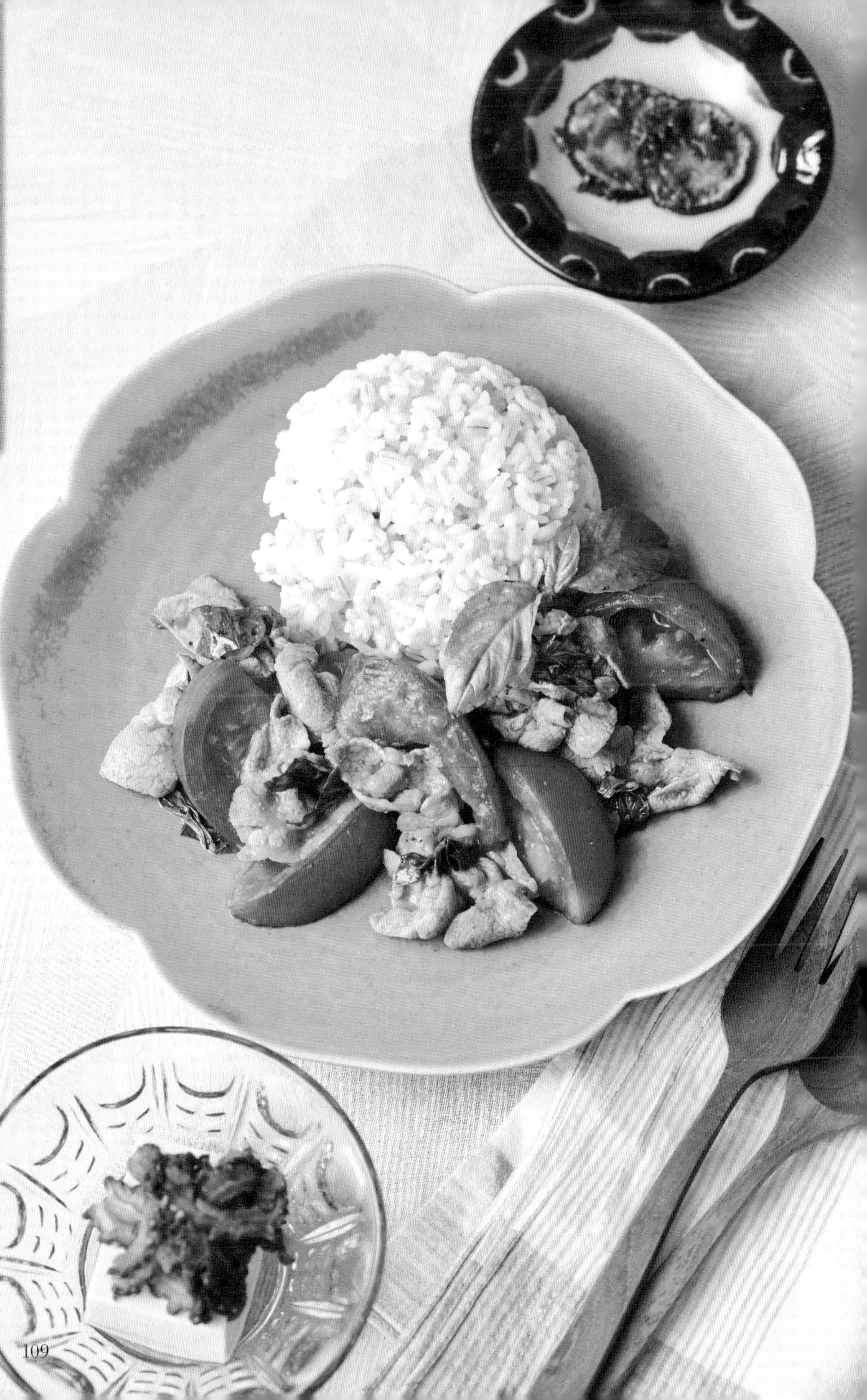

アレンジもできて楽しい!

作り置きレシピ

箸休めに欲しい副菜は、作り置きしておくと便利。そのままでもおいしく、アレンジするとボリュームのある一品になります。

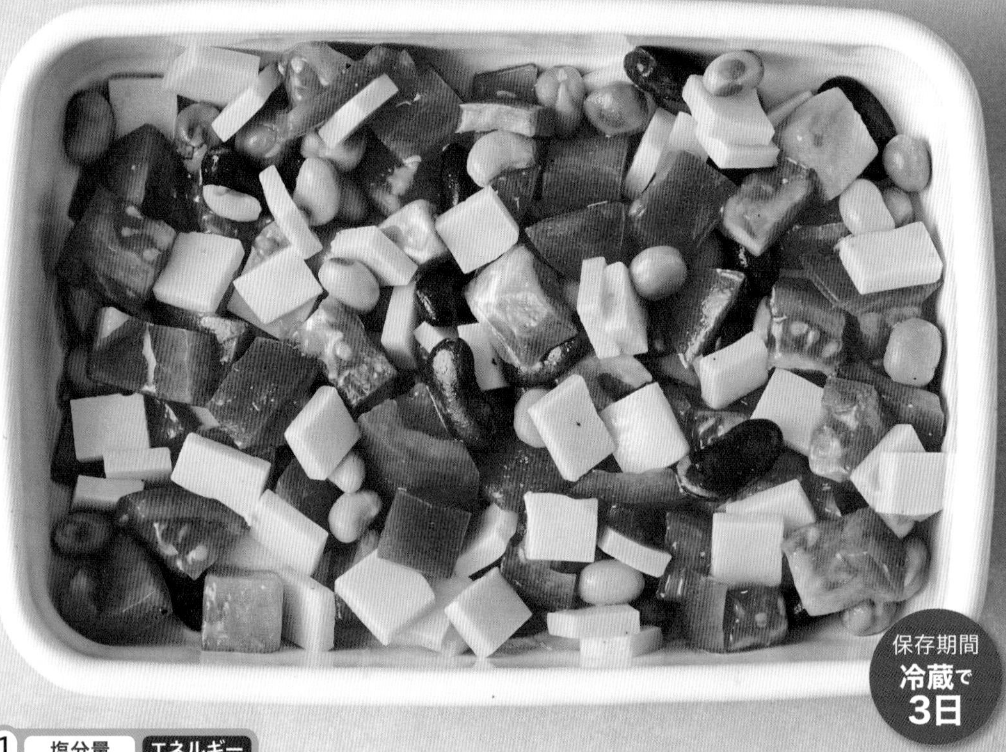

保存期間
冷蔵で
3日

1人分 塩分量 0.8g エネルギー 108kcal

トマトと豆、チーズのサラダ

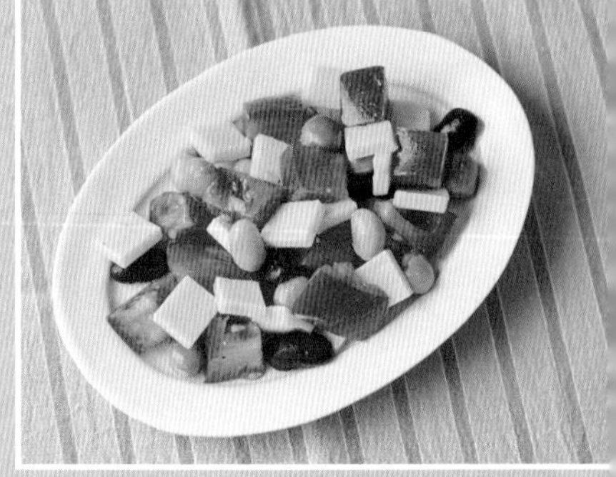

材料(3人分)

トマト…150g
ミックスビーンズ
(ドライパックなど)…60g
プロセスチーズ…54g
A オリーブ油
…3g(小さじ3/4)
塩…0.6g(小さじ1/10)
粗びき黒こしょう…少々

作り方

1 トマトは1.5㎝角、チーズは1㎝角に切る。

2 ボウルにAを入れて混ぜ、1、ミックスビーンズを加えてあえる。

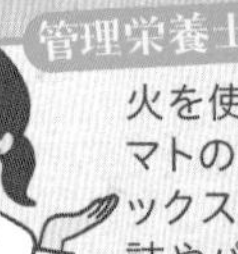

管理栄養士のアドバイス

火を使わず、混ぜるだけだから簡単。トマトの風味をいかして塩は控えめに。ミックスビーンズは常温で保存できる缶詰やパウチがあるので、常備しておくと手軽にたんぱく質補給できて便利です。

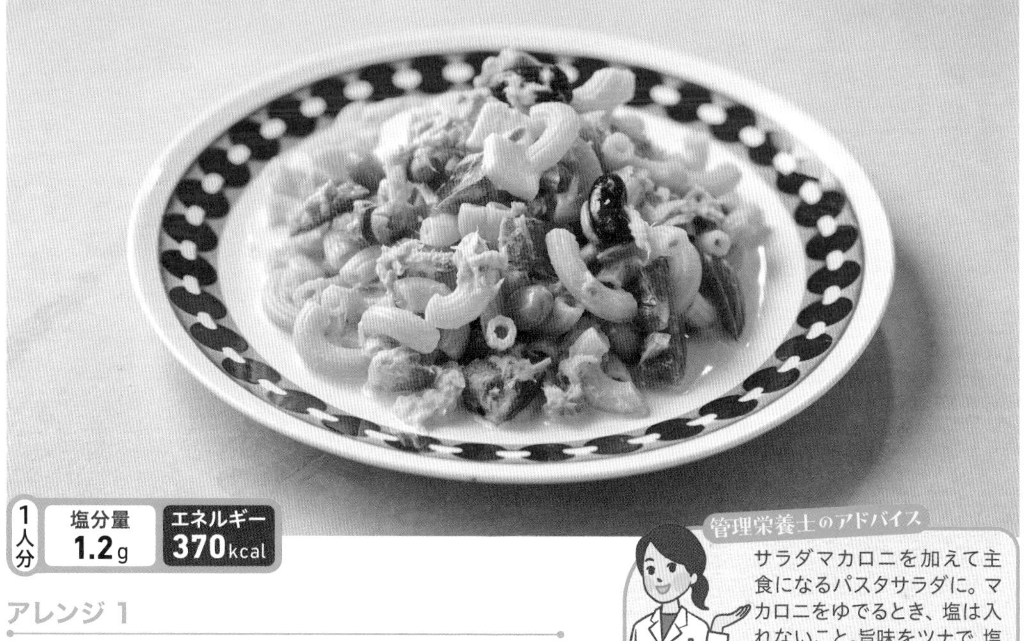

1人分 塩分量 1.2g エネルギー 370kcal

管理栄養士のアドバイス
サラダマカロニを加えて主食になるパスタサラダに。マカロニをゆでるとき、塩は入れないこと。旨味をツナで、塩分をマヨネーズで補います。

アレンジ 1

トマトと豆のパスタサラダ

材料(1人分)

トマトと豆、チーズのサラダ…1人分
サラダマカロニ…50g
ツナ水煮缶…50g
マヨネーズ…8g(小さじ2)

作り方

1 鍋に湯を沸かし、マカロニを袋の表示通りゆでる。ざるにあげ、冷水で締めて水気を切る。

2 ボウルにツナを缶汁ごと入れ、トマトと豆、チーズのサラダ、1、マヨネーズを加えて混ぜる。

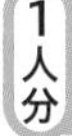

1人分 塩分量 1.3g エネルギー 269kcal

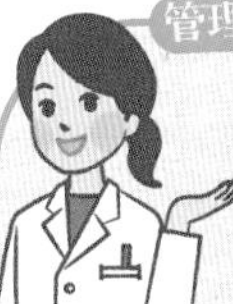

管理栄養士のアドバイス
ベースの作り置きに、さらに具を加えてボリュームアップ。たんぱく質もしっかり摂れるボリュームサラダです。これに減塩パンをつければ立派なランチになります。

アレンジ 2

ごちそうサラダ

材料(1人分)

トマトと豆、チーズのサラダ…1人分
鶏むね肉(皮なし)…50g
ブロッコリー…30g
アボカド…50g

A
ワインビネガー…3g(小さじ3/5)
オリーブ油…1g(小さじ1/4)
塩…0.5g

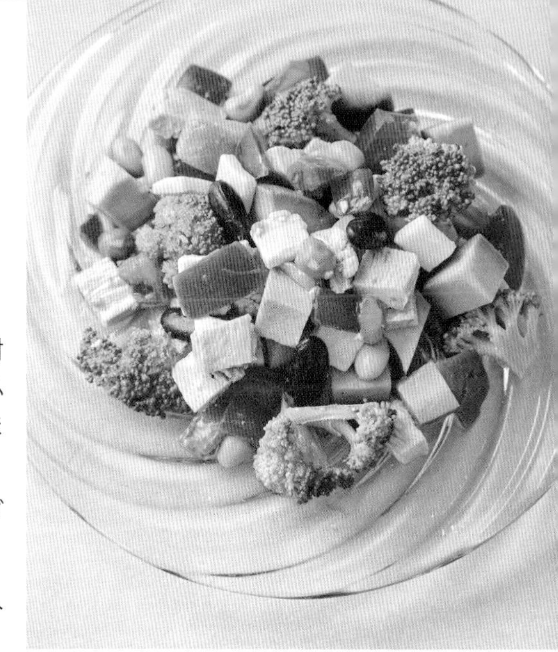

作り方

1 鶏肉は1cm厚さのそぎ切りにして重ならないように耐熱皿にのせ、水大さじ1(分量外)をかけてラップをふんわりかけ、電子レンジで1分30秒加熱する。そのままおいて中まで火を通し、冷めたら2cm角くらいに切る。

2 ブロッコリーは小房に分けて熱湯でさっとゆで、ざるにあげて冷ます。アボカドは2cmの角切りにする。

3 ボウルに1、2、トマトと豆、チーズのサラダ、Aを入れてざっくり混ぜる。

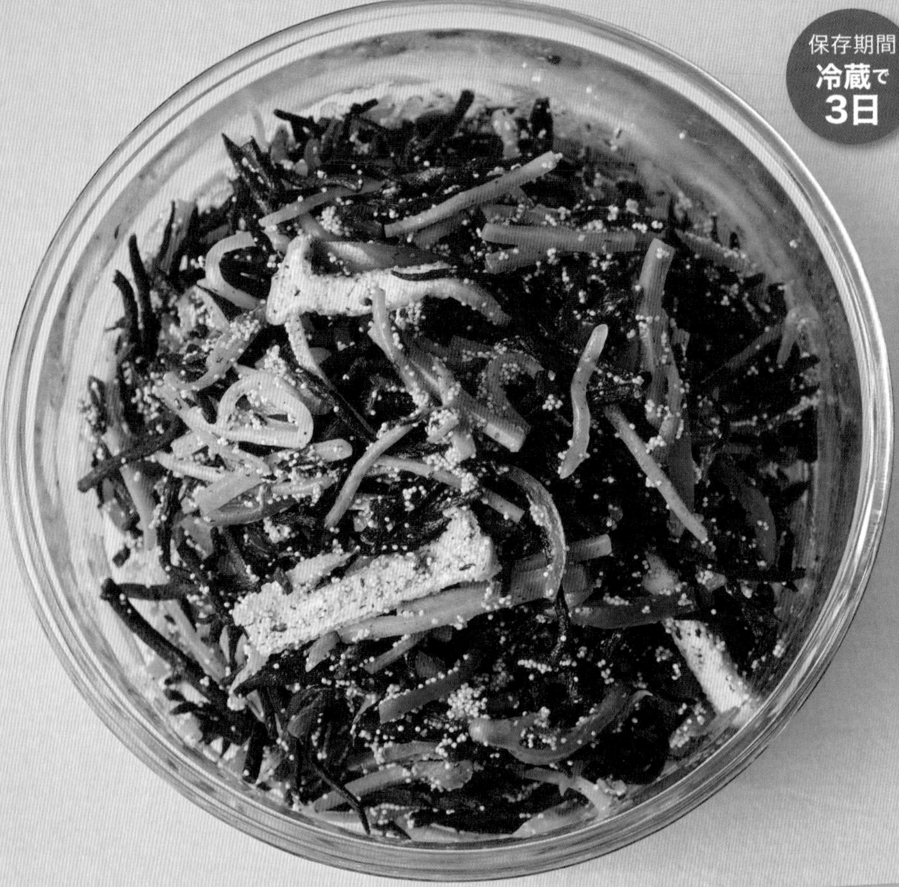

保存期間
冷蔵で
3日

1人分 塩分量 1.0g エネルギー 82kcal

五目たらこ炒め

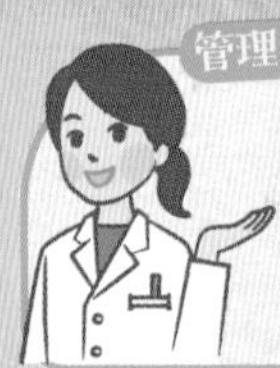
管理栄養士のアドバイス
だし汁で煮含めて、たらこの塩分を味つけにいかします。塩分は控えめながら食感も楽しい副菜に。お弁当のおかずにもおすすめです。

材料(3人分)

たらこ…30g
ひじき(乾燥)…15g
油揚げ…15g
にんじん…30g
ピーマン…30g
しらたき(アク抜き済み)…30g

A
- だし汁…30g
- 酒…18g(大さじ1と1/3弱)
- みりん…18g(大さじ1)
- 減塩しょうゆ…9g(大さじ1/2)

ごま油…6g(大さじ1/2)

作り方

1 たらこは薄皮を除いて分量分用意し、ボウルに入れてAを加えて混ぜる。

2 ひじきは水に浸して戻し、水気をよく切る。油揚げは油抜きし、幅を半分に切ってから細切りにする。にんじんとピーマンは2～3㎝長さの細切りにする。しらたきは食べやすい長さに切る。

3 フライパンにごま油を中火で熱し、2を入れて炒める。全体に油がまわったら1を加えて混ぜ、ほぼ汁気がなくなるまで煮絡める。

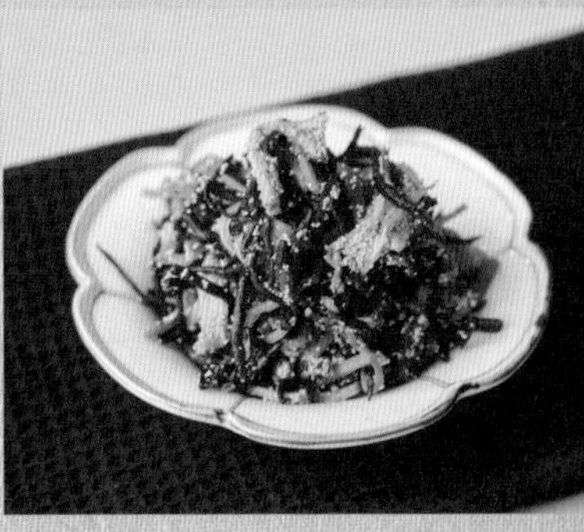

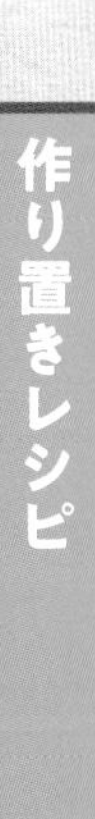

管理栄養士のアドバイス
混ぜるだけで具だくさんなごちそうごはんになります。食感が増して満足度もアップ。汁を少なめにしたみそ汁と合わせて、朝ごはんやランチに。

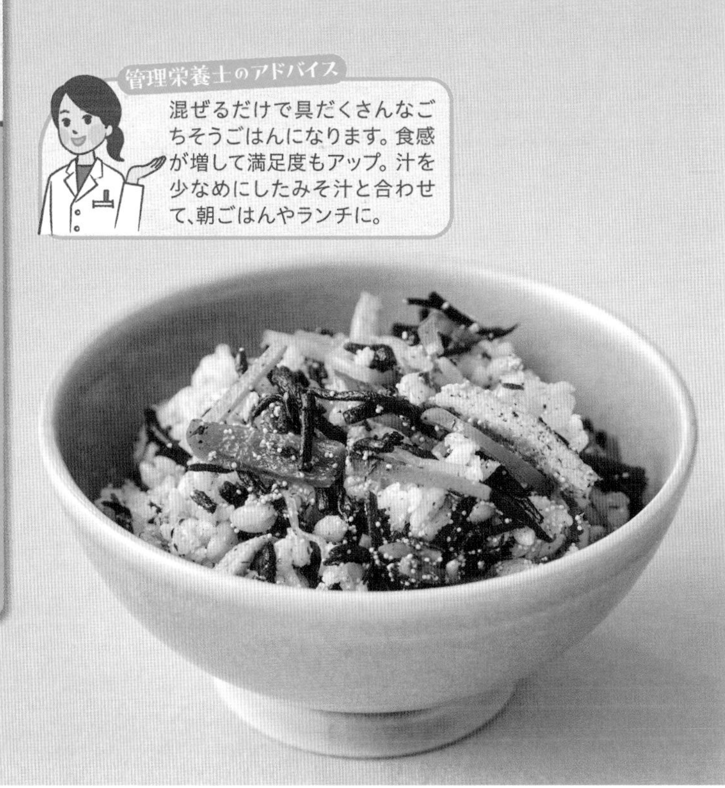

1人分 塩分量 1.0g エネルギー 335kcal

アレンジ 1

ひじきとたらこの混ぜごはん

材料(1人分)
五目たらこ炒め…1人分
もち麦ごはん(p.41)…180g

作り方
五目たらこ炒めは鍋またはレンジで温め、汁気を切ってもち麦ごはんと混ぜ合わせる。

1人分 塩分量 1.4g エネルギー 259kcal

アレンジ 2

具だくさん卵焼き

材料(作りやすい分量/約2人分)
五目たらこ炒め…1人分
卵…2個(100g)
サラダ油…4g(小さじ1)

作り方
1 ボウルに卵を割りほぐし、五目たらこ炒めの汁気を切って加え、混ぜ合わせる。
2 卵焼き器にサラダ油少々を塗って中火にかけ、1を3〜4回に(途中油を塗りながら)分けて入れ、厚焼き卵を作る。

管理栄養士のアドバイス
五目たらこ炒めに味がついているので、卵液に混ぜて焼くだけ。焼いたあと、しばらくおいて落ち着かせると切りやすいです。

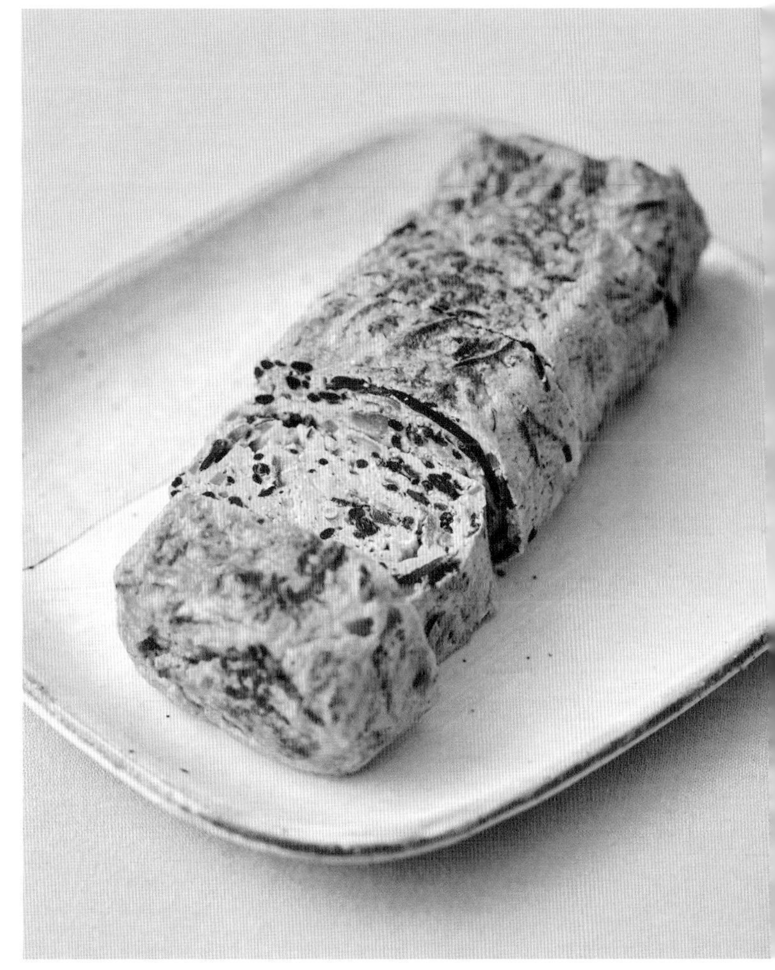

16日目

1人分 塩分量 1.6g エネルギー 744kcal

1人分 塩分量 0.7g エネルギー 353kcal

豚肉のごまみそ焼き

材料(1人分)
豚肩ロース肉…120g
A
- 減塩みそ…3g(小さじ1/2)
- 減塩しょうゆ…3g(小さじ1/2)
- 酒…3g(小さじ3/5)
- みりん…3g(小さじ1/2)
- 砂糖…3g(小さじ1)
- 白すりごま…2g(小さじ1)

サラダ油…2g(小さじ1/2)
さやいんげん…3〜4本(15g)
ミニトマト…1個(20g)

作り方

1 豚肉は余分な脂を切り落とし、縮まないように脂身と肉の間に切り込みを入れる。Aは合わせておく。いんげんは下ゆでして5cm長さに切る。

2 フライパンにサラダ油を中火で熱し、豚肉を焼く。途中返して両面色よく焼けたらAを加えて絡めながら煮詰める。食べやすく切って器に盛り、いんげん、半分に切ったミニトマトを添える。

1人分 塩分量 0.2g エネルギー 6kcal

塩昆布キャベツ

材料(1人分)
キャベツ…20g
塩昆布…1g

作り方

キャベツは2cm角くらいに切ってポリ袋に入れ、塩昆布を加えて揉み込む。空気を抜いて口をしばり、冷蔵庫に15分ほどおいてなじませる。

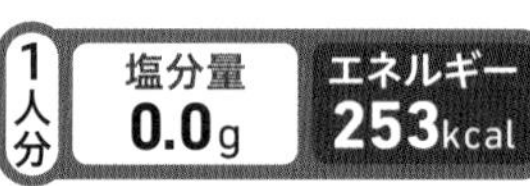

もち麦ごはん

材料(1人分)
もち麦ごはん(p.41)…180g

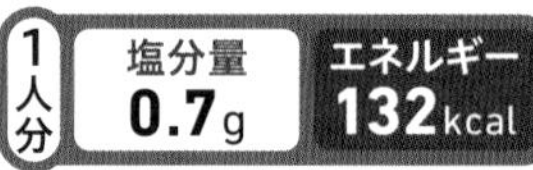

ポテトサラダ

材料(1人分)
じゃがいも…75g
にんじん…10g
玉ねぎ…10g
A
- マヨネーズ…12g(大さじ1)
- 塩…0.5g
- こしょう…少々
- パセリ(みじん切り)…少々

作り方

1 じゃがいもは一口大、にんじんは小さめの一口大に切ってやわらかくなるまでゆで、湯を切ってフォークなどでつぶす。

2 玉ねぎは繊維に沿って薄切りにして水にさらし、水気をよく絞る。

3 ボウルにAを混ぜ合わせ、1、2を加えてあえる。

管理栄養士のアドバイス

豚肉は焼きつけてから調味料を煮絡めることで塩分少なめでも味がしっかりつき、ごまとみその香ばしさが食欲をそそります。ポテトサラダはシンプルにマヨネーズと少量の塩で仕上げます。レモン汁やプレーンヨーグルトを加えてもおいしいです。

17日目

1人分 塩分量 1.8g エネルギー 512kcal

1人分 塩分量 0.7g エネルギー 162kcal

さわらの幽庵焼き

材料(1人分)
さわら…1切れ(80g)
A 減塩しょうゆ…6g(小さじ1)
　酒…6g(小さじ1強)
　みりん…6g(小さじ1)
大根…50g

作り方
1 さわらは水気をよく拭き取ってポリ袋に入れ、Aを加えて空気を抜いて口をしばり、15分ほど漬ける。
2 大根はすりおろして水気を切る。
3 1のさわらを魚焼きグリルで香ばしく焼く。器に盛って2を添え、あれば小ねぎを添える。

1人分 塩分量 0.9g エネルギー 79kcal

五目豆

材料(1人分)
大豆水煮…15g
干ししいたけ…1～2枚(2g)
にんじん…15g
ごぼう…15g
こんにゃく(アク抜き済み)…30g
A だし汁…120g
　減塩しょうゆ…9g(大さじ1/2)
　みりん…6g(小さじ1)
　砂糖…3g(小さじ1)

作り方
1 しいたけは水またはぬるま湯で戻し、石づきを取って1㎝角に切る。にんじん、ごぼう、こんにゃくも1㎝角に切る。
2 鍋にA、1、大豆を入れて中火にかけ、煮立ったら弱火にして具に火が通って汁気がほぼなくなるまで煮る。

1人分 塩分量 0.0g エネルギー 253kcal

もち麦ごはん

材料(1人分)
もち麦ごはん(p.41)…180g

1人分 塩分量 0.2g エネルギー 18kcal

もやしのあえ物

材料(1人分)
もやし…30g
かいわれ大根…5g
減塩めんつゆ(3倍濃縮)
…2g(小さじ1/3弱)
ごま油…1g(小さじ1/4)
白いりごま…少々

作り方
1 もやしは下ゆでしてざるにあげ、冷まして水気を絞る。かいわれ大根は根元を切り落とす。
2 ボウルにめんつゆとごま油を混ぜ合わせ、1を加えてあえる。器に盛り、ごまを振る。

管理栄養士のアドバイス
さわらは下味をつけることで焼きあがりが香ばしくなり、さっぱりとした大根おろしとよく合います。五目豆は大きさを揃えて切るのがポイント。ひと口でいろいろな食感が楽しめます。もやしのあえ物はごま油で風味アップ。

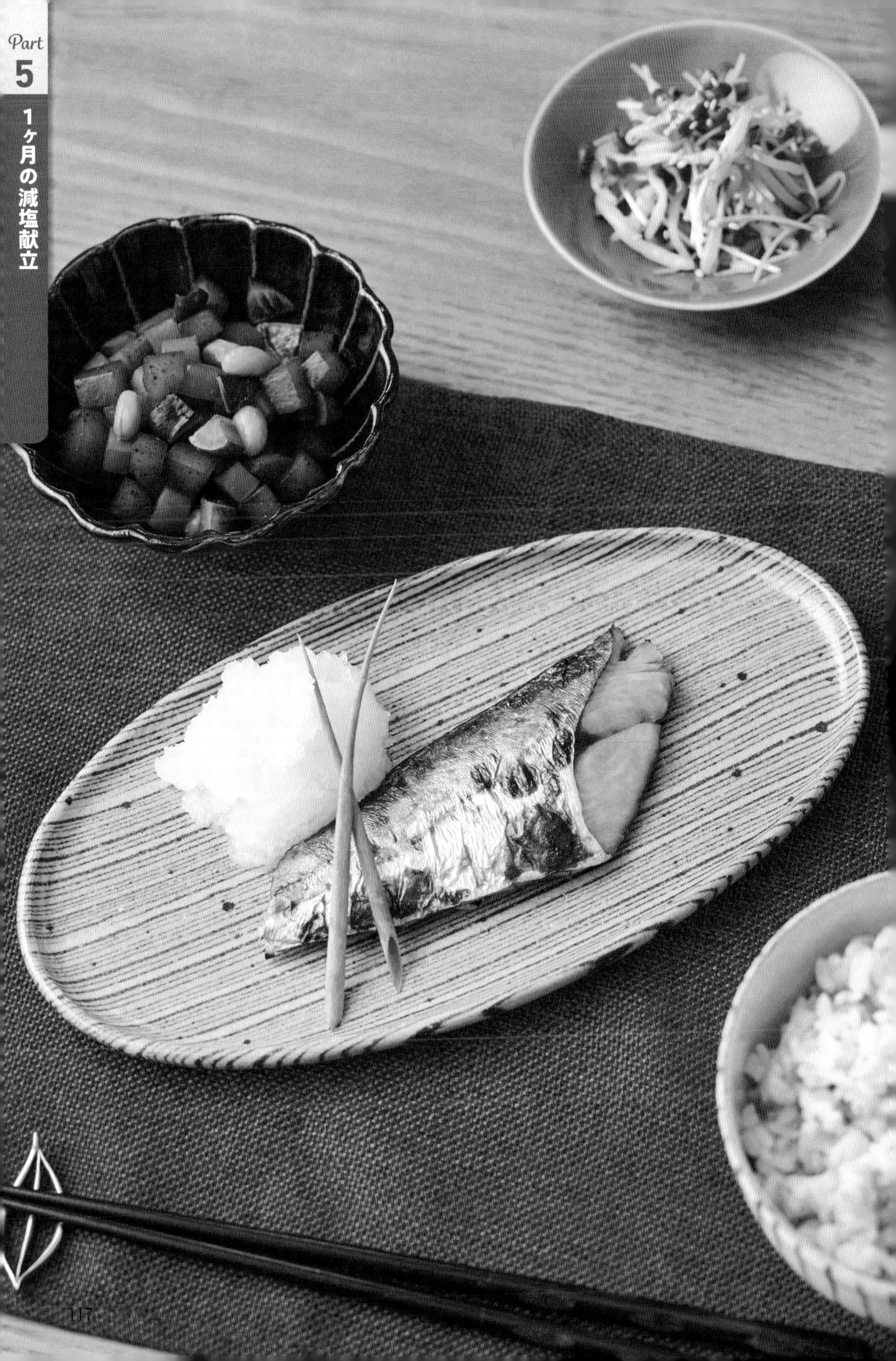

18日目

1人分　塩分量 1.5g　エネルギー 618kcal

1人分　塩分量 1.3g　エネルギー 528kcal

ハヤシライス

材料（1人分）
もち麦ごはん（p.41）…180g
牛もも薄切り肉…80g
玉ねぎ…50g
しめじ…20g
A｜カットトマト缶（食塩無添加）…120g
｜水…50g（大さじ3と1/3）
｜ウスターソース…6g（小さじ1）
｜トマトケチャップ…6g（小さじ1）
｜減塩しょうゆ…2g（小さじ1/3）
｜無塩バター…2g（小さじ1/2）
｜ブイヨン（固形）…1g（小さじ1/3）
薄力粉…6g（小さじ2）
オリーブ油…2g（小さじ1/2）

作り方

1 牛肉は大きければ食べやすく切る。玉ねぎは繊維に沿って3mm幅に切る。しめじは石づきを取ってほぐす。Aは合わせておく。

2 フライパンにオリーブ油を熱し、牛肉と玉ねぎを炒め、玉ねぎがしんなりしてきたらしめじを加えて炒める。薄力粉を振り入れて炒め、粉っぽさがなくなったらAを加えてかき混ぜながら2〜3分煮る。

3 器にごはんを盛り、2 をかける。

1人分　塩分量 0.2g　エネルギー 63kcal

グリーンサラダ

材料（1人分）
リーフレタス…1枚（15g）
パプリカ（黄）…10g
きゅうり…10g
赤玉ねぎ…5g
A｜マヨネーズ…8g（小さじ2）
｜レモン汁…4g

作り方

1 レタスは食べやすい大きさにちぎる。パプリカは薄切り、きゅうりは縦半分に切ってから斜め薄切りにする。玉ねぎは繊維に沿って薄切りにし、水にさらして水気を絞る。

2 1を合わせて器に盛り、混ぜたAをかける。

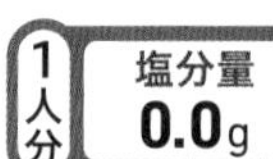

果物

材料（1人分）と作り方
りんご50gを食べやすい大きさに切る。

管理栄養士のアドバイス

ハヤシライスはトマト缶やケチャップに固形ブイヨンを少量加えて、旨味とコクのある仕上がりに。サラダはマヨネーズにレモン汁を加えて、さっぱり味にしつつ減塩します。デザートはカリウム豊富な果物を合わせて。

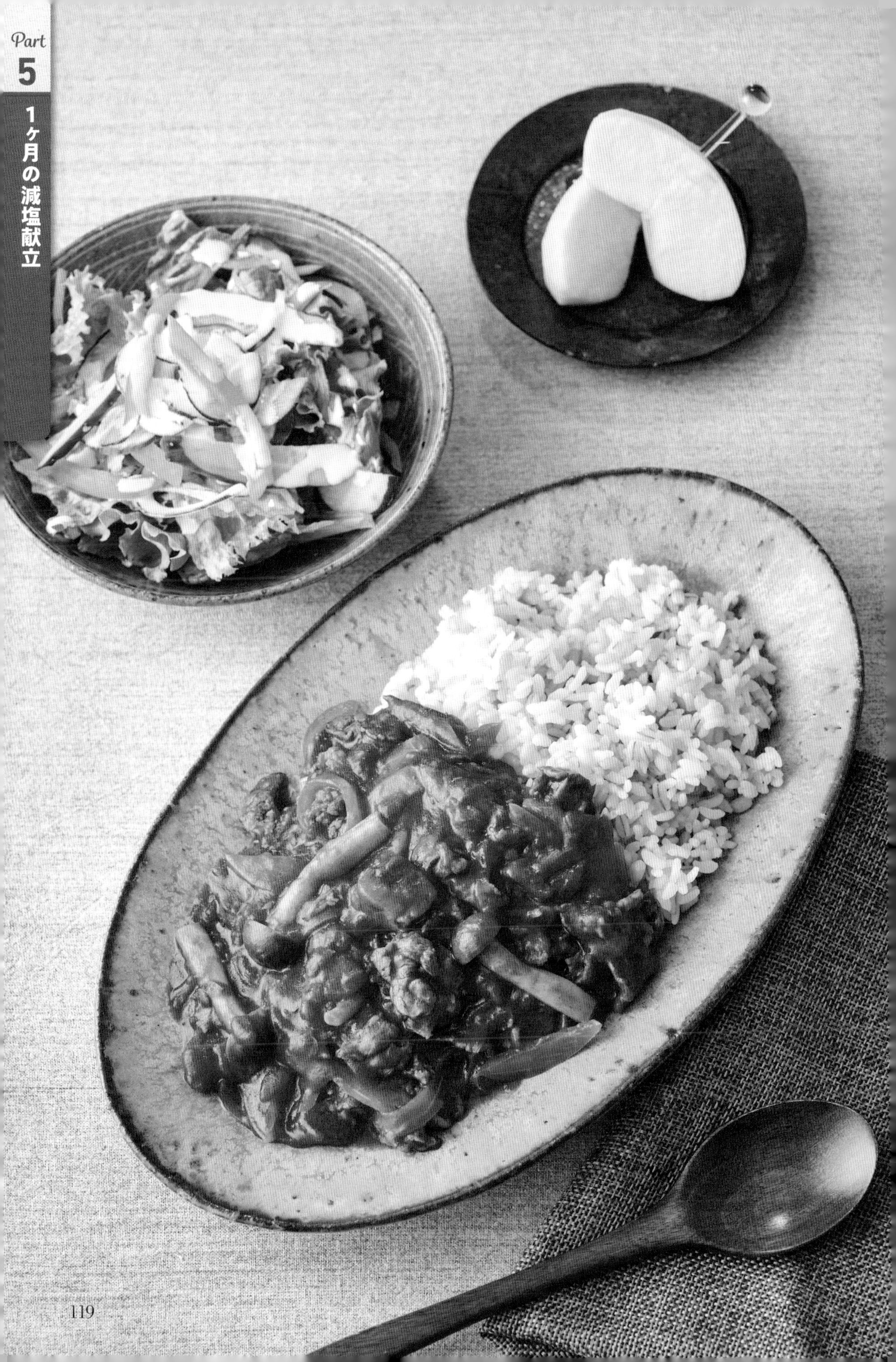

1人分 塩分量 1.5g エネルギー 514kcal

エスニック焼きそば

材料（1人分）
中華蒸しめん…150g
豚ひき肉…100g
にら…10g
パプリカ（赤）…30g
A
ウスターソース…6g（小さじ1）
鶏ガラスープのもと…1g（小さじ1/3）
粗びき黒こしょう…少々
ごま油…4g（小さじ1）
レモン（くし形切り）…1切れ（15g）

作り方

1 にらは3cm長さに切る。パプリカは薄切りにする。中華蒸しめんは電子レンジで30秒加熱する。

2 フライパンにごま油を中火で熱し、ひき肉をほぐしながら炒める。肉の色が変わってきたらパプリカを加えて炒め、めんを加えてほぐしながらさらに炒める。

3 Aとにらを加えて炒め合わせ、全体に味がなじんだら器に盛り、レモンを添える。

1人分 塩分量 0.3g エネルギー 103kcal

ほうれん草のピーナッツあえ

材料（1人分）
ほうれん草…50g
ピーナッツ（食塩不使用）…15g
減塩しょうゆ…4g（小さじ2/3）
砂糖…1.5g（小さじ1/2）

作り方

1 ほうれん草は下ゆでし、冷水にとって絞り、3cm長さに切る。

2 ピーナッツを粗く砕いてボウルに入れ、しょうゆと砂糖を加え混ぜ、1を加えてあえる。

19日目

1人分 塩分量 2.0g エネルギー 659kcal

1人分 塩分量 0.2g エネルギー 42kcal

カリフラワーとアスパラのカレー炒め

材料（1人分）
カリフラワー…60g
グリーンアスパラガス…1本（20g）
カレー粉…1g（小さじ1/2）
塩…0.2g
オリーブ油…2g（小さじ1/2）

作り方

1 カリフラワーは小房に分けてさっとゆでる。アスパラは3cm幅の斜め切りにして下ゆでする。

2 フライパンにオリーブ油を中火で熱し、1を炒める。油がまわったらカレー粉と塩で調味する。

管理栄養士のアドバイス

焼きそばは塩を使わず、旨味のあるウスターソースと鶏ガラスープのもとを合わせて調味します。炒め物はカレー粉で味つけて塩はごく少量に。あえ物はピーナッツで香ばしさをプラスします。

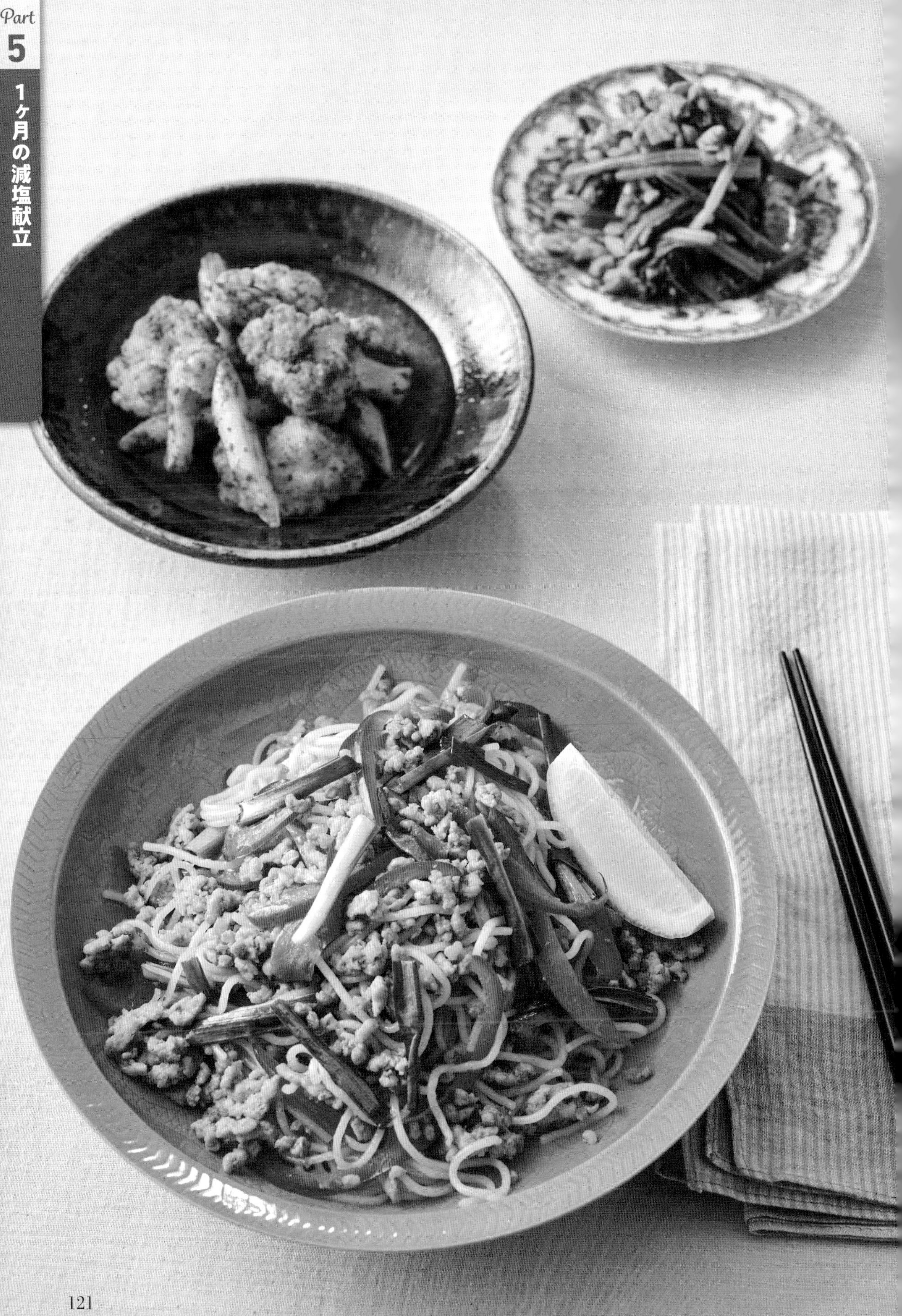

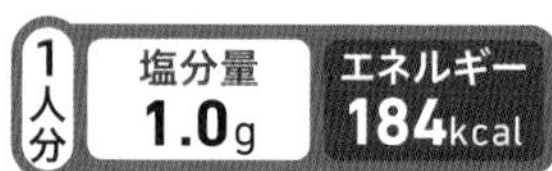

1人分 塩分量 1.0g エネルギー 184kcal

ホイコーロー

材料（1人分）
豚肩ロース薄切り肉…80g
キャベツ…50g
ピーマン…15g
長ねぎ…20g
A 甜麺醤…4g
減塩しょうゆ…3g（小さじ1/2）
酒…3g（小さじ3/5）
豆板醤…2g
ごま油…4g（小さじ1）

作り方

1 豚肉は大きければ食べやすい大きさに切る。キャベツは3㎝角、ピーマンは乱切り、長ねぎは7〜8㎜幅の斜め切りにする。Aは合わせておく。

2 フライパンにごま油を中火で熱し、豚肉を炒める。肉の色が変わったらキャベツ、ピーマン、長ねぎを加えて手早く炒める。油がまわったらAを加えて絡めながら炒め合わせる。

1人分 塩分量 0.2g エネルギー 24kcal

白菜の甘酢あえ

材料（1人分）
白菜…70g
A 酢…6g（小さじ1強）
砂糖…3g（小さじ1）
塩…0.2g
白いりごま…少々

作り方

1 白菜は縦半分に切ってから横5㎜幅に切る。

2 ポリ袋にAを入れて混ぜ、1を加えて軽く揉む。空気を抜いて口をしばり、冷蔵庫に15分ほどおいてなじませる。

20日目

1人分 塩分量 1.7g エネルギー 488kcal

1人分 塩分量 0.0g エネルギー 253kcal

もち麦ごはん

材料（1人分）
もち麦ごはん（p.41）…180g

1人分 塩分量 0.5g エネルギー 27kcal

春雨スープ

材料（1人分）
春雨…5g
にんじん…5g
もやし…10g
鶏ガラスープのもと…1g（小さじ1/3）
水…150g
ごま油…0.5g（小さじ1/8）

作り方

1 春雨は水で戻してキッチンばさみなどで食べやすい長さに切る。にんじんは2㎝長さのせん切りにする。

2 小鍋に水を入れて中火にかけ、沸騰したら鶏ガラスープのもとを加えて溶かし、1ともやしを加えて煮る。具に火が通ったらごま油をまわし入れる。

管理栄養士のアドバイス
野菜たっぷりの中華風献立。ホイコーローは甜麺醤や豆板醤を使った本格的な味わいです。さっぱりとしてシャキシャキの甘酢あえは箸休めに、春雨スープは具を厳選して最後のごま油で風味をアップします。

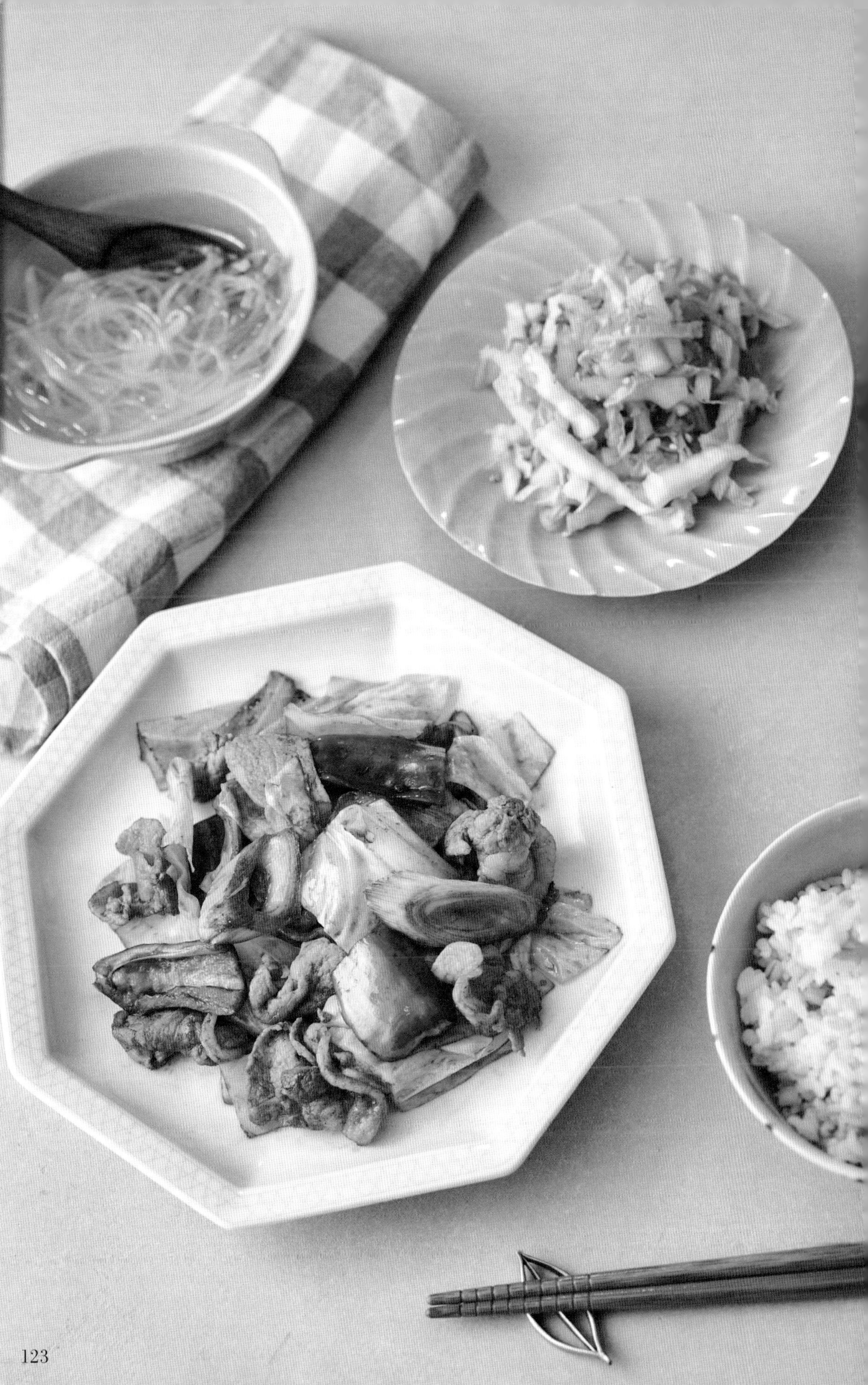

21日目

1人分 塩分量 1.6g エネルギー 462kcal

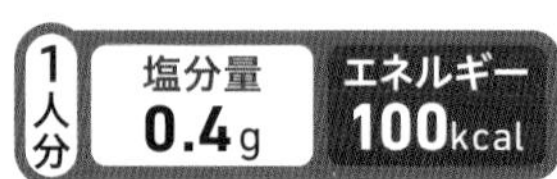

和風カルパッチョ

材料（1人分）
まぐろ（赤身、刺身用）…3枚（25g）
たい（刺身用）…3枚（25g）
玉ねぎ…15g
ブロッコリースプラウト…5g
A 減塩しょうゆ…4g（小さじ2/3）
　オリーブ油…2g（小さじ1/2）
　練りわさび…1g（小さじ1/5）

作り方

1 玉ねぎは薄切りにして水にさらし、水気をよく絞る。ブロッコリースプラウトは根元を切り落とし、3㎝長さに切る。

2 1を混ぜて器に敷き、まぐろとたいを並べ、混ぜたAをかける。

1人分 塩分量 0.4g エネルギー 91kcal

高野豆腐とにらの炒り煮

材料（1人分）
高野豆腐…約1/2個（8g）
にら…5g
干しえび…1g
A だし汁…30g
　減塩しょうゆ…3g（小さじ1/2）
　みりん…3g（小さじ1/2）
　酒…3g（小さじ3/5）
サラダ油…4g（小さじ1）

作り方

1 高野豆腐は水に浸して戻し、軽く絞って3㎝長さ、5㎜角の拍子木切りにする。にらは3㎝長さに切る。

2 鍋にサラダ油を中火で熱し、高野豆腐と干しえびを入れて軽く炒める。Aを加えて煮含め、汁気がなくなってきたらにらを加えてさっと煮る。

1人分 塩分量 0.0g エネルギー 253kcal

もち麦ごはん

材料（1人分）
もち麦ごはん（p.41）…180g

1人分 塩分量 0.8g エネルギー 18kcal

なめことねぎのみそ汁

材料（1人分）
なめこ…15g
長ねぎ…5g
だし汁…120g
減塩みそ…6g（小さじ1）

作り方

1 なめこは軽く洗う。長ねぎは小口切りにする。

2 鍋にだし汁を入れて中火にかけ、煮立ったらみそを溶き入れ、なめこと長ねぎを加える。ひと煮立ちしたら器に盛る。

管理栄養士のアドバイス

魚の刺身はたれをかけたカルパッチョにすると、しょうゆにつけて食べるより調味料が抑えられます。炒り煮は桜えびがポイント、高野豆腐が香ばしさや旨味を吸っておいしくなります。みそ汁は少なめのだし汁で煮て減塩みそで調味しましょう。

1人分 塩分量 1.1g エネルギー 465kcal

肉巻きおにぎり

材料(1人分)
もち麦ごはん(p.41)…180g
豚肩ロース薄切り肉 60g
グリーンアスパラガス…1本(20g)
エリンギ…15g
トマト(くし形切り)…1切れ(30g)
塩…0.5g
A 減塩しょうゆ…6g(小さじ1)
　酢…3g(小さじ3/5)
　砂糖…3g(小さじ1)
　粗びき黒こしょう…少々
サラダ油…4g(小さじ1)

作り方

1 ごはんは2等分して俵型のおにぎりにし、豚肉で巻く。

2 アスパラは5㎝長さに切り、エリンギはアスパラに合わせて切る。トマトは半分に切る。

3 フライパンにサラダ油を中火で熱し、**2**をソテーして塩を振り、器に盛る。続けて**1**を入れて転がしながら全体に焼き色がついて肉に火が通るまで焼いて器に盛る。

4 続けてフライパンに**A**を入れて少し煮詰め、**3**の肉巻きおにぎりの表面に塗る。

管理栄養士のアドバイス
ごはんをアレンジした肉巻きおにぎりは、いつもと見た目が変わり、楽しい食卓となります。たれを煮詰めたところにおにぎりを戻し入れて煮絡めてもOK。塩を使わず甘酸っぱく仕上げたさつまいもは箸休めに最適。すまし汁は減塩しょうゆを使って塩分控えめにします。

22日目

1人分 塩分量 2.0g エネルギー 616kcal

1人分 塩分量 0.1g エネルギー 137kcal

さつまいものレモン煮

材料(1人分)
さつまいも…50g
A 水…50g(大さじ3と1/3)
　はちみつ…21g(大さじ1)
　レモン汁…6g
黒いりごま…少々

作り方

1 さつまいもは皮つきのまま6〜7㎜幅の輪切りにし、水にさらして水気を切る。

2 鍋に**1**と**A**を入れて中火にかけ、煮立ったらごく弱火にしてふたをし、さつまいもがやわらかくなるまで煮る。器に盛り、ごまを振る。

1人分 塩分量 0.8g エネルギー 14kcal

すまし汁

材料(1人分)
焼き麩(手鞠麩など)…小6個(0.9g)
三つ葉…1g
A だし汁…150g
　減塩しょうゆ…6g(小さじ1)
　酒…3g(小さじ3/5)
　塩…0.2g

作り方

1 三つ葉は3㎝長さに切る。

2 鍋に**A**を入れて中火にかけ、煮立ったら麩と**1**を加えてひと煮立ちしたら火を止める。

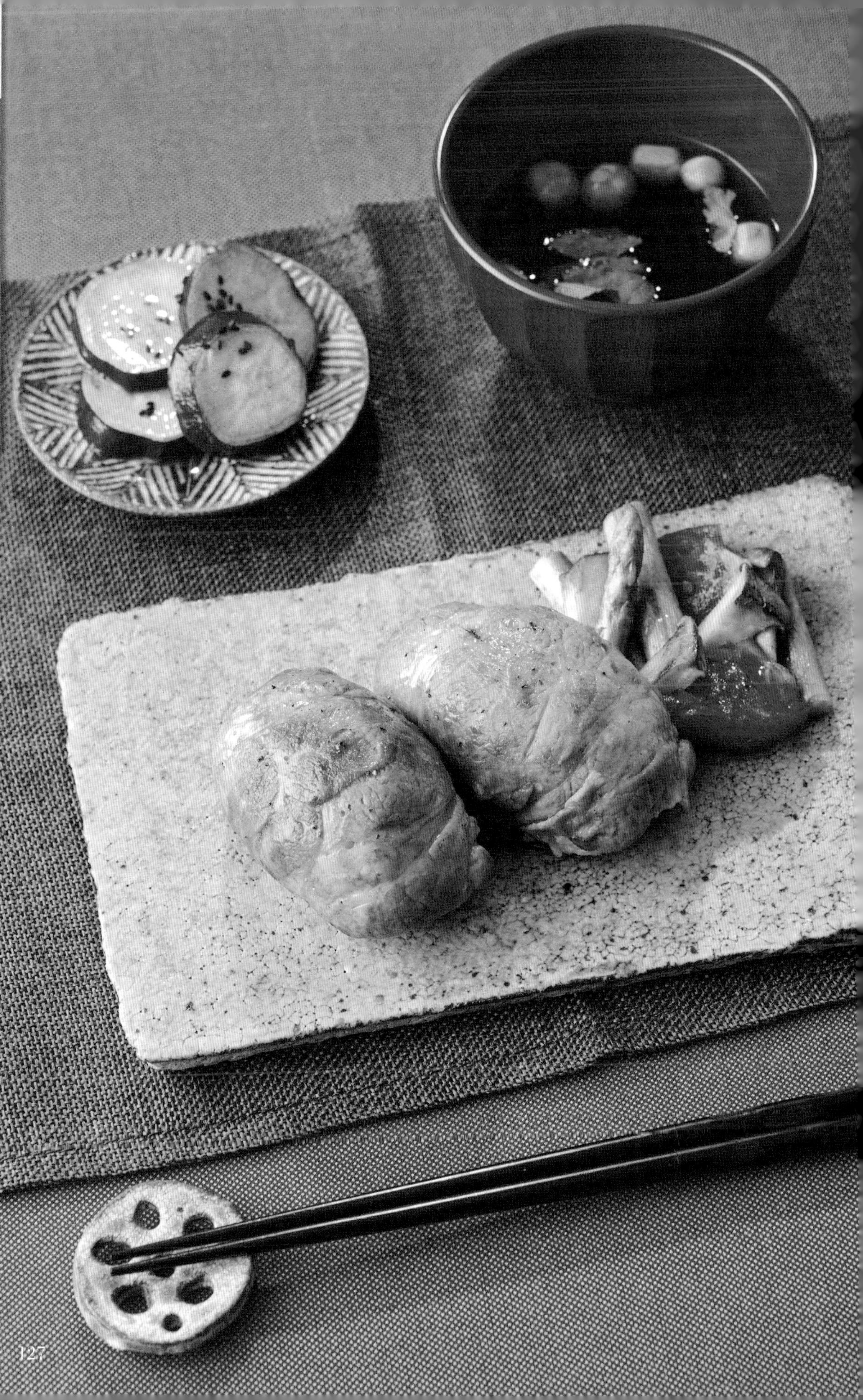

23日目

1人分 塩分量 1.6g エネルギー 655kcal

1人分 塩分量 0.9g エネルギー 308kcal

鶏肉のアップルソース焼き

材料（1人分）
鶏もも肉（皮なし）…120g
りんご…50g
A はちみつ…7g（小さじ1）
A 減塩しょうゆ…6g（小さじ1）
A 酒…3g（小さじ3/5）
オリーブ油…4g（小さじ1）
キャベツ（せん切り）…60g
マヨネーズ…10g（小さじ2と1/2）

作り方
1 りんごは皮をむいて分量分すりおろし、Aを加えて混ぜる。
2 鶏肉はめん棒などでたたいて伸ばし、オリーブ油を中火で熱したフライパンに入れて焼く。途中返して両面香ばしく焼けたら1を加え、絡めながら煮詰める。
3 鶏肉を取り出して食べやすく切り、器に盛ってフライパンに残ったソースをかけ、キャベツとマヨネーズを添える。

1人分 塩分量 0.1g エネルギー 51kcal

ミックスベリーヨーグルト

材料（1人分）
冷凍ミックスベリー（ブルーベリー、ラズベリー、ストロベリー、ブラックベリーなど）…30g
プレーンヨーグルト（低脂肪）…80g
はちみつ…1g（小さじ1/7）

作り方
器にミックスベリーとヨーグルトを盛り合わせ、はちみつをかける。

1人分 塩分量 0.0g エネルギー 253kcal

もち麦ごはん

材料（1人分）
もち麦ごはん（p.41）…180g

1人分 塩分量 0.6g エネルギー 43kcal

キャロットラペ

材料（1人分）
にんじん…60g
A 酢…9g（大さじ1/2強）
A オリーブ油…2g（小さじ1/2）
A 砂糖…1g（小さじ1/3）
A 塩…0.5g
A 粗びき黒こしょう…少々

作り方
1 にんじんはせん切りにする。
2 ポリ袋にAを混ぜ合わせ、1を入れて軽く揉む。空気を抜いて口をしばり、冷蔵庫で15分ほどおいてなじませる。

管理栄養士のアドバイス
りんごをすりおろして加えることで、少ない調味料でも鶏肉全体に味が絡まります。たれをキャベツに絡めて食べるとおいしいです。ラペの酢はオレンジの絞り汁に代えても◎。その場合は、砂糖は加えずに作りましょう。デザートはお好みの冷凍フルーツでぜひ。

24日目

1人分 塩分量 2.3g エネルギー 507kcal

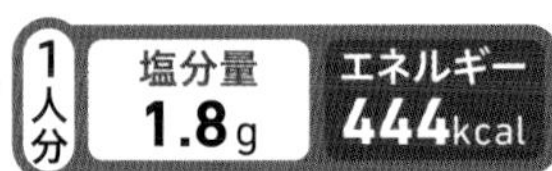
1人分
塩分量
1.8g
エネルギー
444kcal

魚介のトマトパスタ

材料（1人分）
リングイネ…100g
バナメイえび…50g
あさり（殻付き、砂抜き済み）…30g
にんにく…5g
水…100g
A ホールトマト缶（食塩無添加）…100g
　塩…1g（小さじ1/6）
　粗びき黒こしょう…少々
オリーブ油…2g（小さじ1/2）
パセリ（みじん切り）…少々

作り方

1 えびは殻をていねいにはずし（あとで使う）、背わたを取り除いて洗い、水気をよく拭く。あさりはよく洗う。にんにくはつぶして刻む。

2 フライパンにえびの殻を入れて弱火にかけ、焦がさないように注意しながら香りが立つまで乾煎りし、水分が飛んだら一旦取り出す。

3 鍋にたっぷりの湯を沸かし、リングイネを袋の表示通りゆでてざるにあげる。

4 フライパンにオリーブ油とにんにくを入れて弱火にかけ、香りが立ったらあさりを加えて中火にしてふたをする。あさりの口が開いたらふたをとり、2とえび、水を加える。

5 ふつふつとしてきたらAを加えてトマトをつぶしながら混ぜ、えびの殻を除く。ゆであがったリングイネを加え混ぜ、ひと煮立ちしたら器に盛り、パセリを振る。

管理栄養士のアドバイス
パスタをゆでるとき、塩は入れないこと。えびの殻を乾煎りして煮込む際に加えることで風味を引き立たせます。あさりやトマト缶も加わって旨味はしっかり。サラダはシンプルに、デザートは市販のゼリーを活用して時短！

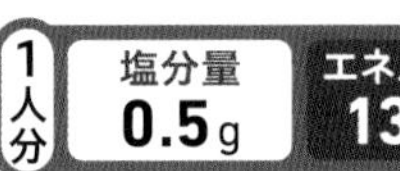
1人分
塩分量
0.5g
エネルギー
13kcal

玉ねぎサラダ

材料（1人分）
玉ねぎ…15g
かいわれ大根…5g
ポン酢しょうゆ…6g（小さじ1）
かつお節…少々

作り方

1 玉ねぎは薄切りにして水にさらし、水気をよく絞る。かいわれ大根は根元を切り落とし、半分の長さに切る。

2 1を合わせて器に盛り、ポン酢しょうゆをかけ、かつお節をのせる。

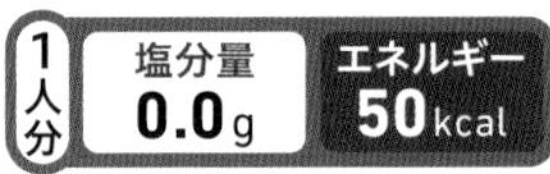
1人分
塩分量
0.0g
エネルギー
50kcal

コーヒーゼリー

材料（1人分）
コーヒーゼリー（市販）…100g
クリーム（植物性脂肪）…3g（小さじ3/5）

作り方

コーヒーゼリーをフォークなどでくずして器に盛り、クリームをかける。

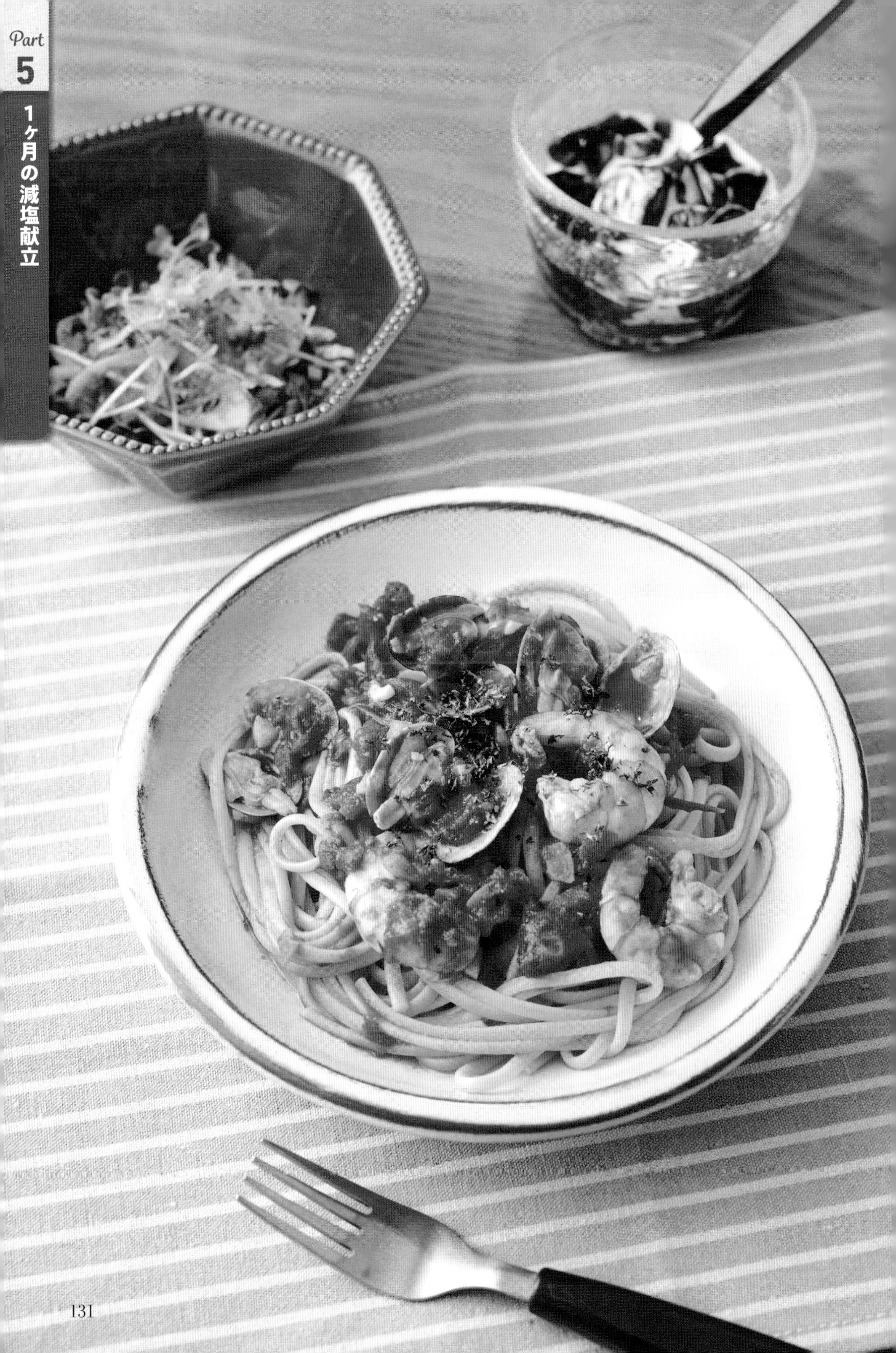

25日目

1人分 塩分量 1.9g エネルギー 753kcal

1人分 塩分量 1.9g エネルギー 689kcal

ビビンパ丼

材料（1人分）
もち麦ごはん（p.41）…180g
牛肩ロース薄切り肉…60g
A しょうが（すりおろし）…5g
　甜麺醤…5g（小さじ1弱）
　砂糖…5g（大さじ1/2強）
　減塩しょうゆ…3g（小さじ1/2）
ほうれん草…50g
にんじん…20g
B 鶏ガラスープのもと…2g（小さじ2/3）
　ごま油…5g（小さじ1強）
　白いりごま…3g（大さじ1/2）
ごま油…2g（小さじ1/2）
温泉卵…1個（50g）

作り方

1 牛肉は大きければ食べやすい大きさに切り、Aを揉み込む。ごま油を中火で熱したフライパンで火が通るまで炒める。

2 ほうれん草は下ゆでして冷水にとって絞り、3cm長さに切ってBの半量をあえる。

3 にんじんは3cm長さのせん切りにして下ゆでし、冷水にとって絞り、残りのBであえる。

4 器にごはんを盛り、1、2、3をのせ、真ん中に温泉卵をのせる。

1人分 塩分量 0.0g エネルギー 64kcal

オレンジゼリー

材料（1人分）
オレンジゼリー（市販）…65g
オレンジ…25g

作り方

ゼリーはスプーンなどですくい、オレンジは食べやすく切って器に盛り合わせる。あればミントの葉を散らす。

管理栄養士のアドバイス

ビビンパ丼は市販のものは塩分が高めなので、ぜひ手作りで楽しんで。ほうれん草とにんじんの下ゆでは、レンジ加熱でもOKです。しっかりお腹にたまるので、あと一品は柑橘系のデザートですっきりと。

26日目

1人分 塩分量 1.8g エネルギー 536kcal

1人分 塩分量 1.2g エネルギー 244kcal

車麩のフライ

材料(1人分)
車麩…1個(12g)
薄力粉…少々
溶き卵…少々
パン粉…少々
揚げ油…適量
ミニトマト…1個(20g)
水菜…20g
中濃ソース…7g(小さじ1)
粒マスタード…3g(小さじ3/5)

●八方だし
だし汁…100g
減塩しょうゆ…6g(小さじ1)
みりん…6g(小さじ1)

作り方

1 ボウルに八方だしの材料を合わせ、車麩を30分ほど浸して戻す。

2 車麩を取り出して両手で挟んでしっかり絞り、半分に切って薄力粉、溶き卵、パン粉の順にまぶし、170〜180℃に熱した揚げ油でからりと揚げる。

3 器に盛り、3㎝長さに切った水菜、半分に切ったミニトマトを添え、ソースをかけ、粒マスタードを添える。

1人分 塩分量 0.4g エネルギー 23kcal

おろしなめたけ

材料(1人分)
大根…100g
なめたけ(市販)…10g
青じそ(せん切り)…1枚分(1g)

作り方

大根はすりおろして水気を切り、器に盛る。なめたけをかけ、青じそをのせる。

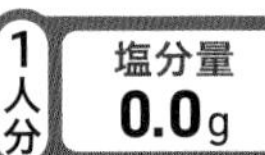

1人分 塩分量 0.0g エネルギー 253kcal

もち麦ごはん

材料(1人分)
もち麦ごはん(p.41)…180g

1人分 塩分量 0.2g エネルギー 16kcal

ピリ辛こんにゃく

材料(1人分)
こんにゃく(アク抜き済み)…50g
A 減塩しょうゆ…3g(小さじ1/2)
A みりん…3g(小さじ1/2)
A 酒…3g(小さじ3/5)
七味唐辛子　少々

作り方

1 こんにゃくはスプーンなどで食べやすい大きさにちぎる。

2 鍋にA、1を入れて中火にかけ、ふつふつしたら弱火にして汁気がなくなるまで絡めながら煮詰める。器に盛り、七味唐辛子を振る。

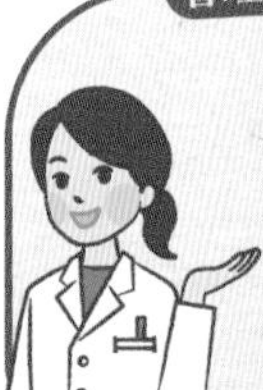

管理栄養士のアドバイス

揚げた車麩はボリュームがあって、まるでお肉のよう。八方だしで戻すことで下味がしっかりつき、かけるソースが少量で済みます。副菜は、市販のなめたけを活用した調味不要な一品とヘルシーなこんにゃく炒め。おろしなめたけをフライのソース代わりにしてもおいしいです。

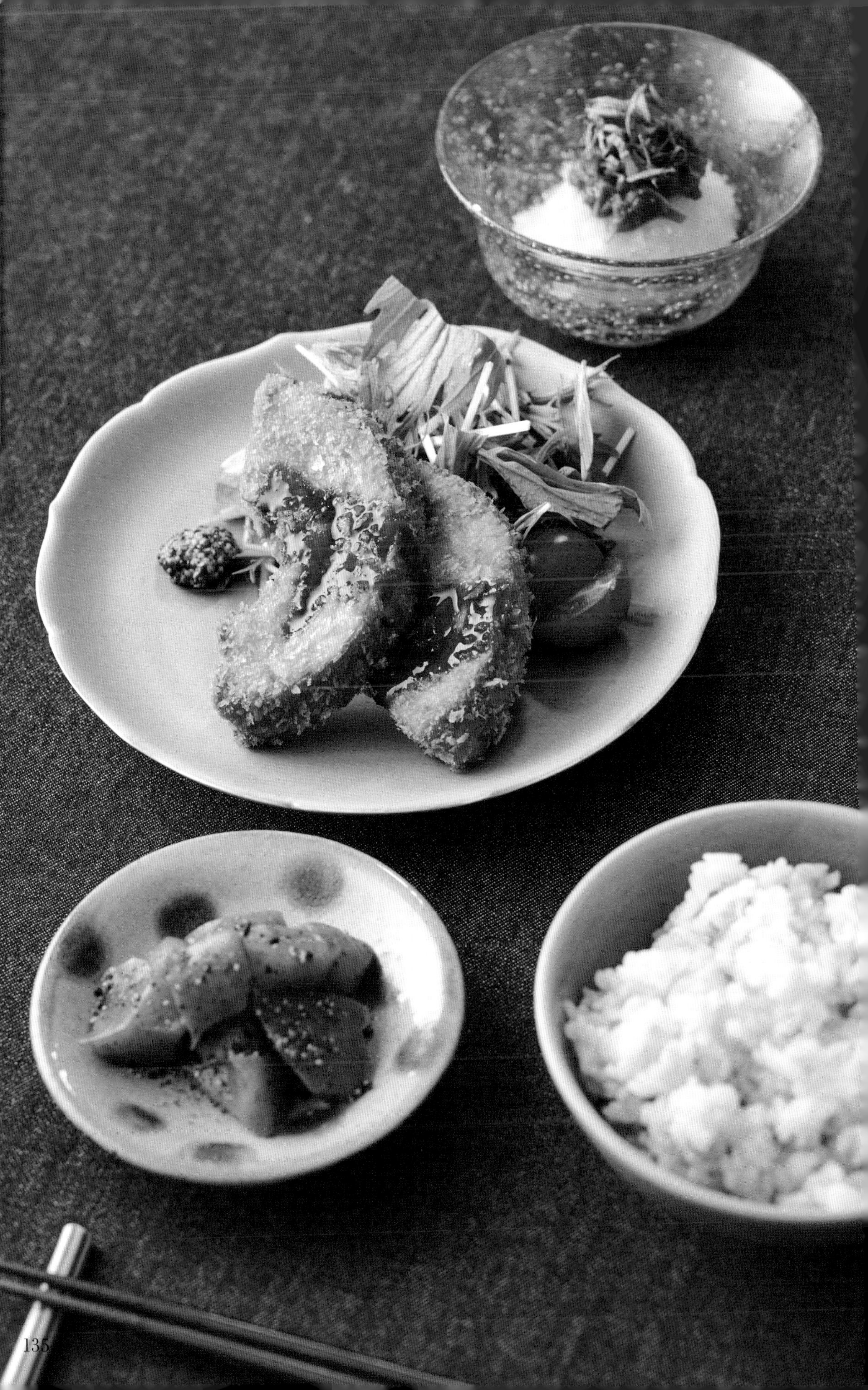

27日目

1人分　塩分量 1.6g　エネルギー 841kcal

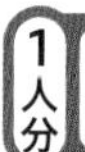

1人分　塩分量 1.4g　エネルギー 780kcal

バターチキンカレー

材料（1人分）

鶏もも肉（皮なし）…120g

A
- プレーンヨーグルト…7g（大さじ1/2弱）
- カレー粉…3g（大さじ1/2）

B
- 玉ねぎ（みじん切り）…15g
- しょうが（すりおろし）…1.5g
- にんにく（すりおろし）…1.5g

C
- カットトマト缶（食塩無添加）…200g
- 牛乳…30g（大さじ2）
- トマトケチャップ…3g（小さじ1/2）
- カレー粉…3g（大さじ1/2）
- 鶏ガラスープのもと…1g（小さじ1/3）
- 塩…0.2g

生クリーム（植物性）…50g（大さじ1と1/3）

バター…15g（大さじ1と1/3弱）

もち麦ごはん（p.41）…180g

白いりごま…2g（小さじ1）

作り方

1 鶏肉は食べやすい大きさに切ってポリ袋に入れ、Aを加えて軽く揉む。空気を抜いて口をしばり、冷蔵庫で1時間ほど漬ける。Cは合わせておく。

2 フライパンを弱火で熱してバターを溶かし、Bを炒める。香りが立ったらCを加えて中火にし、1を漬け汁ごと加えて混ぜながら煮る。

3 煮立ったら弱火にして肉に火が通るまで10分ほど煮込み、生クリームを加えてひと煮立ちしたら火を止めて器に盛る。もち麦ごはんにごまを混ぜて別の器に盛り、添える。

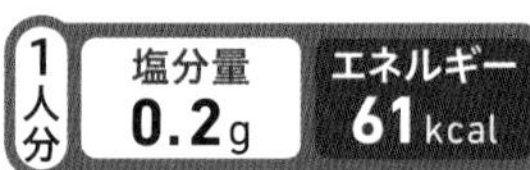

1人分　塩分量 0.2g　エネルギー 61kcal

パプリカとエリンギのマリネ

材料（1人分）

パプリカ（赤）…30g

エリンギ…15g

セロリ…15g

A
- オリーブ油…4g（小さじ1）
- マリネ液（市販）…15g

作り方

1 パプリカは5㎜幅の薄切り、セロリは斜め薄切りにする。エリンギは長さを半分に切ってから四つ割りにし、さっとゆでて水気をよく切る。

2 ボウルにAを混ぜ合わせ、1を加えてあえる。

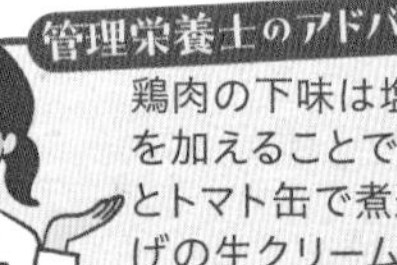

管理栄養士のアドバイス

鶏肉の下味は塩ではなくカレー粉で、ヨーグルトを加えることで肉質をやわらかくします。香味野菜とトマト缶で煮込むことで旨味とコクが出て、仕上げの生クリームでまろやかさが加わって本格的な味わいに。副菜はマリネ液を活用してさっぱりと。

28日目

1人分 塩分量 1.5g エネルギー 725kcal

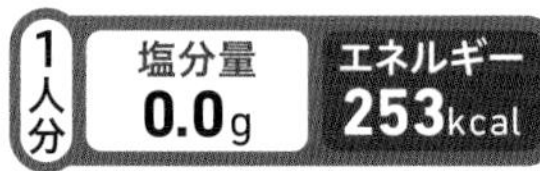

もち麦ごはん

材料（1人分）
もち麦ごはん（p.41）…180g

1人分 塩分量 1.2g エネルギー 269kcal

トマたま肉炒め

材料（1人分）
トマト…100g
卵…1個（50g）
豚こま切れ肉…50g
豆苗…50g
A 鶏ガラスープのもと…1g（小さじ1/3）
　塩…0.5g
　粗びき黒こしょう…少々
サラダ油…4g（小さじ1）

作り方

1 トマトはくし形切りにする。豆苗は根元を切り落として半分の長さに切る。

2 卵は割りほぐし、サラダ油をよく熱したフライパンで半熟程度に炒め、一旦取り出す。

3 続けてフライパンに豚肉を入れて炒め、肉の色が変わったらトマトと豆苗を加えてさっと炒める。**A**を加えて混ぜ合わせ、**2**を戻し入れて軽く炒める。

1人分 塩分量 0.0g エネルギー 26kcal

果物

材料（1人分）と作り方
キウイフルーツ50gを食べやすい大きさに切る。

1人分 塩分量 0.3g エネルギー 177kcal

えのきのから揚げ

材料（1人分）
えのきだけ…70g
A 酒…5g（小さじ1）
　減塩しょうゆ…3g（小さじ1/2）
　みりん…3g（小さじ1/2）
　にんにく（すりおろし）…1g
片栗粉…少々
揚げ油…適量

作り方

1 えのきは根元を切り落とし、小房に分ける。ポリ袋に**A**を合わせてえのきを加えて軽く揉む。空気を抜いて口をしばり、冷蔵庫に15分ほどおいてなじませる。

2 えのきに片栗粉を薄くまぶし、180～190℃に熱した揚げ油でからりと揚げる。

管理栄養士のアドバイス

主菜はシンプルな味つけながらトマトや豚肉の旨味が重なり、コクがアップ。ふわふわ卵とシャキシャキとした豆苗の食感も楽しく、ごはんが進みます。から揚げにしたえのきは下味ときのこの旨味で、そのままスナック感覚で食べられます。

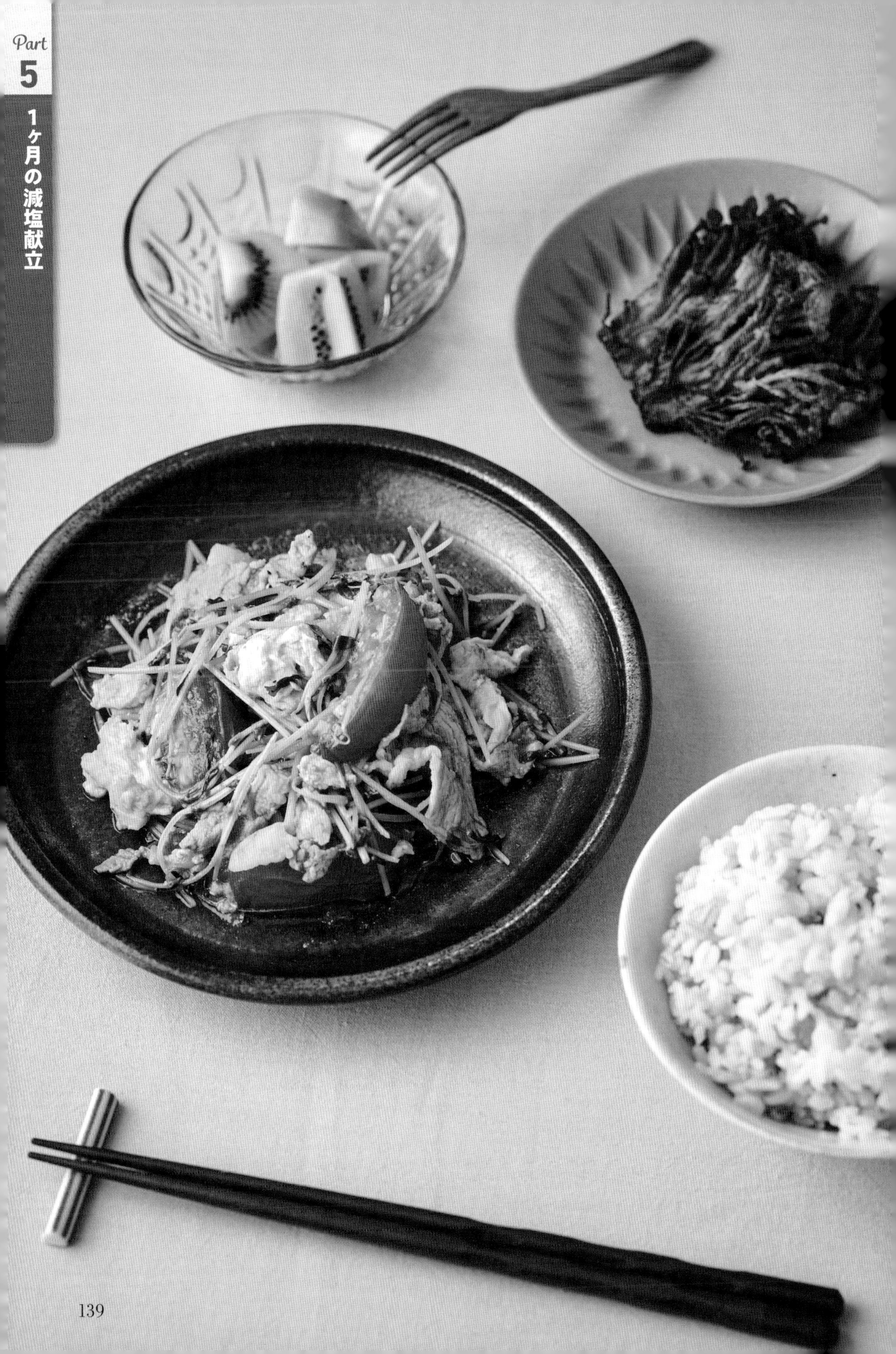

29日目

1人分　塩分量 1.5g　エネルギー 483kcal

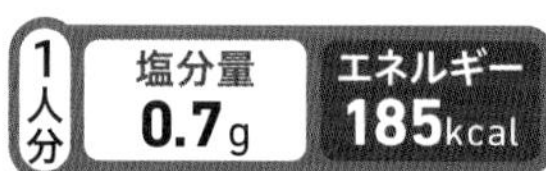

パン

材料（1人分）
胚芽入りロールパン…2個（60g）

1人分　塩分量 0.5g　エネルギー 210kcal

めかじきのハニーマスタードソテー

材料（1人分）
めかじき…100g
A
- 酢…8g（大さじ1/2強）
- 酒…6g（小さじ1強）
- はちみつ…6g（小さじ1弱）
- 減塩しょうゆ…2g（小さじ1/3）
- 粒マスタード…3g（小さじ3/5）

オリーブ油…3g（小さじ3/4）
ベビーリーフ…20g
ミニトマト…1個（20g）

作り方

1 めかじきは水気をよく拭き取る。Aは合わせておく。

2 フライパンにオリーブ油を中火で熱し、めかじきを焼く。途中返して火がほぼ通ったらAを加え、絡めながら煮詰める。器に盛り、ベビーリーフとミニトマトを添える。

1人分　塩分量 0.3g　エネルギー 88kcal

ごぼうサラダ

材料（1人分）
ごぼう…30g
にんじん…10g
きゅうり…10g
A
- マヨネーズ…9g（小さじ2強）
- 減塩しょうゆ…1.5g（小さじ1/4）
- 砂糖…1g（小さじ1/3）
- 白いりごま…少々

作り方

1 ごぼうは斜め薄切りにしてからせん切りにし、酢水（分量外）に浸してざるにあげる。にんじんはごぼうの長さに合わせてせん切りにする。合わせて下ゆでし、火が通ったらざるにあげて冷ます。

2 きゅうりは斜め薄切りにしてからせん切りにする。

3 ボウルにAを混ぜ合わせ、1、2を加えてあえる。

管理栄養士のアドバイス

パンは食物繊維など栄養成分が豊富な胚芽入りロールパンを使用。減塩のものがあれば優先的に選んでください。めかじきのソテーははちみつと粒マスタードを合わせ、コクのある甘さの中にアクセントをつけました。サラダは食感よく、満腹中枢を刺激します。

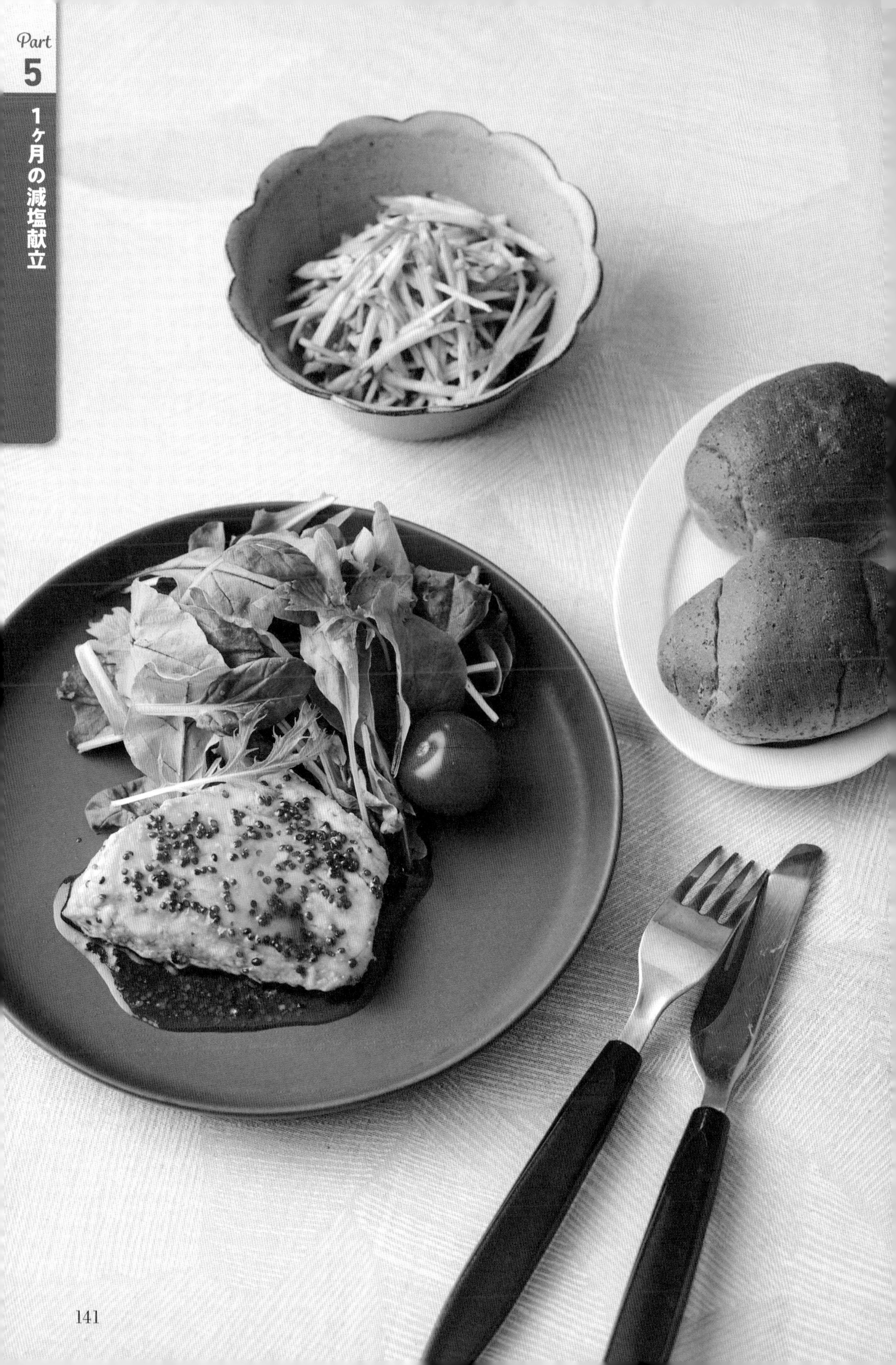

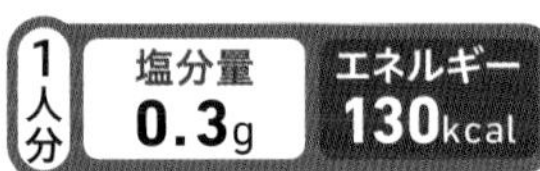
1人分
塩分量
0.3g
エネルギー
130kcal

韓国風おにぎり

材料（1人分）
もち麦ごはん（p.43）…90g
白菜キムチ…10g
小ねぎ…5g
白いりごま…少々
焼きのり（全形）…1/6枚（0.5g）

作り方

1 キムチは細かく刻む。小ねぎは小口切りにする。

2 ごはんに1とごまを加えてさっくり混ぜ、おにぎりにしてのりで包む。

1人分 塩分量 1.0g エネルギー 472kcal

にらチヂミ

材料（1人分）
にら…25g
A
- 水…80g
- 薄力粉…36g（大さじ4）
- 片栗粉…27g（大さじ3）
- 鶏ガラスープのもと…1g（小さじ1/3）

ごま油…8g（小さじ2）
B
- 減塩しょうゆ…6g（小さじ1）
- 砂糖…1.5g（小さじ1/2）
- ごま油…2g（小さじ1/2）
- 酢…5g（小さじ1）
- 白いりごま…少々

作り方

1 にらは3cm長さに切る。

2 ボウルにAを入れて、粉っぽさがなくなるまで切るように混ぜ、1を加えて混ぜ合わせる。

3 フライパンにごま油を中火で熱し、2を流し入れて円形に整え、途中返しながら両面揚げ焼きにする。食べやすく切って器に盛り、混ぜたBのたれを添える。

30日目

1人分 塩分量 2.1g エネルギー 670kcal

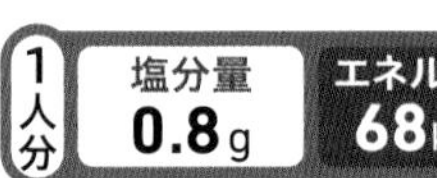
1人分
塩分量
0.8g
エネルギー
68kcal

たけのこのスープ

材料（1人分）
たけのこ（水煮、細切り）…10g
豚ひき肉…10g
ミニトマト…1個（20g）
にんにく（すりおろし）…1g
しょうが（すりおろし）…1g
A
- 水…150g
- 酒…3g（小さじ3/5）
- 鶏ガラスープのもと…1.5g（小さじ1/2）
- 減塩しょうゆ…1g（小さじ1/6）

B
- 片栗粉…3g（小さじ1）
- 水…3g（小さじ3/5）

ごま油…2g（小さじ1/2）
白髪ねぎ…少々

作り方

1 ミニトマトは4等分に切る。A、Bはそれぞれ合わせておく。

2 鍋にごま油を中火で熱し、ひき肉、にんにく、しょうがを加えて肉をほぐしながら炒める。

3 肉の色が変わってきたらたけのこ、ミニトマト、Aを加える。ひと煮立ちしたらBを加えてとろみをつけ、器に盛り、白髪ねぎをのせる。

管理栄養士のアドバイス

ごまの香りが食欲をそそる韓国風献立。おにぎりはキムチ味でまとめて塩いらず。チヂミはにらがたっぷり入って風味よく、食べごたえがあります。スープはとろみをつけて減塩を感じさせない味わいに。

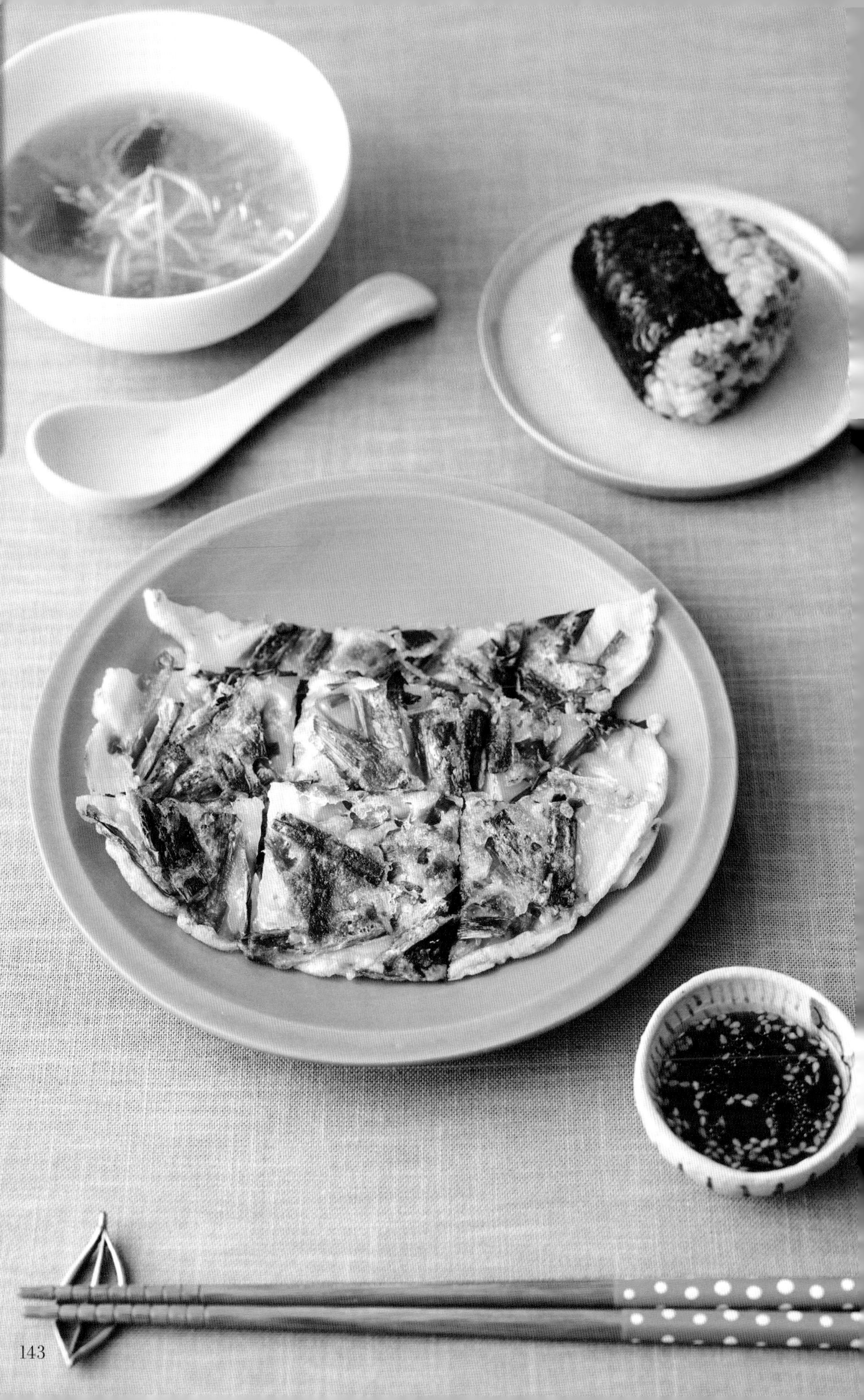

外食で塩分を減らす 4つのコツ

長時間外出しているときや人づき合いなどで、外食が避けられないこともあります。
外食は塩分量が多くなる傾向があるため、
メニューの選び方や食べ方などコツを覚えておきましょう。

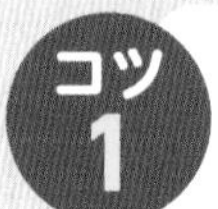

一品料理ではなく定食を選ぶ

お店選びでは、カロリーや塩分量など栄養成分表示が書かれたメニューブックを置いているところがベター。なければメニューからごはん、主菜、副菜が別々になっている定食スタイルを選択しましょう。丼ものやラーメン、ピザなど、一品完結メニューは塩分が多くなりがち。パスタやチャーハンなどもサラダつきのセットにします。

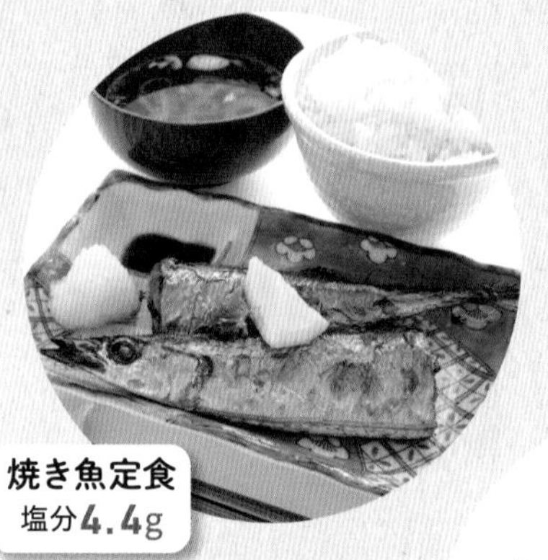

焼き魚定食
塩分4.4g

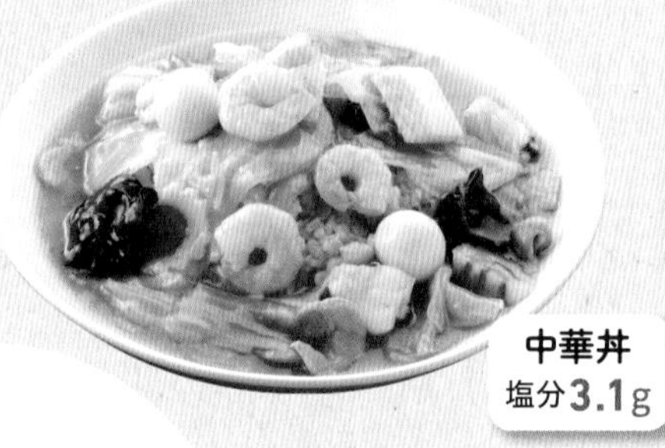

中華丼
塩分3.1g

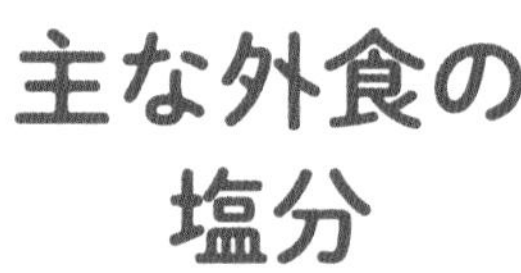

照り焼きバーガー
塩分4.1g

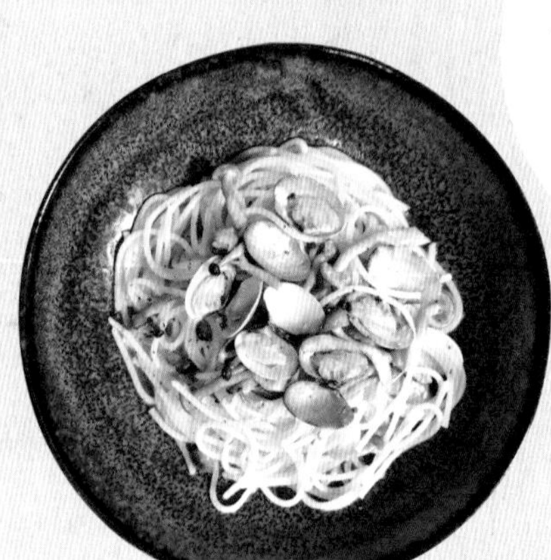

スパゲッティボンゴレ
塩分5.2g

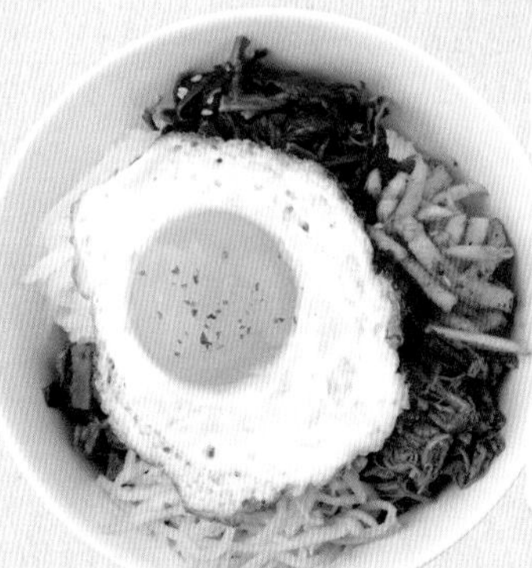

ビビンパ
塩分3.4g

コツ2 食卓の調味料はかけすぎに注意

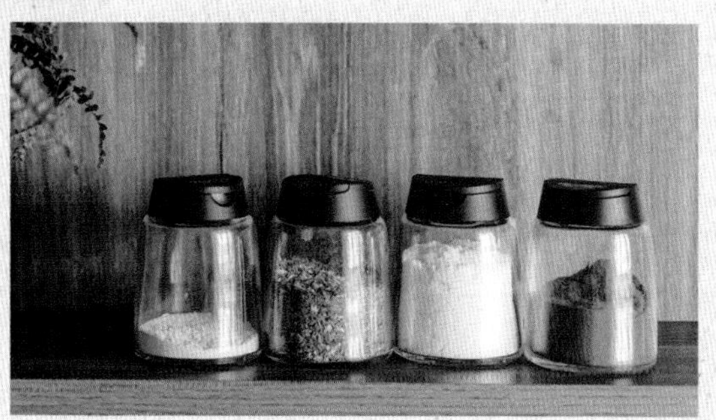

刺身やとんかつ定食など、食べるときにテーブルに置いてある調味料を使う場合は、できるだけ量を少なめにして食べること。つけ合わせのサラダにはドレッシングがかかっている場合がありますが、できれば別でもらって自分で少量かけるようにすると塩分が抑えられます。

コツ3 塩分が高めなメニューは残す

汁物は全部飲むと塩分が多くなってしまうため、具だけ味わってスープは最小限に留めます。ラーメンやうどんなども同様。つけ合わせの漬け物は食べないようにしましょう。また、副菜やお通しには、肉・魚の加工品が使われがちなので控えめに。

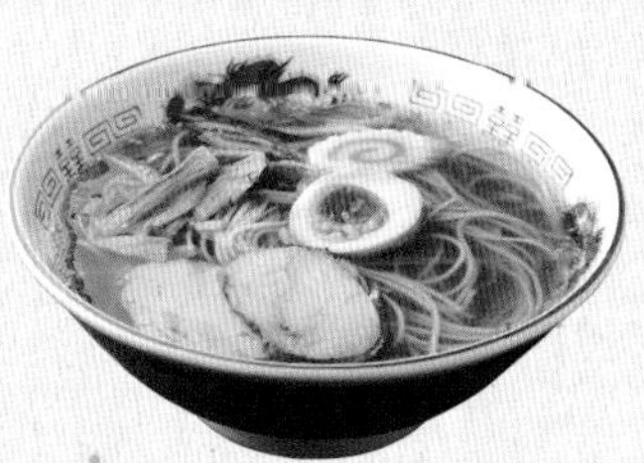

しょうゆラーメン
塩分7.3g

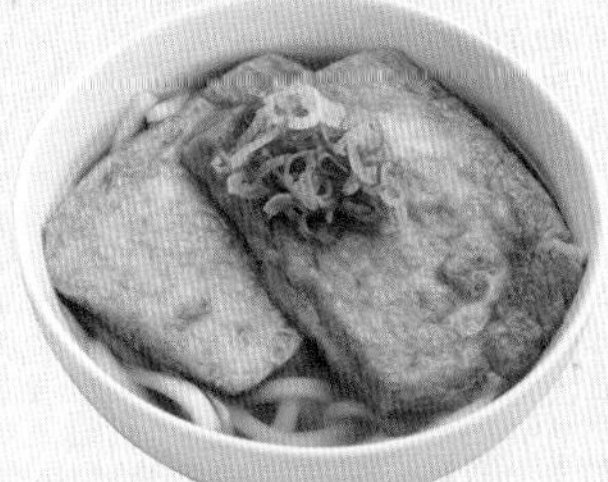

きつねうどん
塩分5.5g

コツ4 コンビニでの選び方

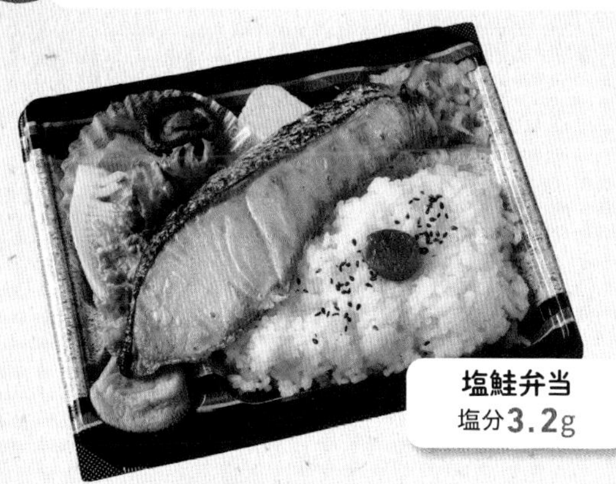

塩鮭弁当
塩分3.2g

コンビニエンスストアの商品は成分表示があるので便利。お弁当は具だくさんのものにし、漬け物など塩分高めのおかずは残します。おにぎりは種類により塩分が1gだったり、塩むすびには油分が含まれていたりするので、選ぶなら食物繊維が摂れるもち麦入りにし、たんぱく質おかずを合わせましょう。

※出典：「塩分早わかり 第5版」（牧野直子監修／女子栄養大学出版部）より

Part 6

もう一品欲しいときに
塩分1g以下の副菜&デザート

献立に彩りを加えたいときはハーブやナッツを使った副菜がおすすめ。デザートはカリウム豊富な果物を中心に組み立てましょう。

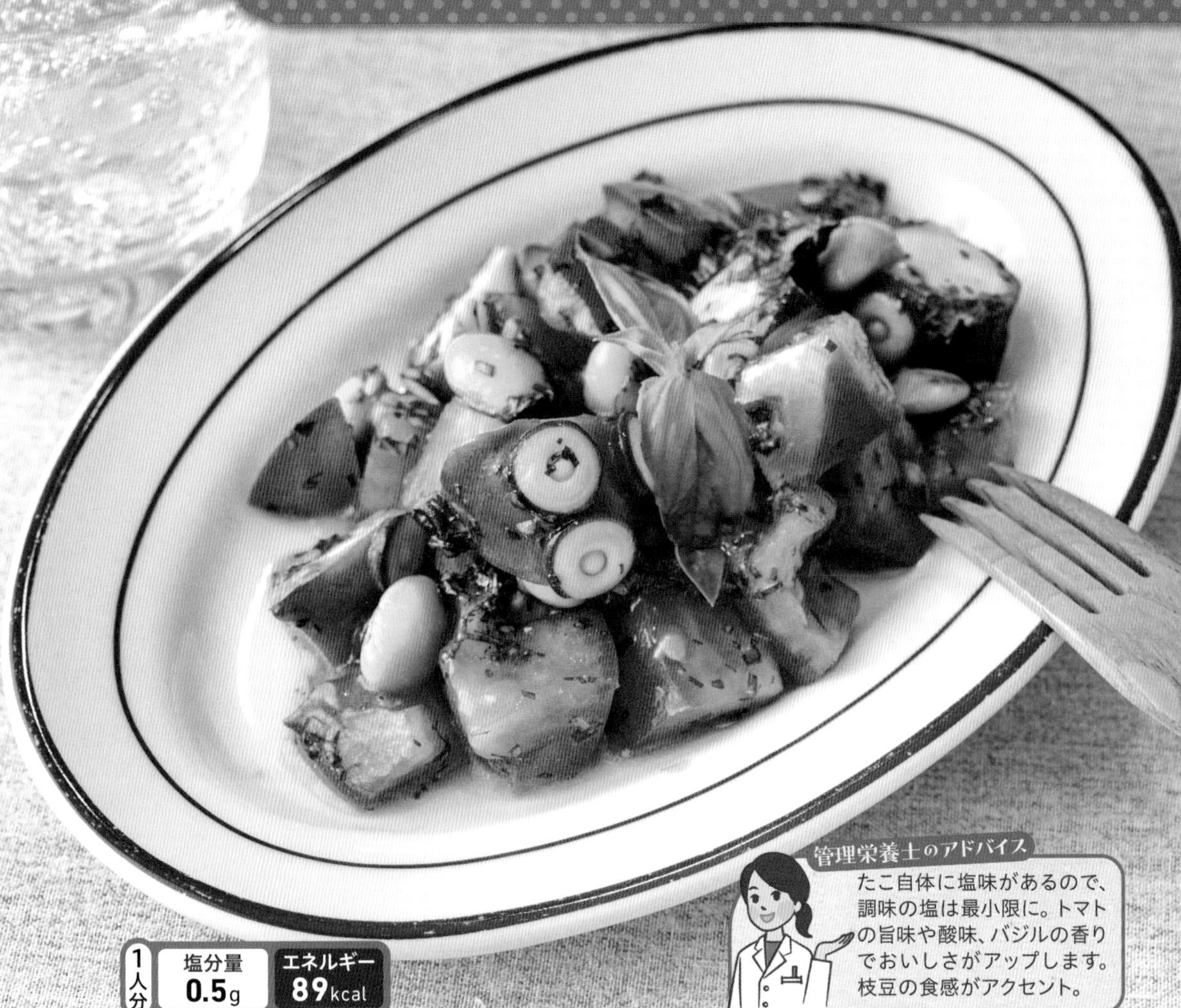

管理栄養士のアドバイス

たこ自体に塩味があるので、調味の塩は最小限に。トマトの旨味や酸味、バジルの香りでおいしさがアップします。枝豆の食感がアクセント。

1人分　塩分量 0.5g　エネルギー 89kcal

たことトマトのジェノベーゼ風

材料(1人分)

ゆでたこ…30g
トマト…100g
冷凍枝豆…10g
バジルの葉…3g
A
オリーブ油…4g(小さじ1)
塩…0.3g
粗びき黒こしょう…少々

作り方

1 たこはぶつ切りにする。トマトは2㎝の角切りにする。枝豆は戻してさやから出し、分量分用意する。バジルは細かく刻む。

2 ボウルにAを混ぜ合わせ、1を加えてあえる。器に盛り、あればバジルの葉を飾る。

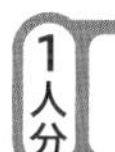

1人分　塩分量 0.3g　エネルギー 197kcal

かぼちゃサラダ

材料(1人分)

かぼちゃ…120g
玉ねぎ…25g
くるみ…5g
A
クリームチーズ…16g
マヨネーズ…8g(小さじ2)
粗びき黒こしょう…少々

作り方

1 かぼちゃは皮などを除いて分量分用意する。一口大に切って耐熱皿に並べ入れ、ラップをふんわりかけて電子レンジで約5分加熱し、そのまま冷ましながら火を通す。

2 玉ねぎは繊維に沿って薄切りにし、水にさらして水気をよく絞る。くるみは粗く砕く。

3 ボウルに1を入れてフォークの背などでつぶし、玉ねぎとAを加えて混ぜる。器に盛り、くるみを散らす。

管理栄養士のアドバイス

マッシュしたかぼちゃに、クリームチーズの酸味とマヨネーズのコクが加わってまろやか。減塩パンに挟んでサンドイッチにしても◎。

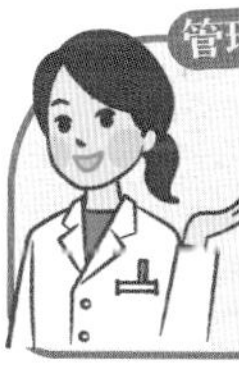

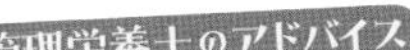

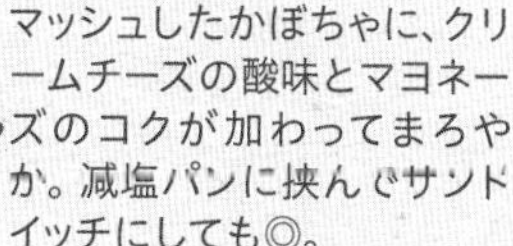

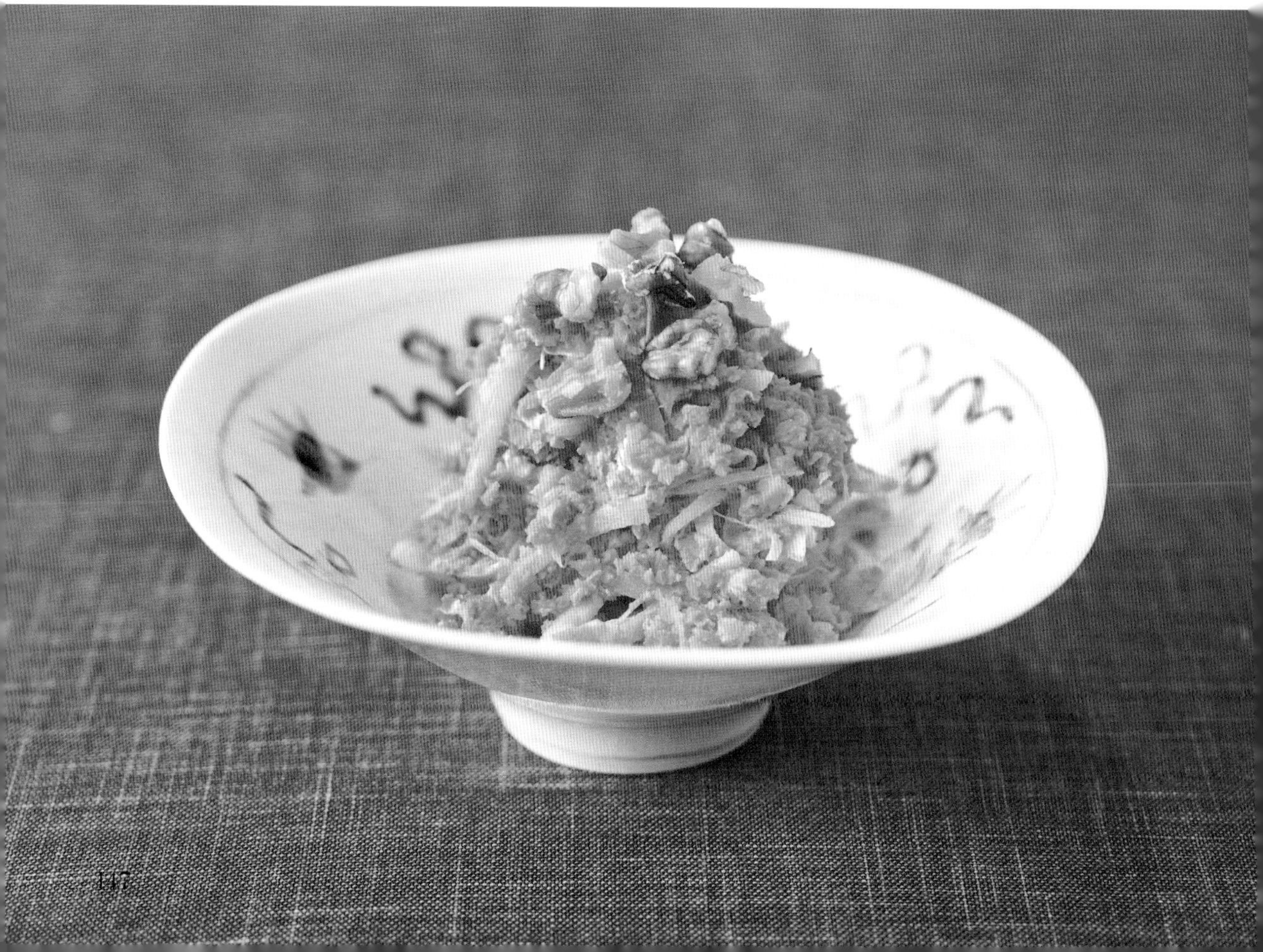

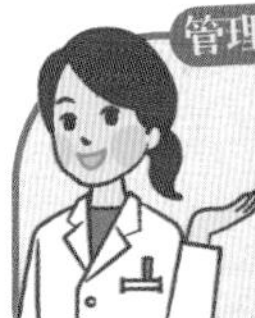

管理栄養士のアドバイス

香味野菜の組み合わせは、シンプルな味つけでも風味豊か。お好みでレモン汁をかけてもおいしいです。

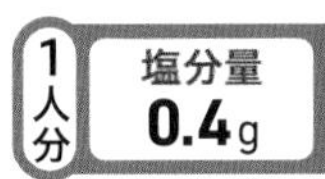

みょうがと玉ねぎのオリーブ油あえ

材料（1人分）

みょうが…30g

玉ねぎ…15g

ミニトマト…1個（20g）

A
- 塩…0.4g
- 粗びき黒こしょう…少々
- オリーブ油…6g（大さじ1/2）

作り方

1 みょうがはせん切りにする。玉ねぎは繊維に沿ってせん切りにし、水にさらして水気を絞る。ミニトマトは十字に4等分に切る。

2 ボウルにAを混ぜ合わせ、1を加えてあえる。

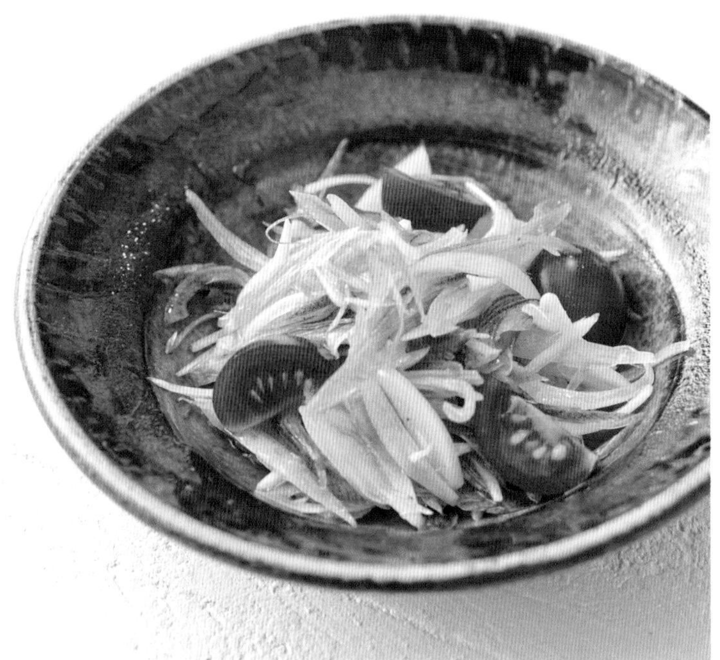

1人分　塩分量 0.3g　エネルギー 101kcal

いんげんのピーナッツあえ

材料（1人分）

さやいんげん…2〜3本（15g）

にんじん…10g

ピーナッツ（無塩）…15g

A
- 砂糖…1.5g（小さじ1/2）
- 減塩しょうゆ…4g（小さじ2/3）

作り方

1 さやいんげんは下ゆでして3cm長さに切る。にんじんは3cm長さの細切りにしてゆで、ざるにあげて冷ます。

2 ピーナッツはポリ袋に入れてめん棒で細かくたたき、ボウルに移してAを加え混ぜ、1を加えてあえる。

管理栄養士のアドバイス

ピーナッツの食感がアクセントになり、よく噛み締められ、満腹中枢を刺激してくれる副菜です。ピーナッツを練りごまやすりごまにしても。

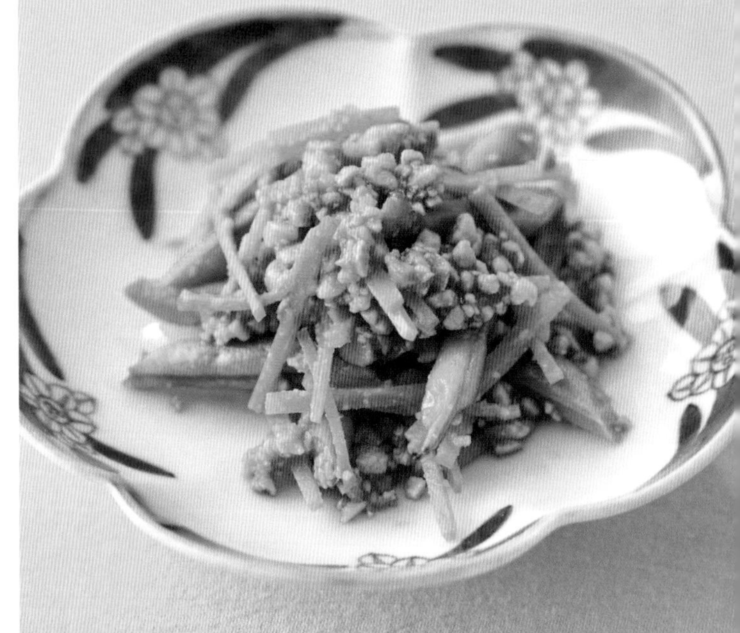

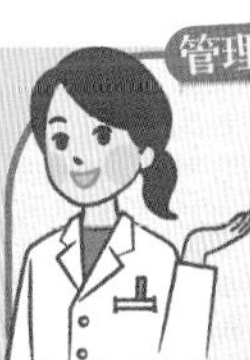

管理栄養士のアドバイス
里いもが山椒の風味で香ばしい味わいに！塩なしでも物足りなさを感じません。大根おろしで後口はさっぱり。

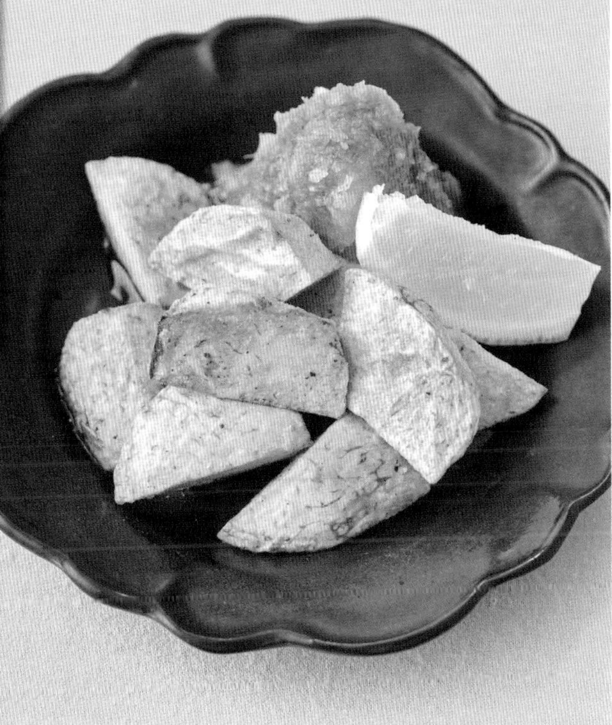

1人分 塩分量 0.2g エネルギー 196kcal

山椒いも

材料（1人分）
里いも…50g
大根…100g
A 粉山椒…2g
　薄力粉…10g（大さじ1強）
揚げ油…適量
減塩しょうゆ…3g（小さじ1/2）
レモン…1切れ（15g）

作り方
1 里いもは小さめの乱切りにし、よく洗ってぬめりを取り、水気をよく拭く。
2 大根はすりおろして水気を切る。
3 ポリ袋にAを混ぜ合わせ、1を加えて振り混ぜて全体にまぶす。170℃に熱した揚げ油でからりと揚げ、油を切って器に盛る。2を添えてしょうゆをかけ、レモンを添える。

1人分 塩分量 0.3g エネルギー 13kcal

ピーマンのおかかあえ

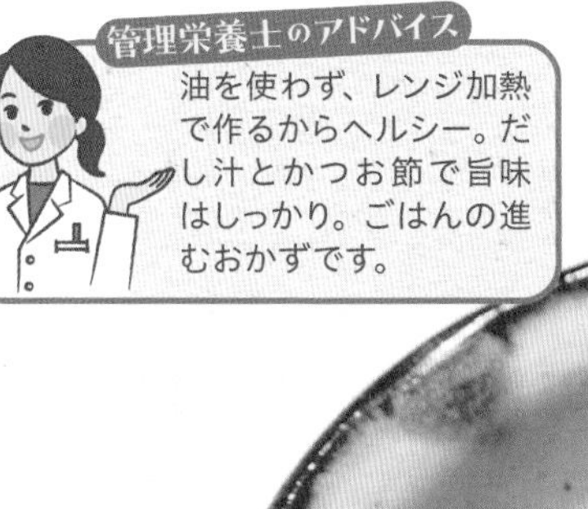

管理栄養士のアドバイス
油を使わず、レンジ加熱で作るからヘルシー。だし汁とかつお節で旨味はしっかり。ごはんの進むおかずです。

材料（1人分）
ピーマン…1/2個（15g）
赤ピーマン…1/2個（15g）
A だし汁…10g
　減塩しょうゆ…3g（小さじ1/2）
　かつお節…1g

作り方
1 ピーマンと赤ピーマンは横に3㎜幅に切って耐熱ボウルに入れ、Aを加えて軽く混ぜる。
2 ラップをふんわりかけて電子レンジで1分30秒加熱する。粗熱を取り、器に盛る。

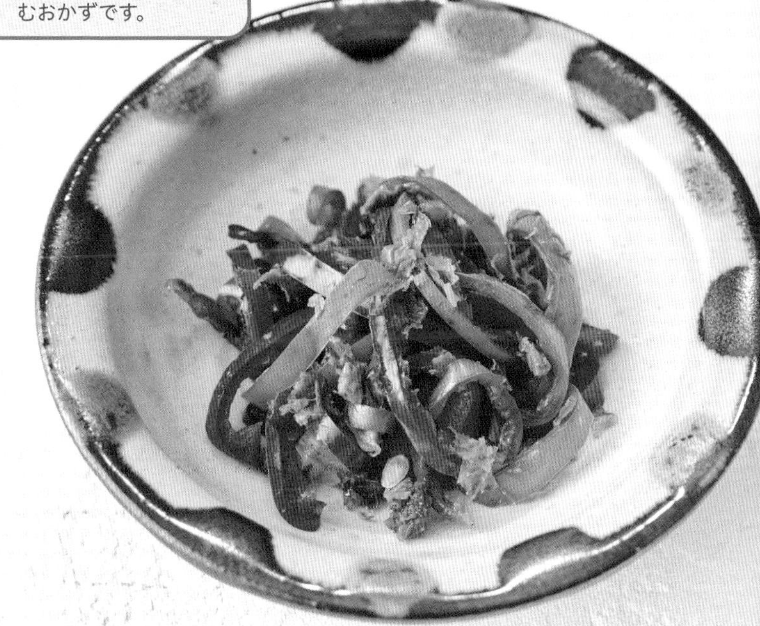

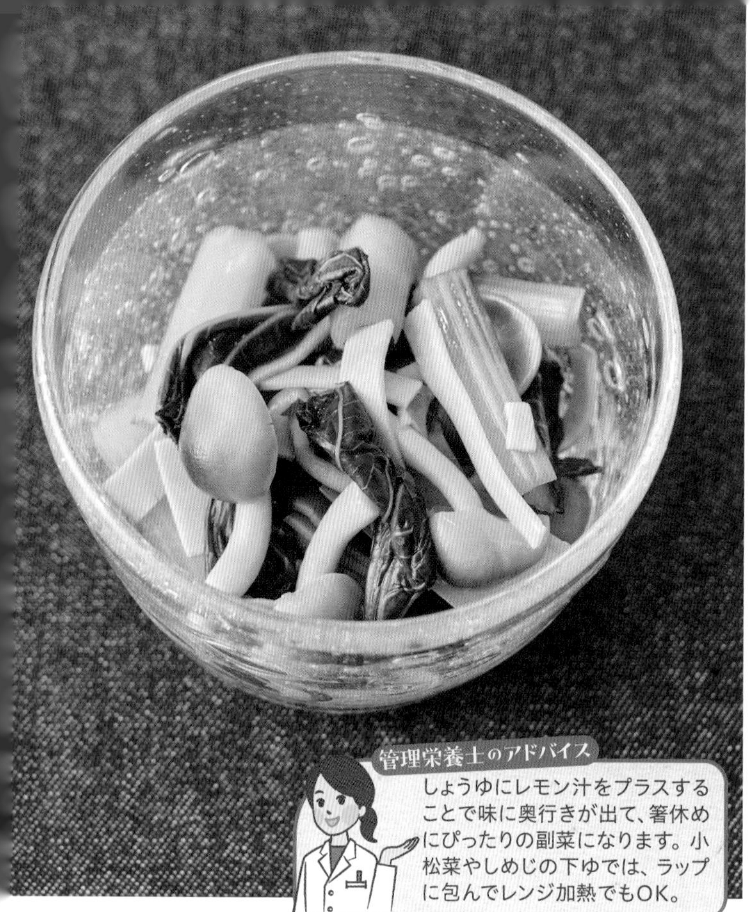
管理栄養士のアドバイス
しょうゆにレモン汁をプラスすることで味に奥行きが出て、箸休めにぴったりの副菜になります。小松菜やしめじの下ゆでは、ラップに包んでレンジ加熱でもOK。

1人分 塩分量 0.4g エネルギー 27kcal

小松菜のレモンじょうゆあえ

材料（1人分）

小松菜…40g
ハム…5g
しめじ…30g
A レモン汁…6g
　減塩しょうゆ…3g（小さじ1/2）

作り方

1 小松菜は下ゆでして冷水にとって絞り、3㎝長さに切る。ハムは半分に切ってから5㎜幅に切る。しめじは石づきを取ってほぐし、さっとゆでて湯を切る。

2 ボウルにAを混ぜ合わせ、1を加えてあえる。

1人分 塩分量 0.3g エネルギー 54kcal

トマトの和風サラダ

材料（1人分）

トマト…75g
玉ねぎ…25g
A 減塩しょうゆ…4g（小さじ2/3）
　酢…4g（小さじ4/5）
　オリーブ油…2g（小さじ1/2）
　砂糖…2g（小さじ2/3）
　粗びき黒こしょう…少々
青じそ（せん切り）…1/2枚分（0.5g）

作り方

1 トマトは湯むきして食べやすい大きさに切る。玉ねぎは繊維に沿って薄切りにし、水にさらして水気をよく絞る。

2 ボウルにAを混ぜ合わせ、玉ねぎを加えてよくあえる。器に盛り、トマト、青じそをのせる。

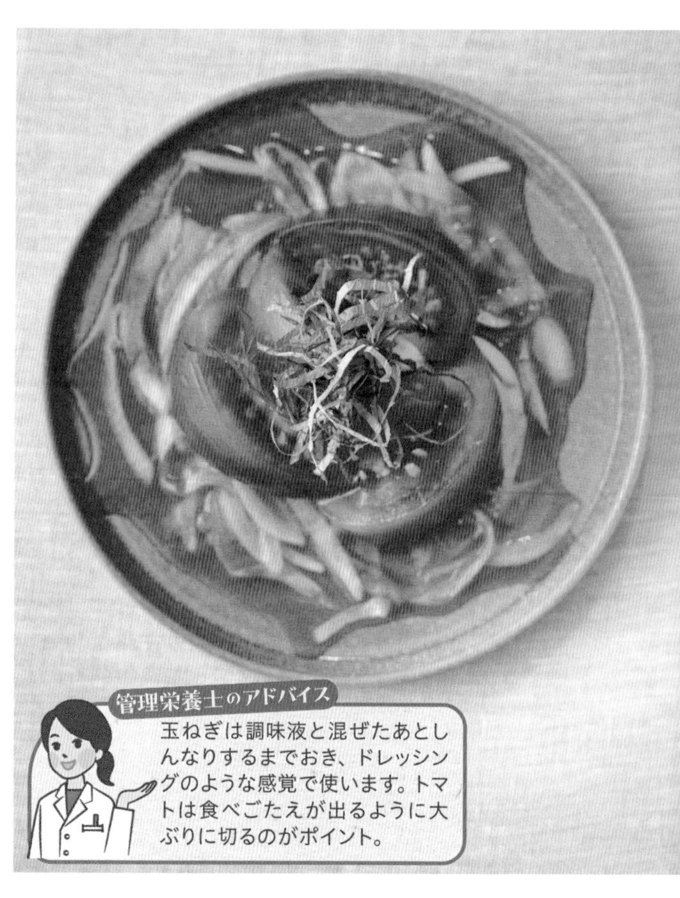
管理栄養士のアドバイス
玉ねぎは調味液と混ぜたあとしんなりするまでおき、ドレッシングのような感覚で使います。トマトは食べごたえが出るように大ぶりに切るのがポイント。

1人分 塩分量 0.3g エネルギー 149kcal

フルーツたっぷりミニパフェ

材料(1人分)

いちご…30g
キウイフルーツ…20g
りんご…20g
オレンジ…20g
コーンフレーク(無塩)…8g
ホイップクリーム(市販、植物性)…20g

作り方

1 フルーツはすべて2cm角くらいに切る。

2 器にコーンフレーク、ホイップクリーム、フルーツの順に色どりよく入れ、最後にホイップクリーム、いちごをのせ、あればミントの葉を飾る。

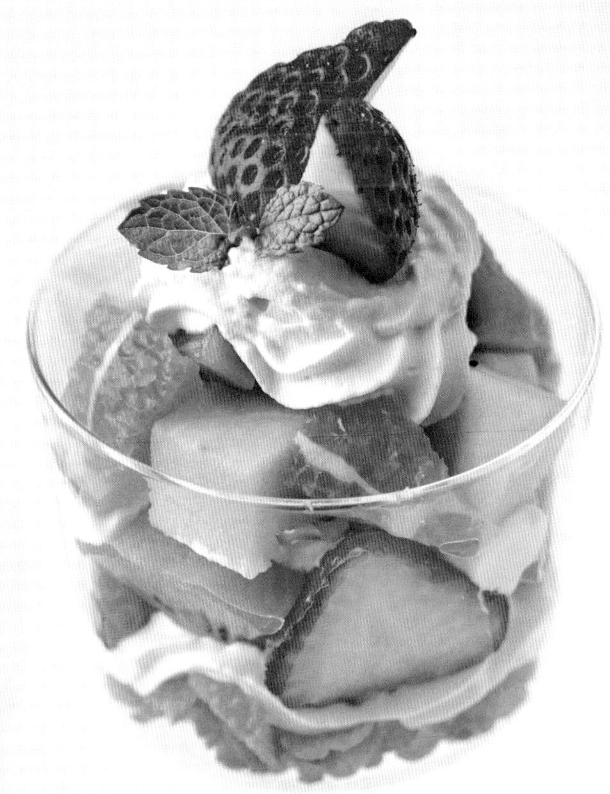

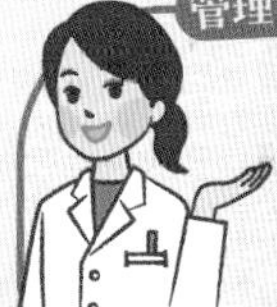

管理栄養士のアドバイス

果物は塩分を排出するカリウム補給に最適。季節のものやお好みのものを組み合わせて楽しんでください。

1人分 塩分量 0.1g エネルギー 131kcal

ヨーグルトバーク

材料（1人分）
ギリシャ風ヨーグルト…80g
キウイフルーツ…20g
黄桃缶詰…15g
ブルーベリー…6g
はちみつ…8g（小さじ1強）

作り方

1 12㎝×7㎝×高さ2㎝の型やバットにクッキングペーパーを敷く。

2 キウイは5㎜幅の半月切り、桃は5㎜幅に切る。

3 ヨーグルトとはちみつを混ぜて1の型に厚さ1㎝程度になるように伸ばす。2とブルーベリーをトッピングし、冷凍庫で2～3時間冷やして固める。固まったら食べやすい大きさに割る。

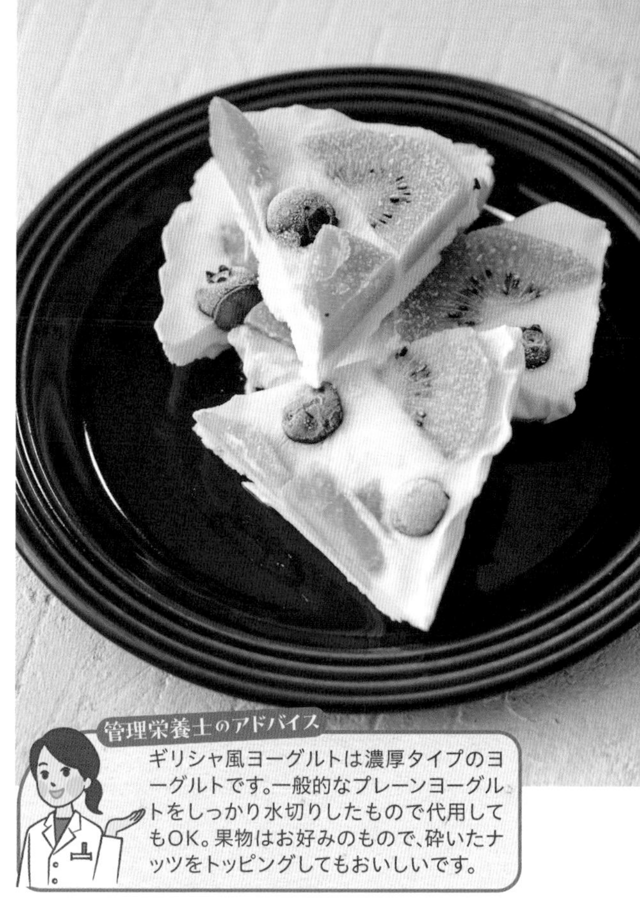
管理栄養士のアドバイス
ギリシャ風ヨーグルトは濃厚タイプのヨーグルトです。一般的なプレーンヨーグルトをしっかり水切りしたもので代用してもOK。果物はお好みのもので、砕いたナッツをトッピングしてもおいしいです。

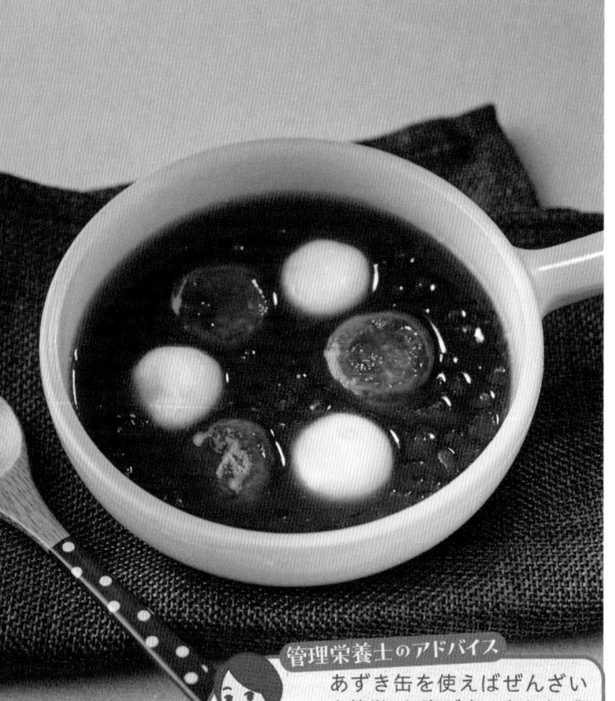
管理栄養士のアドバイス
あずき缶を使えばぜんざいも簡単。お腹が空いたとき、我慢すると次の食事がドカ食いになってしまうので、ほどよく甘味をとるのも賢明です。

1人分 塩分量 0.2g エネルギー 291kcal

白玉ぜんざい

材料（1人分）
ゆであずき缶…100g　水…20g（大さじ1と1/3）
白玉粉…25g　抹茶…1g

作り方

1 ボウルに白玉粉を入れ、水を加えて混ぜる。ひとまとまりになったらよくこね、耳たぶくらいの固さになったら（ポロポロとくずれるときは水を少量足す）半分にして一方に抹茶を加えてこね混ぜる。それぞれ一口大くらいにちぎって丸め、中央にくぼみを作る。

2 鍋に湯を沸かして2を入れ、白玉が浮き上がってから1分ほどゆで、冷水に取る。

3 別の鍋にゆであずき缶を入れ、好みの甘さととろみ具合になるまで水を加えて（分量外、50gくらい）温める。器に盛り、水気を切った2を浮かべる。

1人分 塩分量 0.0g エネルギー 94kcal

紅茶ゼリー

管理栄養士のアドバイス
パッと見、本物の紅茶に見える楽しいゼリーです。ぜひカップで作ってください。紅茶は好みのものを分量分抽出して使いましょう。

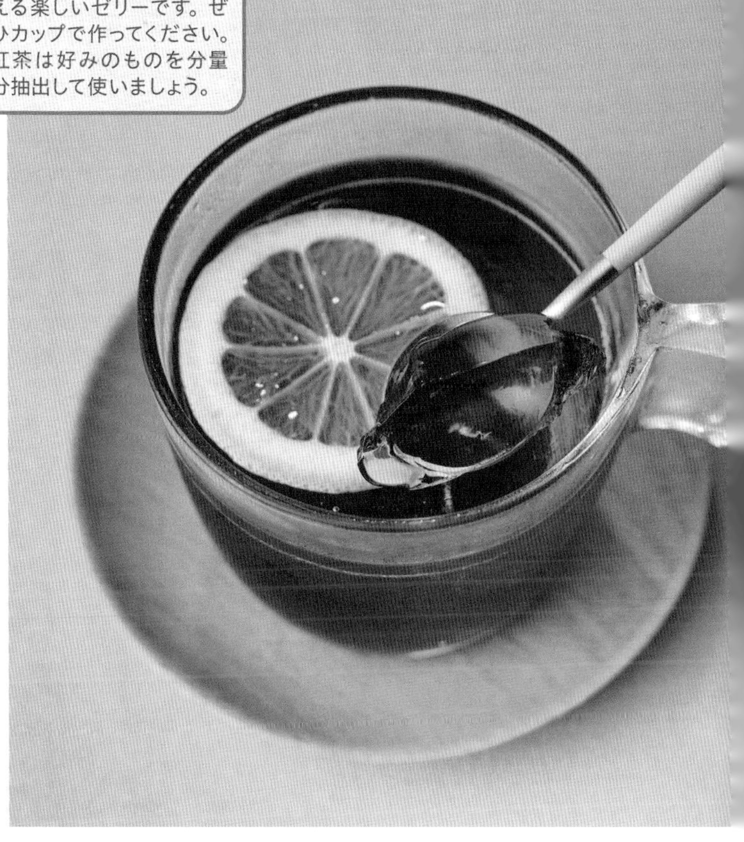

材料(1人分)

紅茶…140g

A 粉ゼラチン…3g(小さじ1)
　水…15g(大さじ1)

B グラニュー糖…20g(大さじ1と2/3)
　水…50g(大さじ3と1/3)

レモン(輪切り)…1切れ(10g)

作り方

1 耐熱容器にAの水を入れ、ゼラチンを振り入れてふやかし、電子レンジで20〜30秒加熱し溶かす。紅茶に加えて混ぜ、カップに入れて冷蔵庫で約3時間冷やして固める。

2 小鍋にBを入れてシロップを作り、冷ます。

3 1が固まったらレモンをのせ、2をかける。

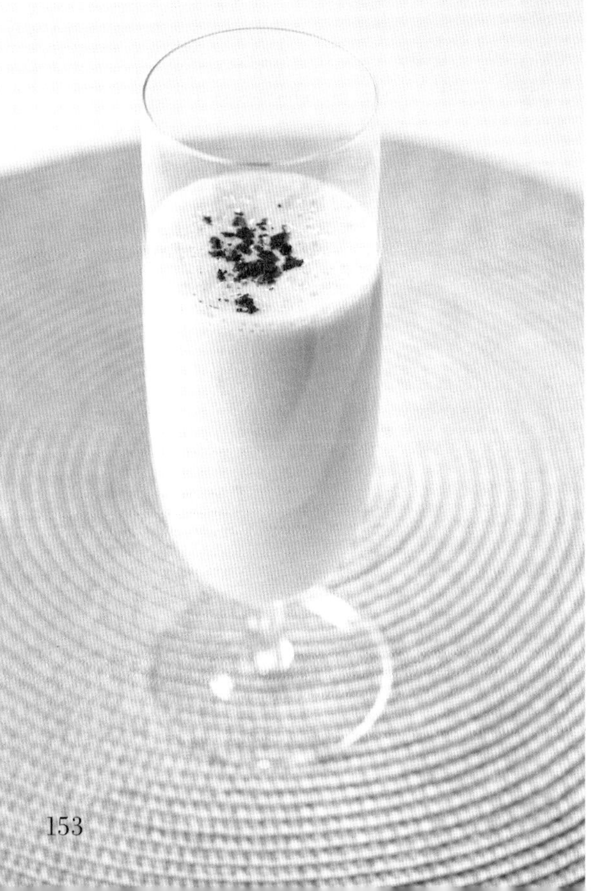

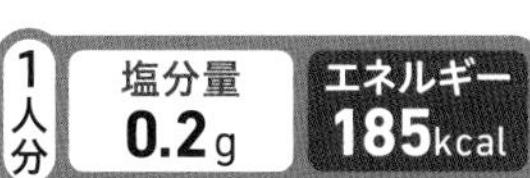

バナナミルク

材料(1人分)

バナナ…1本(100g)

牛乳…150g

作り方

バナナと牛乳をミキサーに入れ、なめらかになるまで撹拌する。グラスに注ぎ、好みで氷を浮かべ、あればココアパウダーを振る。

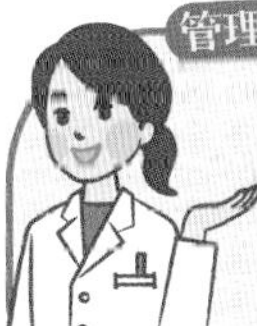

管理栄養士のアドバイス
バナナの甘味があるので、糖分は必要なし。スムージー感覚で楽しめます。バナナを凍らせてもおいしいです。

Column

減塩食品・食材を取り入れる

市販の減塩・無塩食品は、減塩生活の頼もしい味方。味わいを損なわずに無理なく塩分を軽減できます。特に日常的に使う調味料は、減塩のものに代えたほうが安心です。

減塩の調味料を活用して料理の塩分量を下げる

塩分の摂りすぎを軽減する一助として、現在はさまざまな減塩タイプの食品・食材があり、スーパーマーケットやコンビニエンスストアなどの身近な店舗で販売されています。どれも企業努力がみられ、通常の商品と比べても違和感のない味です。

調味料を減塩タイプに代えるだけでも全体の塩分量が抑えられるので、ぜひ取り入れたいところ。ただし、減塩だからといって安心せず、使いすぎには注意しましょう。

味のバランスを補うためにカリウムを添加している調味料もあります。減塩しながらカリウムも摂取できて一石二鳥です。

減塩みそ

塩分カットの割合は50%や70%などさまざま。みそ汁を作るときは、旨味のあるだし汁を活用し、液量を少なくしてみその使用量も抑えてください。

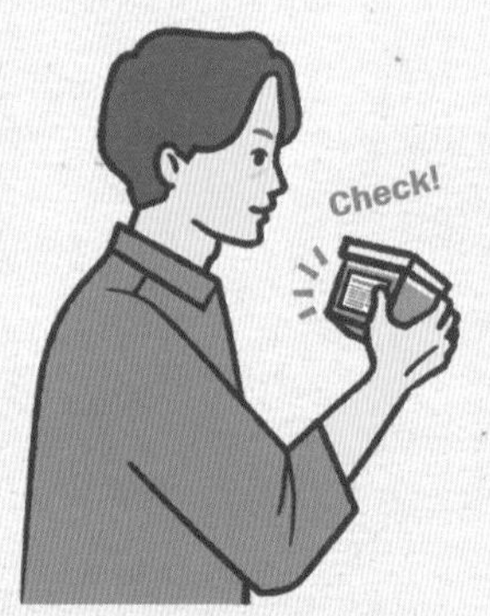

減塩しお

塩分を半分にカットしたタイプや、ミネラルを組み合わせたものがあります。食塩（塩化ナトリウム）の代わりに塩化カリウムが添加されているものも。

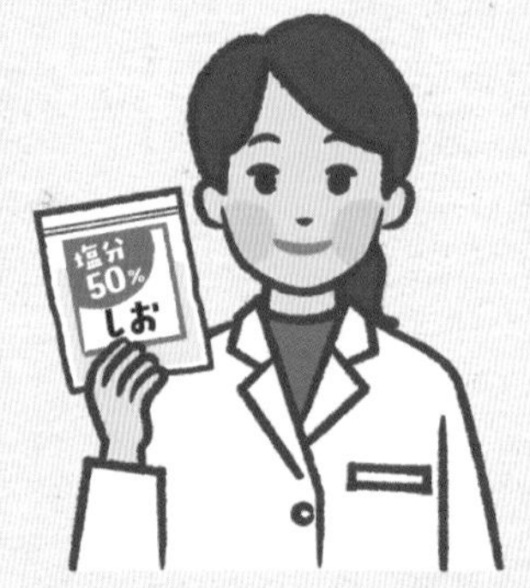

減塩パン、減塩うどん

パンは塩分が多めなので、減塩タイプを優先的に選びましょう。うどんやそうめんはゆでることで減りますが、ゼロではないのでできれば無塩のものを。

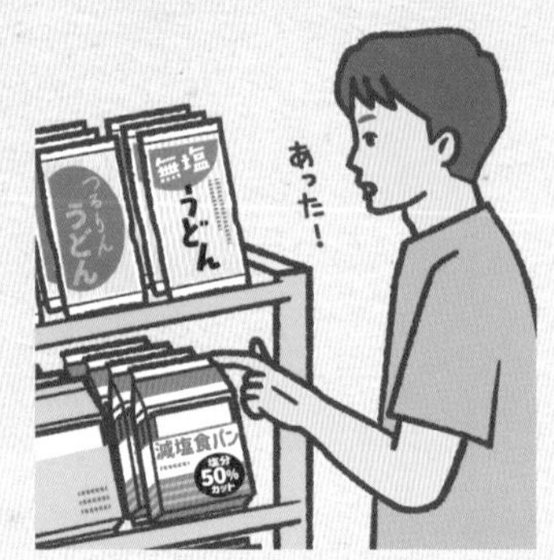

減塩コンソメスープの素、減塩和風だしの素

コンソメは40%カットなど通常商品との比率で減塩をうたったものが多いので、成分表示を確認してから選択を。和風だしは無塩タイプもあります。

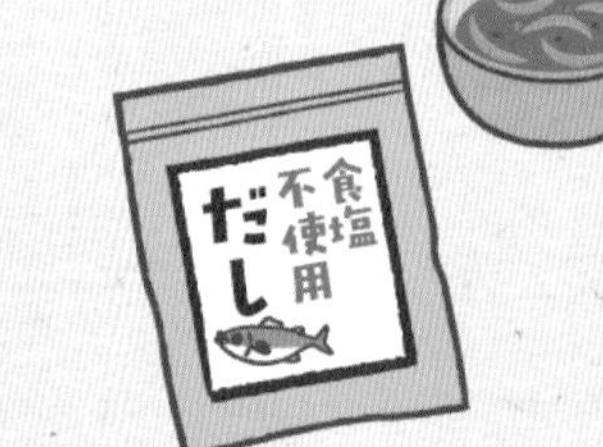

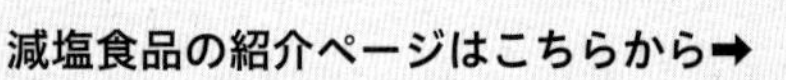
減塩食品の紹介ページはこちらから➡

https://www.shin-sei.co.jp/kouketsuatsu/

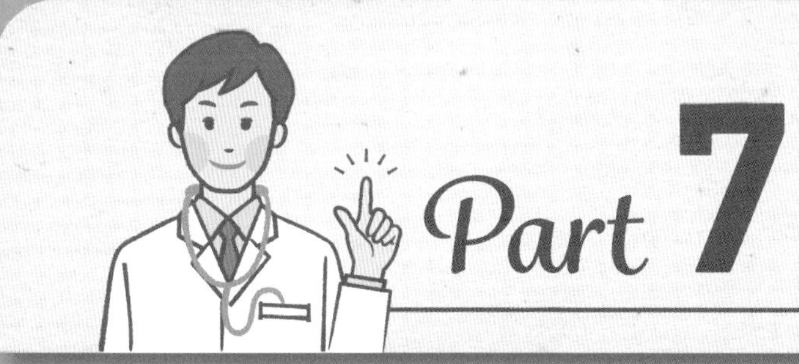

Part 7

生活習慣と運動

高血圧の改善には適度な運動習慣が必要不可欠です。
また、普段の生活習慣が
血圧の数値に影響を及ぼすこともあります。
まずは運動習慣をつけることが大切です。

基本1

日常的にできる運動の基本

有酸素運動は血圧を下げる効果がある

適切な運動は血液循環をよくし、肥満を解消するなど、血圧を下げる効果があります。血圧が高めな人は、ぜひ運動する習慣をつけましょう。

血圧を下げるためにおすすめなのは、軽～中程度の負荷を継続的にかける「有酸素運動」です。しっかり息を吸って酸素を取り入れながら行う運動のことで、ウォーキングやサイクリング、軽いジョギング、水泳、水中ウォーキング、エアロビクスなどがこれにあたります。筋肉を動かすエネルギーとして、血糖や脂肪が酸素といっしょに使われることから、血中の悪玉コレステロールや中性脂肪、体脂肪の減少が期待できます。

高血圧を解消するためには、やや息が上がるくらいの有酸素運動を毎日行うことが推奨されています。有酸素運動に加えて、ストレッチ運動やレジスタンス運動と呼ばれるいわゆる「筋トレ」を補助的に組み合わせると、骨格筋量の維持、腰痛やひざ痛の防止、関節の機能向上にも有効であるとされています。

なかなか運動する時間が取れないという人は、日常生活の中で活動量を増やすこともおすすめです。取り入れやすいのは「速歩き」です。通勤や買い物に行く際など、ふだんの歩行を意識して速くするだけで有酸素運動の効果が得られるので、ぜひ試してみてください。

運動療法に注意が必要な人も

運動を行う際には注意も必要です。高強度の運動は運動中の血圧上昇が激しく、危険を伴うこともあります。負荷をかければかけるほどいいというものではありません。安全面を考慮して中程度の運動にすることが大事です。

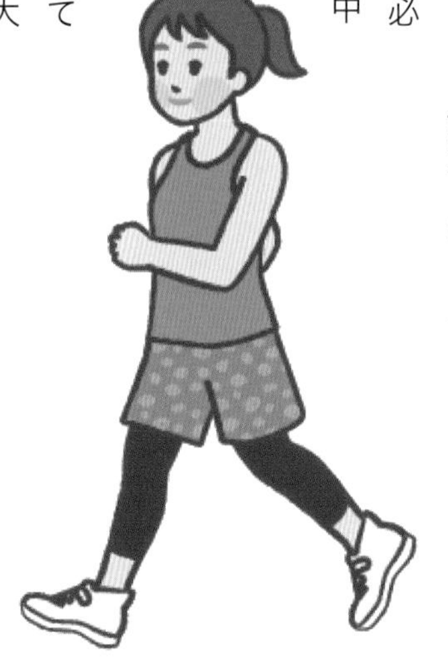

また、これらの運動療法の対象者は、Ⅱ度高血圧以下の血圧値で、脳や心臓に血管病のない人です。心臓病や脳卒中などの合併症のある人や高齢者など、リスクの高い人の場合は、事前に医師によるメディカルチェックを受け、適切な運動負荷量を設定しましょう。

運動強度は「メッツ」を目安にする

運動する際は「メッツ」という単位を参考にしてもよいでしょう。身体活動や運動の強さを安静時の何倍に相当するかで表した単位で、座って安静にしている状態が1メッツ、普通歩行が3メッツに相当します。「健康づくりのための身体活動基準2013」(厚生労働省)では、65歳までは3メッツ以上の強度で60分以上の身体活動や運動を毎日、65歳以上は強度にかかわらず40分以上の身体活動や運動を毎日行うことが推奨されています。3メッツ以上の運動は「息が弾み汗をかく程度」です。ほどほどの速さの歩行、散歩、楽に乗れる自転車などがこれにあたります。

●メッツ表

3メッツ
普通歩行（67m/分）、ボウリング、社交ダンス、ピラティスなど

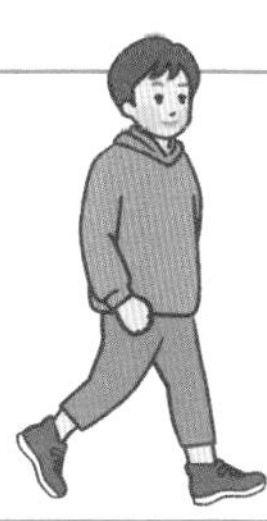

3.3メッツ
カーペット掃き、掃除機、身体の動きを伴うスポーツ観戦など

3.5メッツ
歩行(75～85m/分)、楽に自転車に乗る(8.9km/時)、風呂掃除、庭の草むしりなど

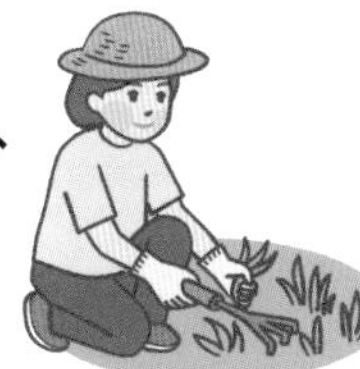

4メッツ
階段をゆっくり上る、動物と遊ぶ(中強度)、卓球、ラジオ体操第1など

4.3メッツ
やや速足で歩行(93m/分)、ゴルフ（クラブを担いで運ぶ)など

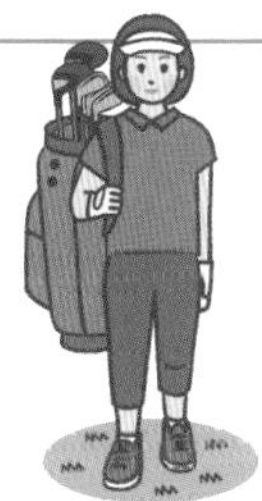

5メッツ
かなり速足で歩行（107m/分)、動物と活発に遊ぶ、野球、バレエなど

6メッツ
ゆっくりとしたジョギング、ウェイトトレーニング、のんびり泳ぐなど

6.5メッツ
山を登る(0～4.1kgの荷物を持って)

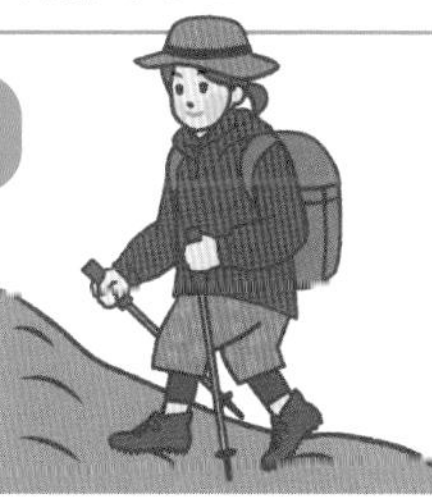

7メッツ
ジョギング、サッカー、スキー、スケート、ハンドボール

8.3メッツ
荷物を上の階へ運ぶ、ランニング(134m/分)、水泳(普通の速さ)など

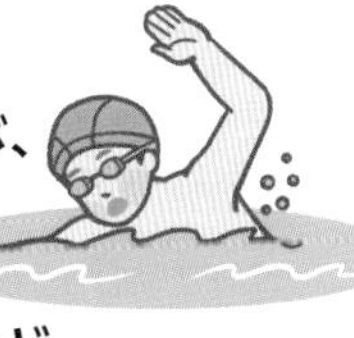

8.8メッツ
階段を速く上る

10.3メッツ
柔道、空手、キックボクシングなど

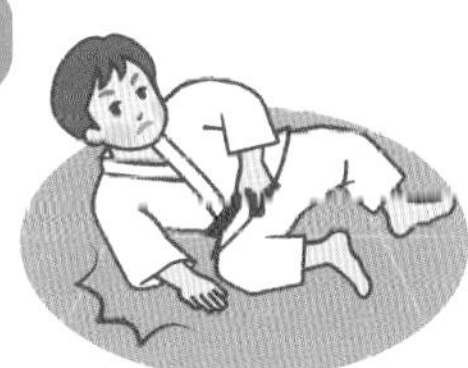

出典:「健康づくりのための身体活動基準2013」(厚生労働省)より

基本2

レジスタンス運動を習慣にする

レジスタンス運動とは、筋肉に抵抗（レジスタンス）をかける動作を繰り返し行う運動のことで、**ひとつの運動を10〜15回程度反復し、それを1日に1〜3セット、無理のない範囲で行うことが推奨されています。筋肉に負荷を集中する運動なので、2〜3日に1回、1週間に2〜3回くらいの頻度で行ってください。**

本書ではダンベルなどの器具は使わず、自分の体重を利用して行う手軽な運動を紹介しています。無理なくできる簡単なものばかりですが、筋力を鍛える効果は十分あります。「息がはずむくらい」の運動量を目安に、ぜひ挑戦してみてください。

レジスタンス運動で筋肉量を維持

日常的な運動習慣は、高血圧対策だけでなく、全身の健康を守るためにもとても大切です。特に、足腰やお尻、腹部、背中などの筋肉は、立ったり歩いたり、姿勢を維持したりという日常動作の基盤になるため、これらの筋肉量を維持することは生活の質を保つことにもつながります。

とはいえ、「健康を維持するための運動と言われても、どういうものかわからない」という人も多いのではないでしょうか。そんな人におすすめな、手軽にできるレジスタンス運動をご紹介します。

運動レベルは4段階

「ややきつい」と感じるレベルで実践！

レベル❶弱い運動

レベル❷中程度の楽な運動

レベル❸中程度のやや強い運動

レベル❹強い運動

運動前の体調チェック

以下のような症状があるときは無理をせず、運動を中止してください。また、医師から制限されている運動は行わないように。

□熱がある

□倦怠感や疲労感が強い

□関節や筋肉の痛みが強い

□吐き気や気持ち悪さがある

□動悸や息切れがする

□胸の痛みや頭痛がある

□むくみが強くなっている

自覚的運動強度（ボルグ指数）

	自覚症状
20	
19	非常にきつい
18	
17	かなりきつい
16	
15	きつい
14	
13	ややきつい
12	
11	楽である
10	
9	かなり楽である
8	
7	非常に楽である
6	

「13」を【息がはずむくらいの運動】とし、運動中の自覚症状が「11～13」となるように運動を実施しましょう！

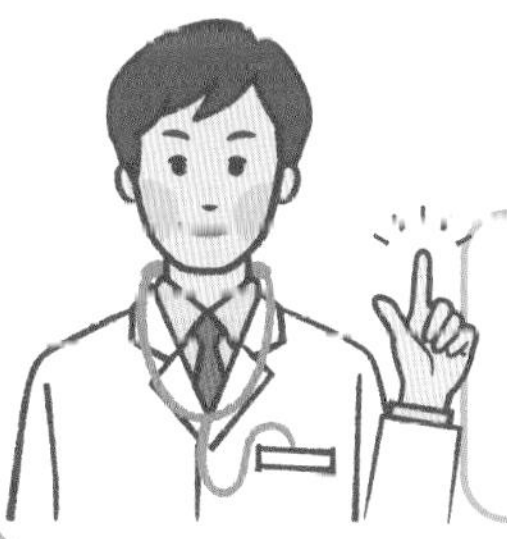

各運動終了後、かなり楽だと感じたら、運動のレベルを１段階上げてみましょう。

トレーニングメニューの実践

レベル1

弱い運動

上半身

肩まわし

両手の先を肩につけ、前に10回、後ろに10回まわす

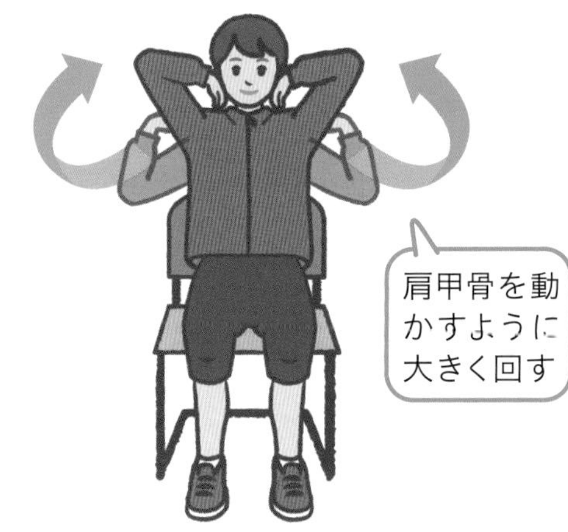

腹部

片足上げ

椅子に腰かけ、左右10回ずつ足を上げ下げする

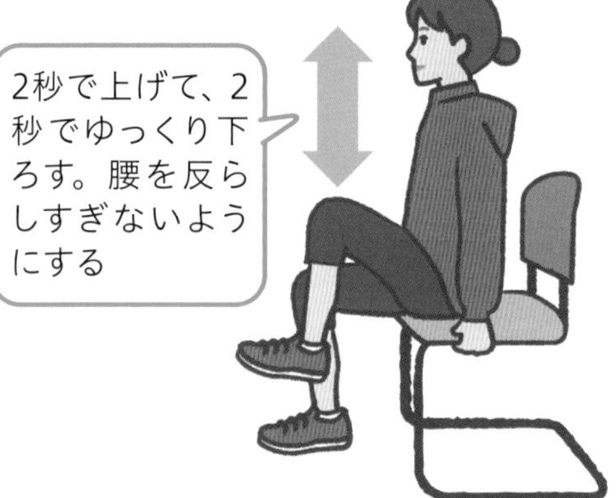

お尻と背中

お尻上げ

横になってひざを90度に立て、10回上げ下げする

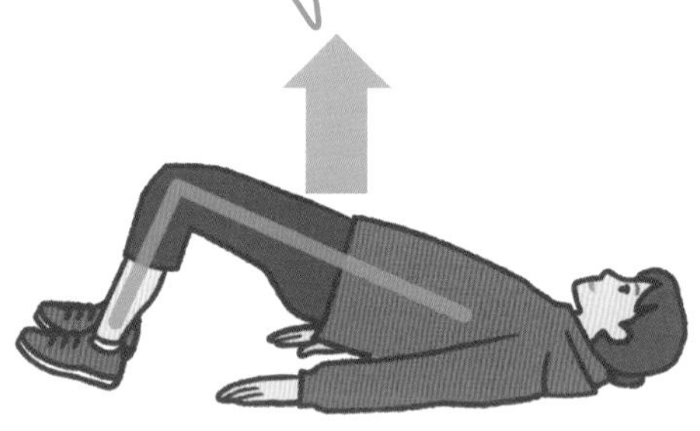

下半身

つま先上げ

床に座って足を伸ばし、左右10回ずつつま先を上げる

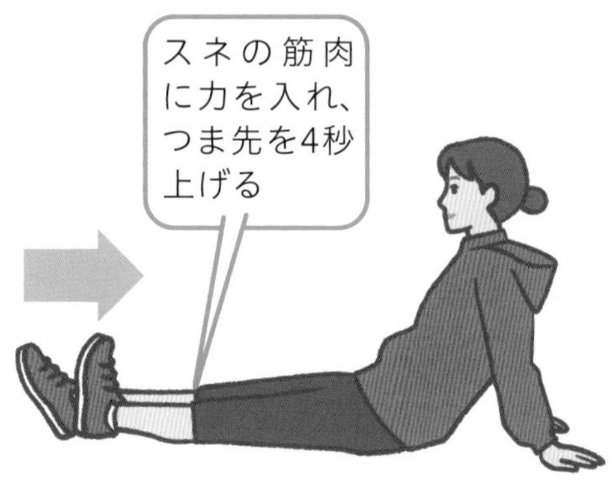

トレーニングメニューの実践

レベル2

中程度の楽な運動

上半身

タオルつぶし

10回押しつぶす
※枕や、やわらかいボールなどでもOK

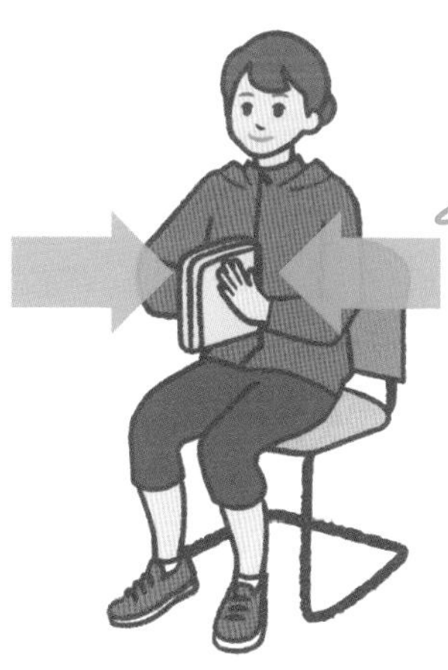
胸の高さで息を止めずに、タオルを4秒間押しつぶす

腹部

足上げ

寝そべった状態からひじをついて上半身を起こし、足を伸ばして左右10回ずつ上げ下げする

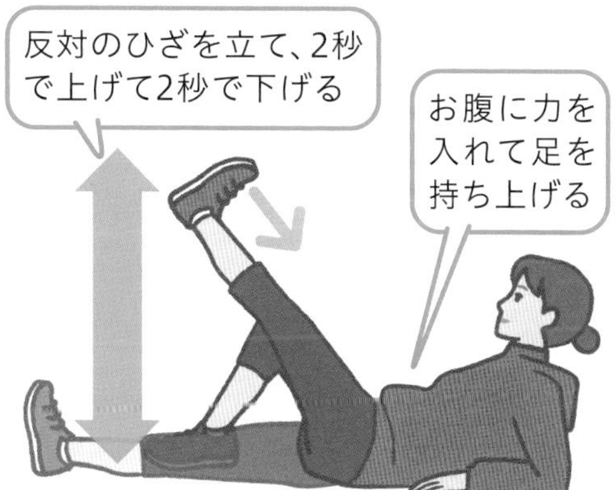
反対のひざを立て、2秒で上げて2秒で下げる
お腹に力を入れて足を持ち上げる

お尻と背中

脚上げ

四つ這いになって片足を後ろに伸ばし、左右10回ずつ持ち上げる

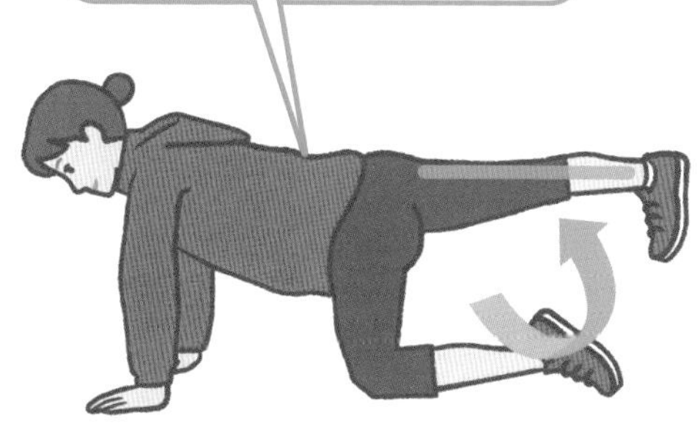

下半身

かかと上げ

脚を閉じて立ち（つま先はやや開く）、両足のかかとを10回上げる

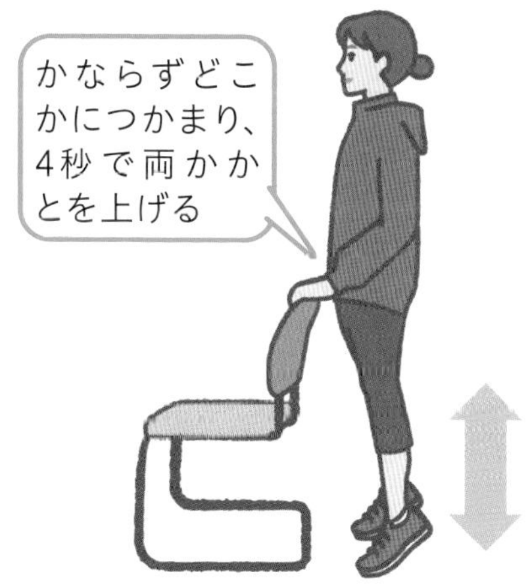
かならずどこかにつかまり、4秒で両かかとを上げる

トレーニングメニューの実践
レベル3
中程度のやや強い運動

上半身

壁腕立て伏せ

10回行う

顔を上げ、胸を壁に近づけるように、ゆっくりと4秒かけてひじを曲げていく

手足は肩幅に開く

腹部

両足上げ

椅子に腰かけて手は座面の両脇を持ち、両足を10回持ち上げる

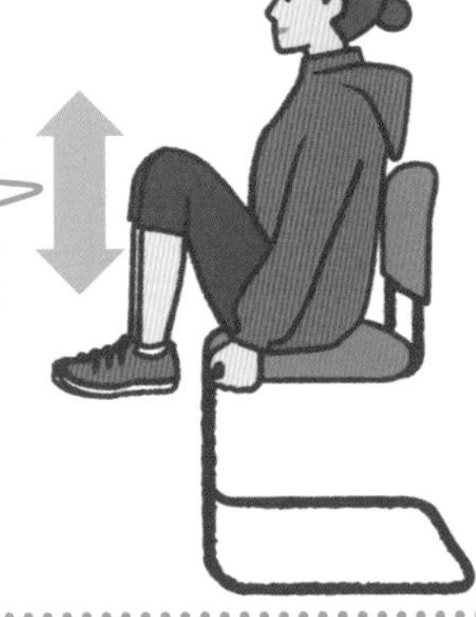

お尻と背中

お尻上げ

寝そべって両ひざを軽く立て、お尻を10回、4秒で上げてゆっくり下ろす

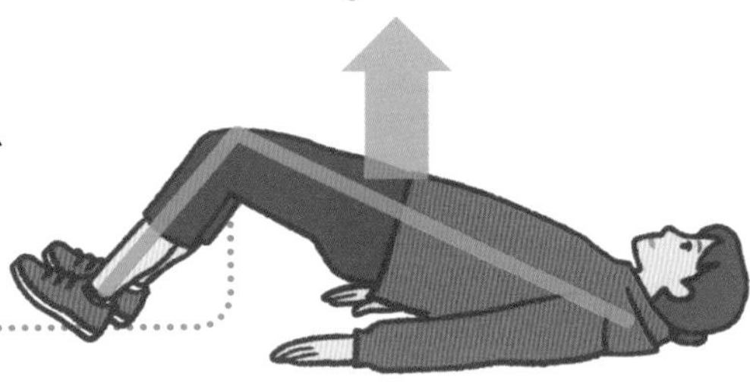

下半身

片足立ち

片足を持ち上げて60秒静止（キツイときは30秒）。左右1回ずつ

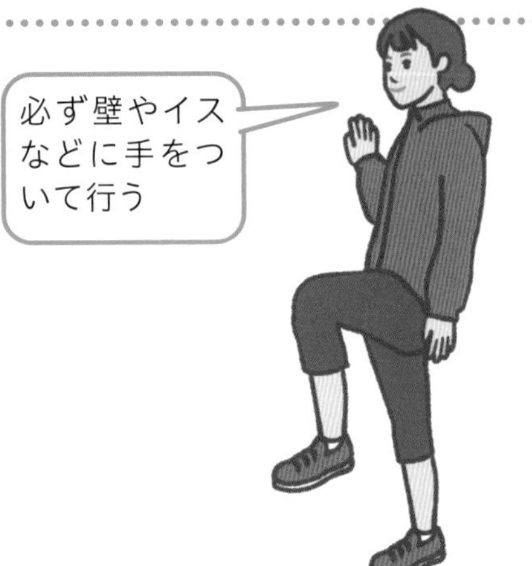

レベル4 強い運動

上半身

腕立て伏せ

四つ這いになり肩幅に両手を開いて10回行う

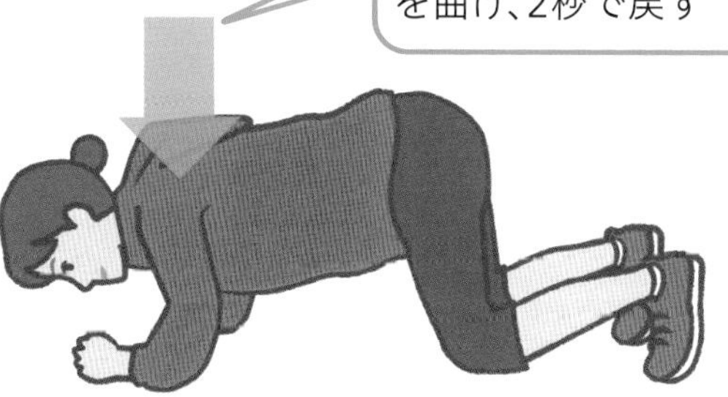

腹部

腹筋

寝そべってひざを立て、お腹に手をおき、2秒で上げて2秒で戻すを10回くり返す。

息を吐きながら上体を起こす

肩甲骨が床から浮く程度に起こす

お尻と背中

四つ這い背伸び

左手右足伸ばし
右手左足伸ばし
それぞれ5秒キープ
交互に10回

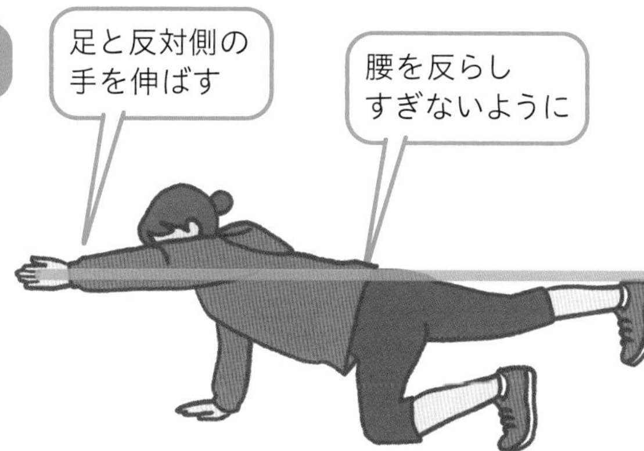
足と反対側の手を伸ばす
腰を反らしすぎないように

下半身

その場足踏み

左右交互に30回

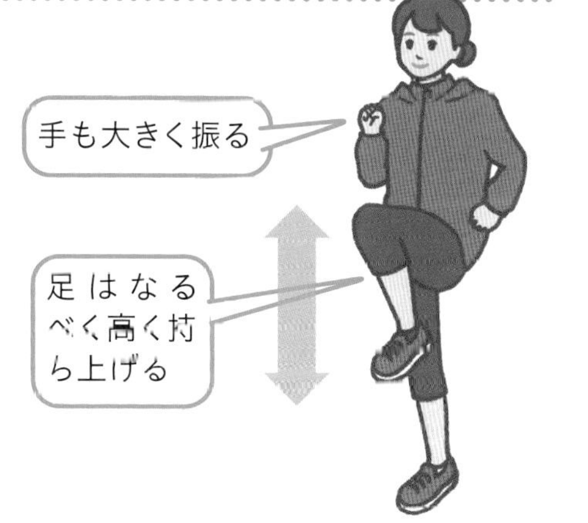
手も大きく振る
足はなるべく高く持ち上げる

Column

夏と冬の乱高下に要注意

夏は適切に水分やミネラル補給を

暑さを感じると体内の熱を放出するため血管が拡張し、汗をかいて血管内の水分や塩分が減少します。このため、ふだんは血圧が高い人でも、夏は下がり気味になります。

降圧薬を服用している場合は、血圧が下がりすぎて立ちくらみやだるさなどを感じることもあります。このような症状を感じたら、早めに主治医に相談するようにしてください。場合によっては薬を減らしたり、一時的に止めたりすることもあります。

また、脱水にも注意が必要です。脱水で体内の水分が少なくなると血管の収縮が起きたり、血管が詰まりやすくなったりすることもあります。適切な水分とミネラルの摂取を心がけてください。

とはいえ、塩分の摂りすぎは禁物なので、スポーツ飲料などを飲む際は塩分量を確認することが大切です。

冬は急激な温度変化を避ける

寒さを感じると体温を逃がさないように血管が収縮するため、冬は血圧が高くなります。脳や心臓の血管疾患による冬期の死亡率は、暖房や防寒が不十分な場合ほど高くなっています。

特に暖房がきいた温かい室内から寒い外へ出るときのように、急激な寒暖差を感じると血圧は急に上がるので、部屋の温度は同じくらいに保つことが大切です。浴室や脱衣所、トイレなど、暖房がききにくい場所がある場合は、意識して温めておきましょう。外出する際も、防寒着などをきちんと着て、体を冷やさないように注意してください。

夏は脱水に注意

慢性的に血圧が高くなると、汗の量が増えてしまう場合があります。特に夏場はこまめな水分補給が必要となります。運動をする場合はさらに注意が必要で、のどが渇いたと感じる前に水分補給をする必要があります。また、緑茶やコーヒーなどは利尿作用があるため、夏場の水分補給としては向いていません。

ヒートショック

冬は浴室やトイレの寒暖差に注意

寒暖差によって血圧が急激に変化し、心臓や血管に疾患が起こることをヒートショックと言います。対策としては脱衣所と浴室に暖房器具を置いて温める、お風呂の温度を38～40度のぬるめにして、かけ湯をしてから入浴する、お風呂から出るときはゆっくりと立ち上がるといったものがあります。

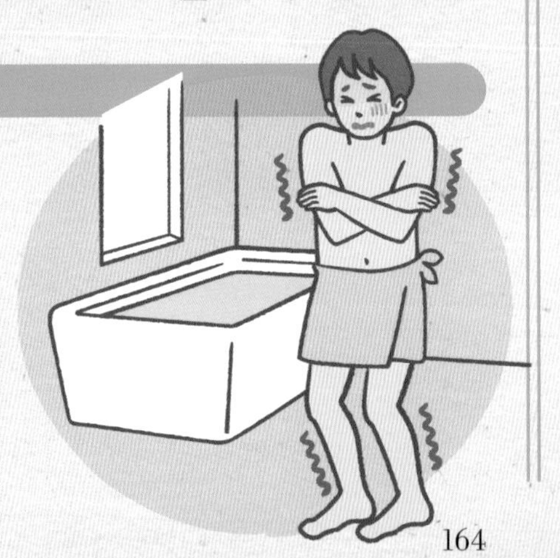

Column

家族と協力して減塩生活

誰かといっしょに住んでいる場合、その人の協力なしに減塩を成功させるのは難しいでしょう。お互いストレスなく過ごすためのちょっとした工夫をお伝えします。

みんなで無理なく健康になるために

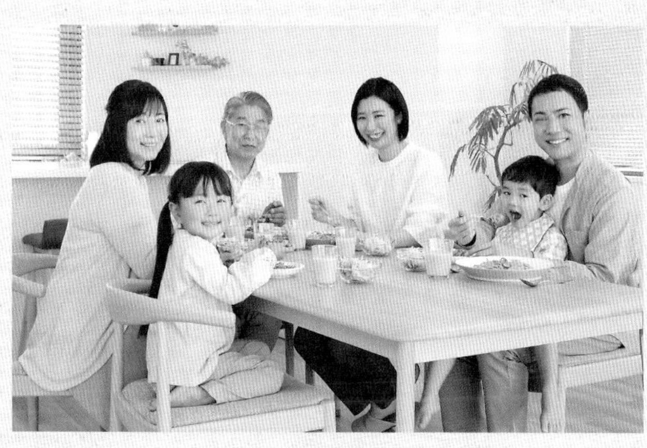

これまで慣れ親しんできた塩加減を変えるには、本人の「当事者意識＝心」の切り替えが大事です。とはいえ、家族で同じ食事だったものを自分だけ変えるのは至難の業。46ページでもお伝えしたように、家族も「減塩食は健康食」と捉えてともに臨むのが一番ですが、成長期の子どもがいる、もち麦が苦手など、家族形態や嗜好によって難しい場合もあります。そういうときは、主菜だけ同じにして、副菜は自身で調整できるメニューにするのがおすすめ。ごはんは白米ともち麦入りを両方まとめて炊いておき、冷凍保存して個々に選べると便利です。

例えば、ハヤシライスをメインにしてごはんの種類や量は個々に選択、副菜のサラダは具やドレッシングの量を調整していく。とんかつなどのフライをメインにした献立ならソースやおろしポン酢を用意してかけるものを選べるようにし、合わせるみそ汁の具や汁の量を加減する、など。食卓の上の料理が同じなら、お互いに気疲れなく食事時間が過ごせます。

「家族といっしょに減塩生活」7ヶ条

1 料理は大皿盛りにせず、1人分ずつ取り分ける

2 主菜は同じにし、副菜の味つけは各自で調整する

3 主食、主菜、副菜をバランスよく、おかずの品数を増やさない

4 料理は家族の人数や食べる量に見合った調理機器で作る

5 卓上調味料は置かない、使わない

6 減塩の市販調味料を活用する

7 調味料の容器を工夫して使用量を減らす

スーパーマーケットやコンビニで買える
食品・お惣菜の食品成分表

※成分値は「日本食品標準成分表 2020 年（八訂）」（文部科学省科学技術・学術審議会資源調査分科会編）を基にして算出しています。食品標準成分表に掲載のないものについては一般商品の成分表示等を参考に平均的な数値を算出しているため、特定の企業メーカーに準ずるものではありません。写真は必ずしも成分値に合わせたものではありません。

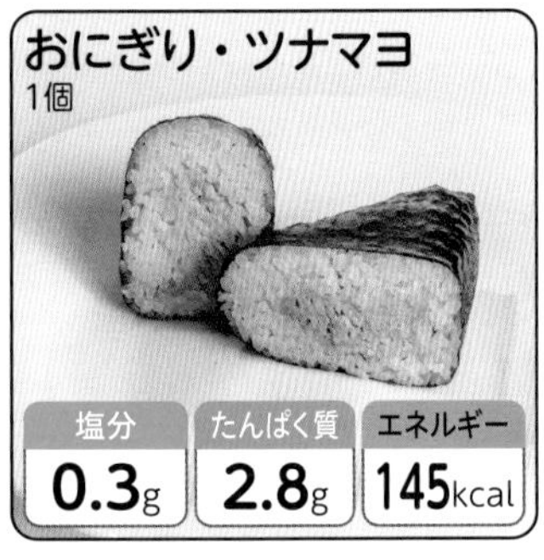

おにぎり・ツナマヨ
1個

塩分	たんぱく質	エネルギー
0.3g	2.8g	145kcal

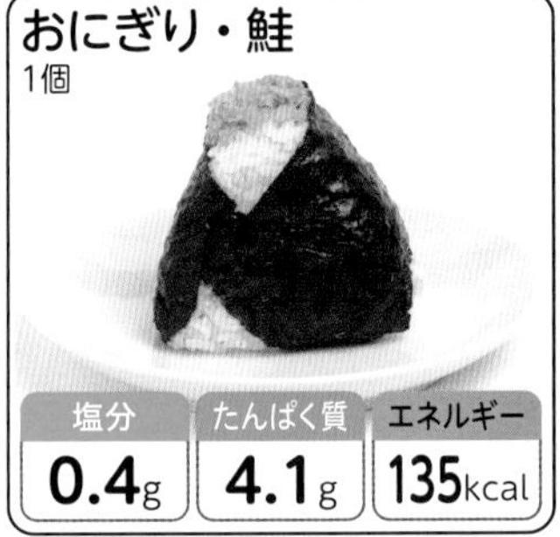

おにぎり・鮭
1個

塩分	たんぱく質	エネルギー
0.4g	4.1g	135kcal

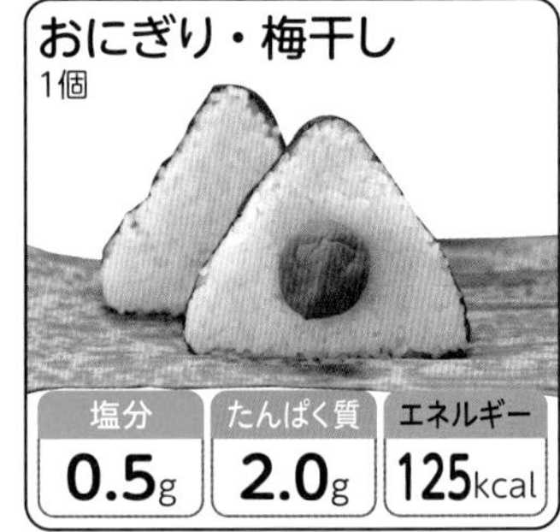

おにぎり・梅干し
1個

塩分	たんぱく質	エネルギー
0.5g	2.0g	125kcal

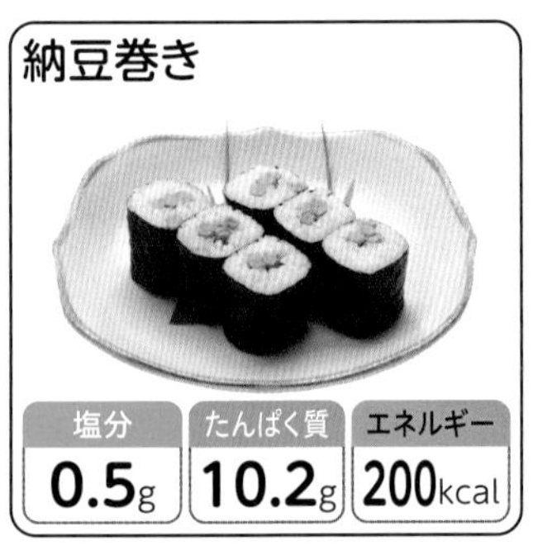

納豆巻き

塩分	たんぱく質	エネルギー
0.5g	10.2g	200kcal

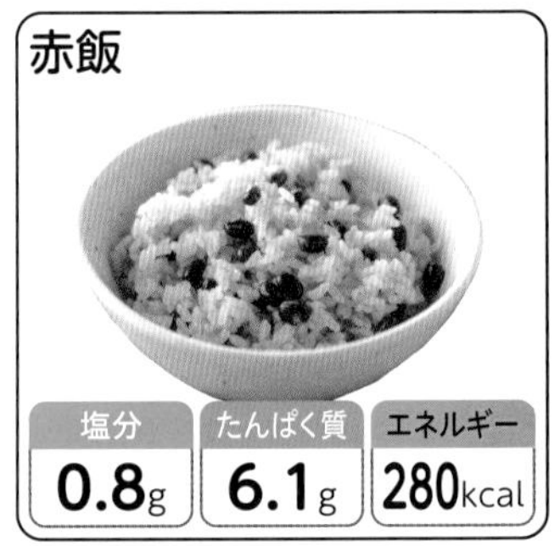

赤飯

塩分	たんぱく質	エネルギー
0.8g	6.1g	280kcal

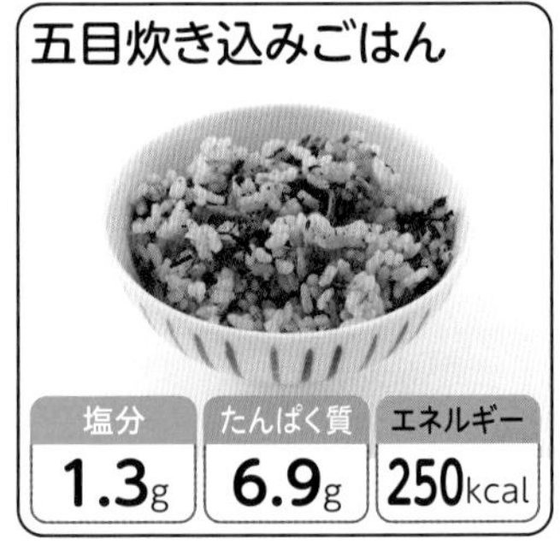

五目炊き込みごはん

塩分	たんぱく質	エネルギー
1.3g	6.9g	250kcal

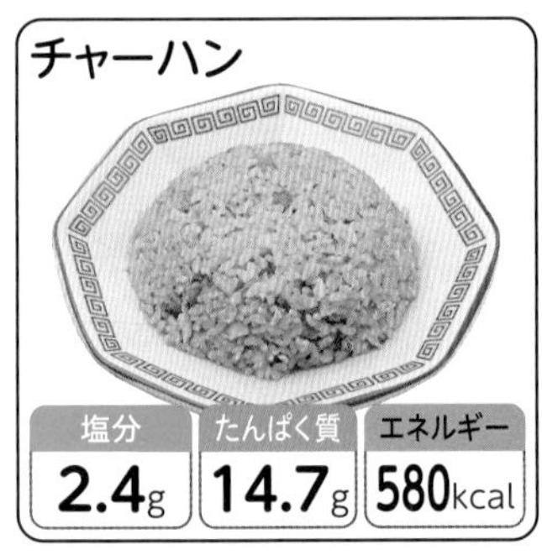

チャーハン

塩分	たんぱく質	エネルギー
2.4g	14.7g	580kcal

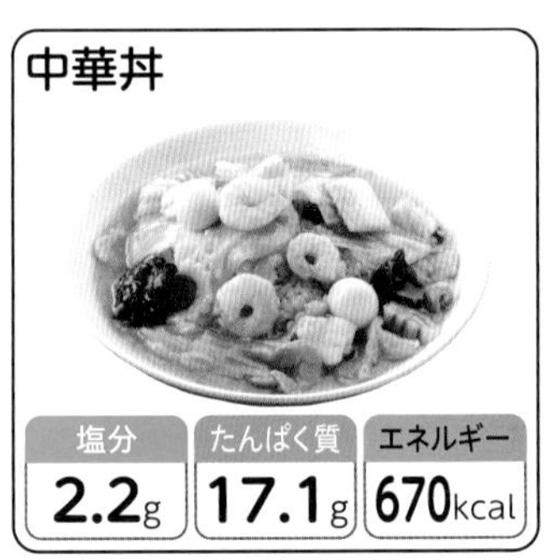

中華丼

塩分	たんぱく質	エネルギー
2.2g	17.1g	670kcal

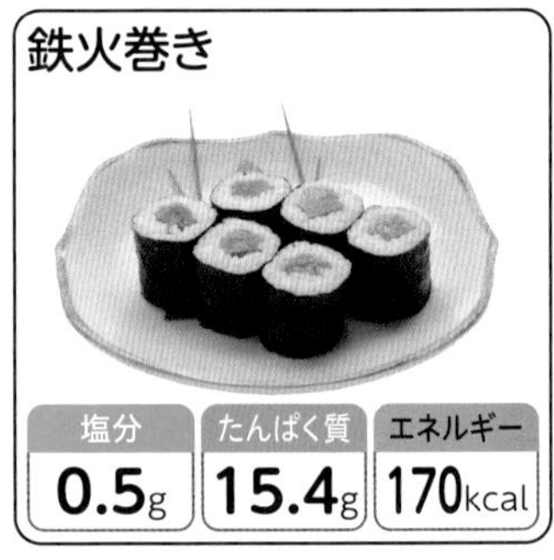

鉄火巻き

塩分	たんぱく質	エネルギー
0.5g	15.4g	170kcal

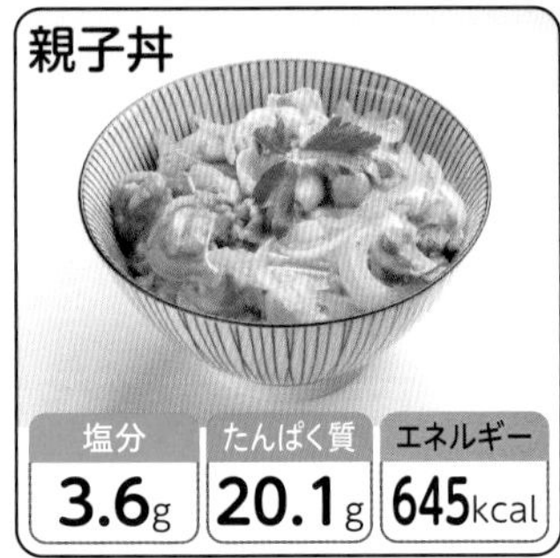

親子丼

塩分	たんぱく質	エネルギー
3.6g	20.1g	645kcal

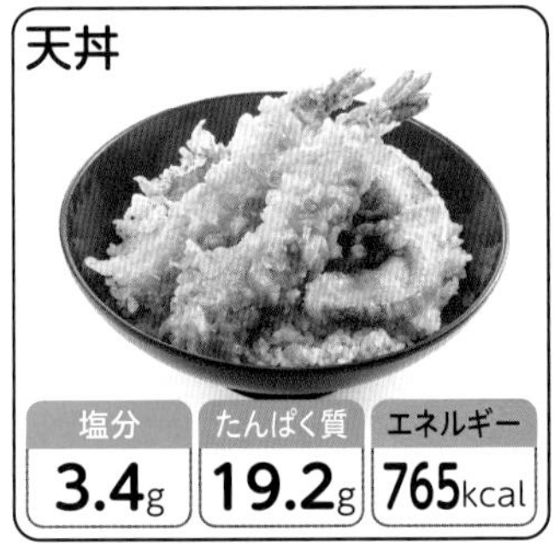

天丼

塩分	たんぱく質	エネルギー
3.4g	19.2g	765kcal

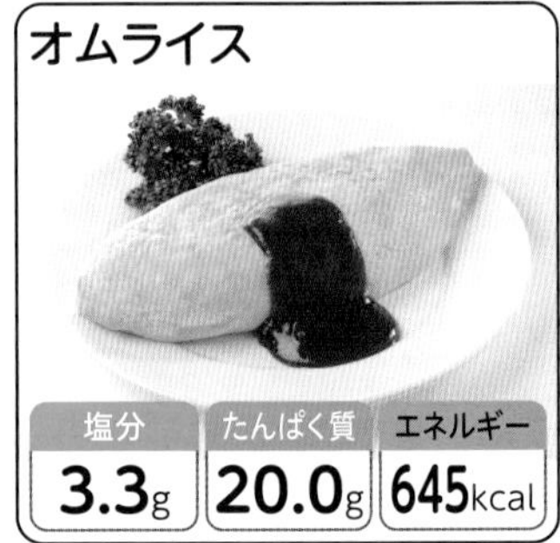

オムライス

塩分	たんぱく質	エネルギー
3.3g	20.0g	645kcal

エビピラフ

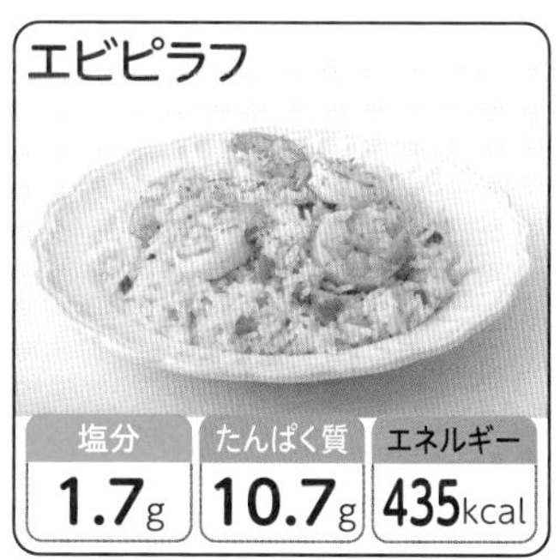

塩分	たんぱく質	エネルギー
1.7g	10.7g	435kcal

ビーフカレー

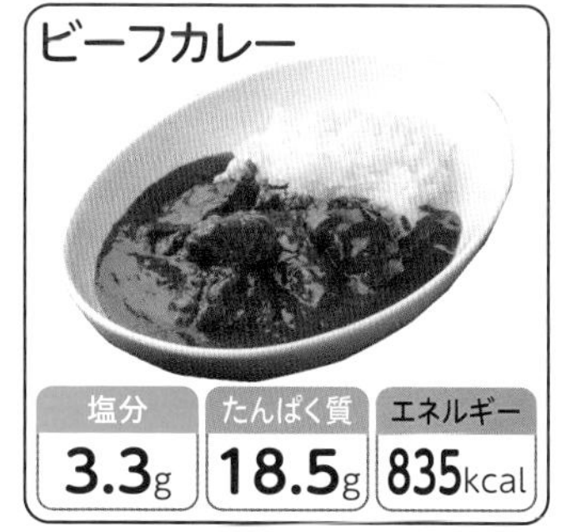

塩分	たんぱく質	エネルギー
3.3g	18.5g	835kcal

カツ丼

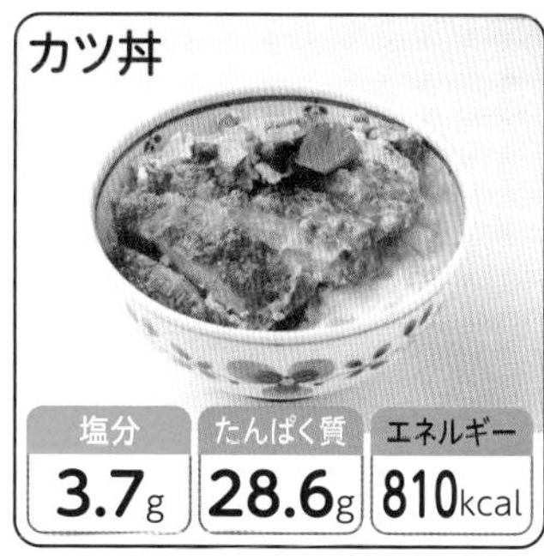

塩分	たんぱく質	エネルギー
3.7g	28.6g	810kcal

ざるそば

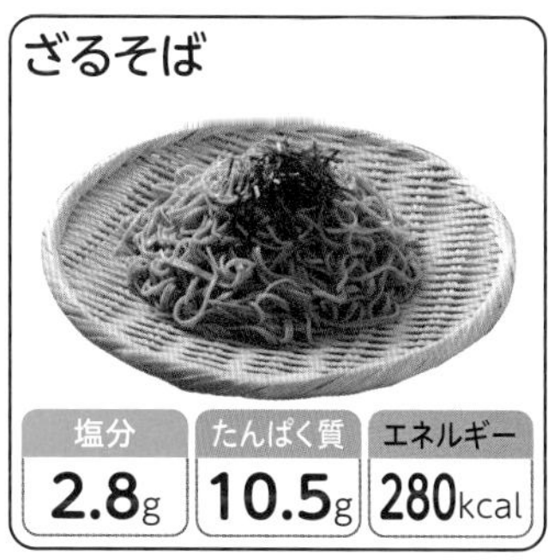

塩分	たんぱく質	エネルギー
2.8g	10.5g	280kcal

かけそば

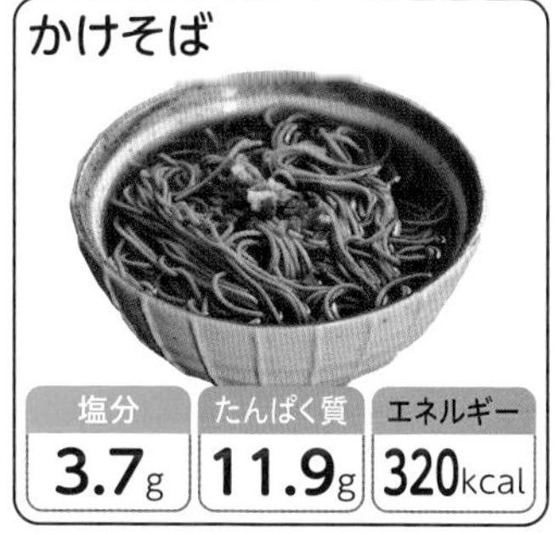

塩分	たんぱく質	エネルギー
3.7g	11.9g	320kcal

天ぷらそば

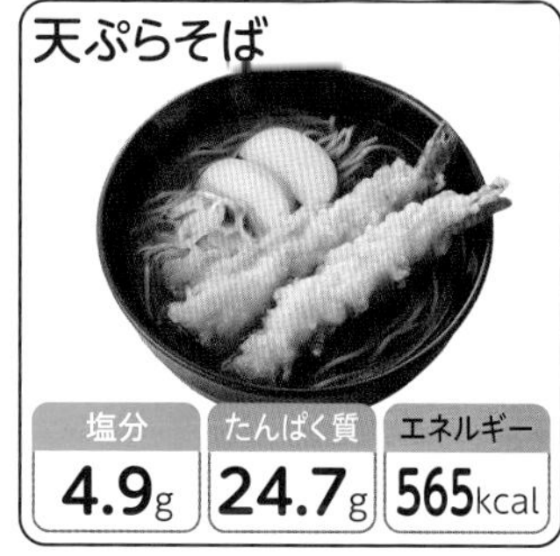

塩分	たんぱく質	エネルギー
4.9g	24.7g	565kcal

かけうどん

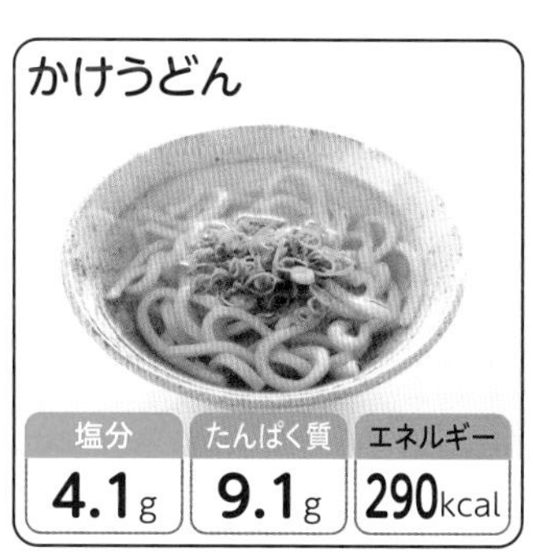

塩分	たんぱく質	エネルギー
4.1g	9.1g	290kcal

きつねうどん

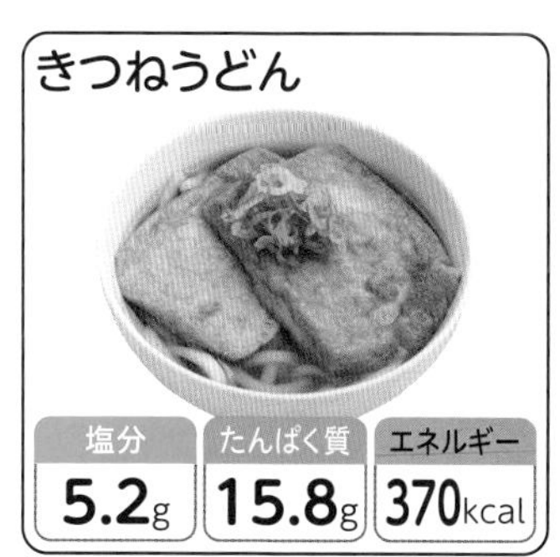

塩分	たんぱく質	エネルギー
5.2g	15.8g	370kcal

鍋焼きうどん

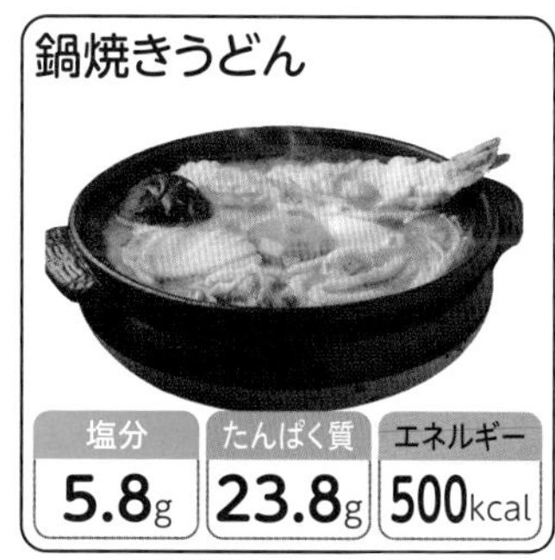

塩分	たんぱく質	エネルギー
5.8g	23.8g	500kcal

ソース焼きそば

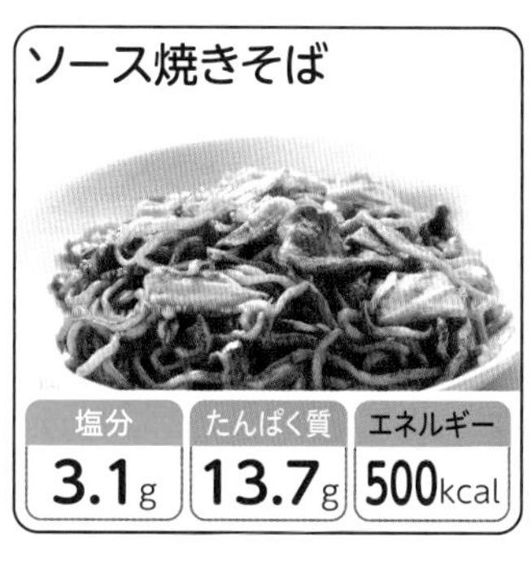

塩分	たんぱく質	エネルギー
3.1g	13.7g	500kcal

しょうゆラーメン

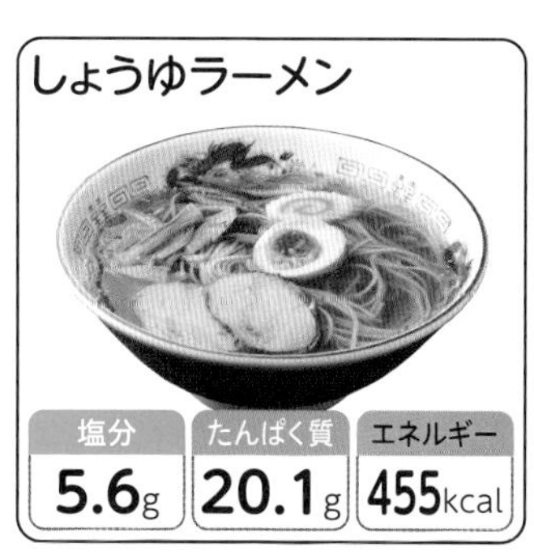

塩分	たんぱく質	エネルギー
5.6g	20.1g	455kcal

冷やし中華
中華麺 110g

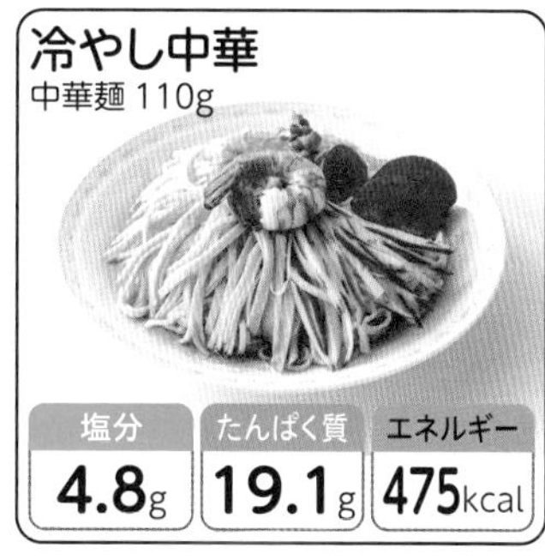

塩分	たんぱく質	エネルギー
4.8g	19.1g	475kcal

たまごサンド

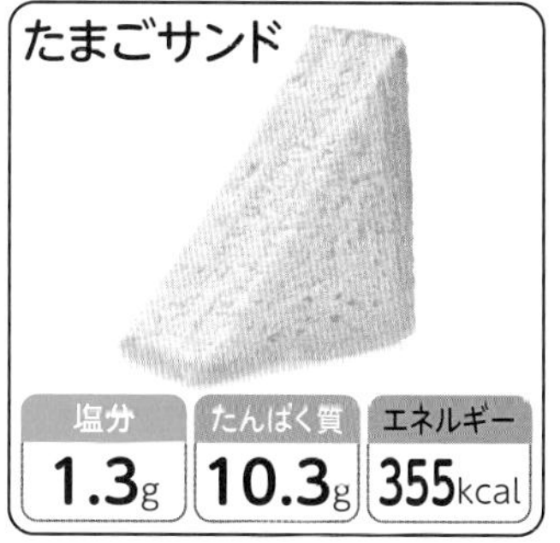

塩分	たんぱく質	エネルギー
1.3g	10.3g	355kcal

食パン（8枚切り）
45g

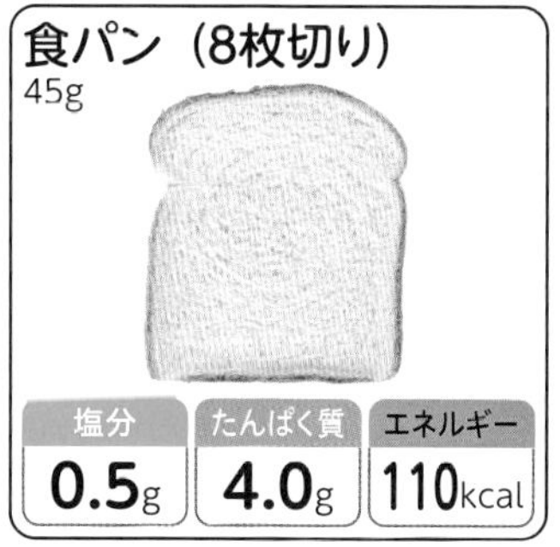

塩分	たんぱく質	エネルギー
0.5g	4.0g	110kcal

バターロール
30g

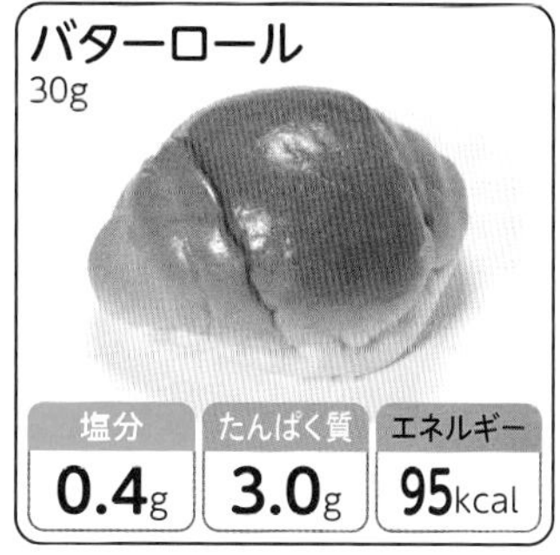

塩分	たんぱく質	エネルギー
0.4g	3.0g	95kcal

ポテトチップス
20g

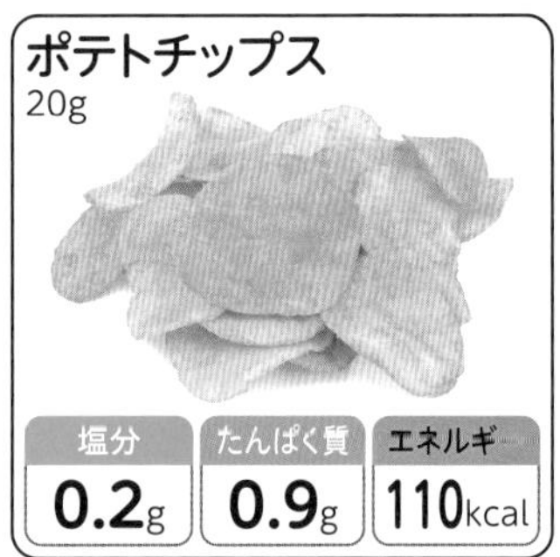

塩分	たんぱく質	エネルギー
0.2g	0.9g	110kcal

しょうゆせんべい
1枚 (25g)

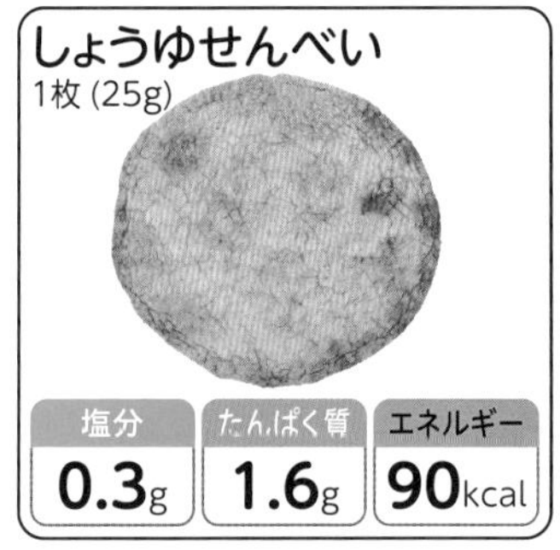

塩分	たんぱく質	エネルギー
0.3g	1.6g	90kcal

ハムチーズレタスサンド

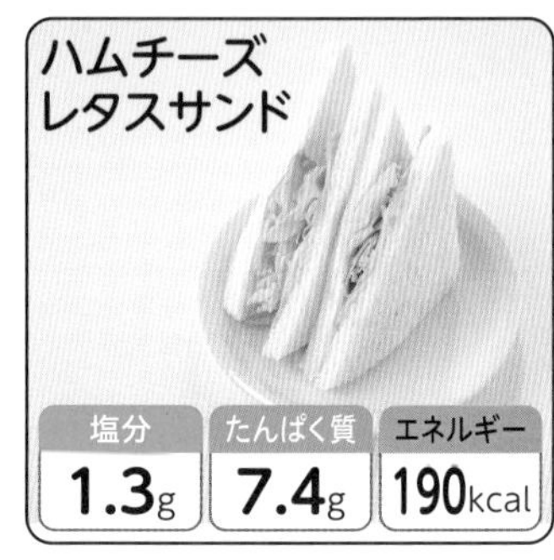

塩分	たんぱく質	エネルギー
1.3g	7.4g	190kcal

豆大福

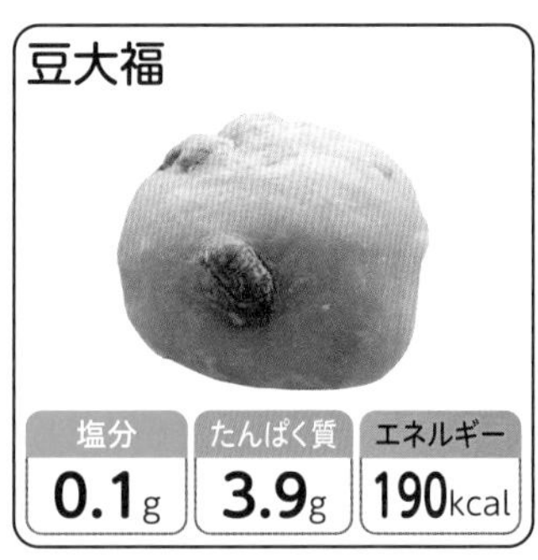

塩分	たんぱく質	エネルギー
0.1g	3.9g	190kcal

串団子・みたらし
1 本

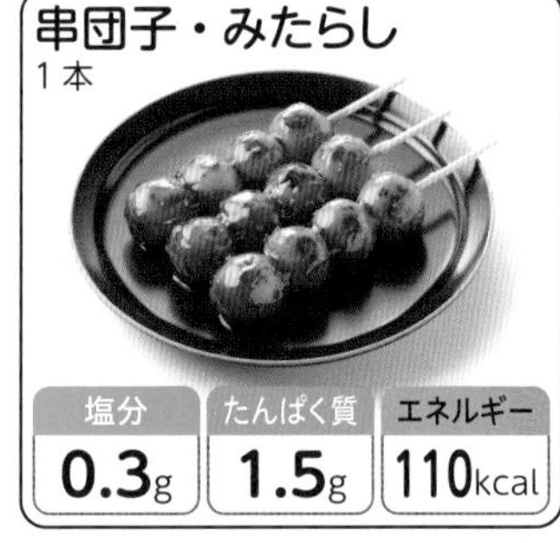

塩分	たんぱく質	エネルギー
0.3g	1.5g	110kcal

板チョコレート
1枚 (50g)

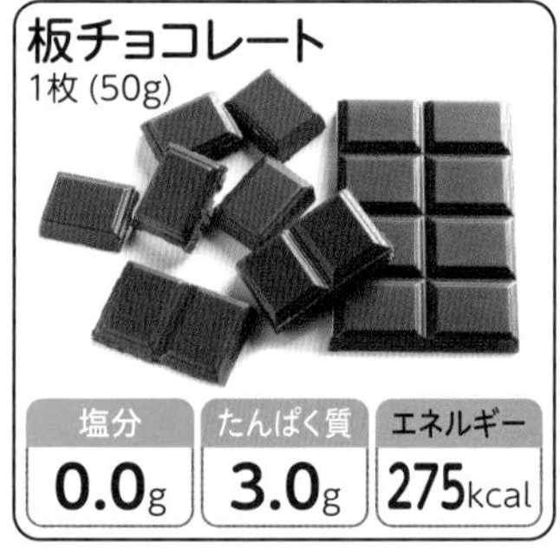

塩分	たんぱく質	エネルギー
0.0g	3.0g	275kcal

ショートケーキ

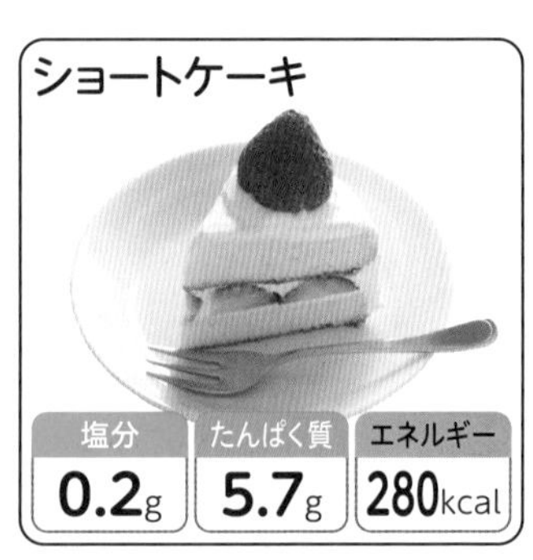

塩分	たんぱく質	エネルギー
0.2g	5.7g	280kcal

ラクトアイス・バニラ
100g

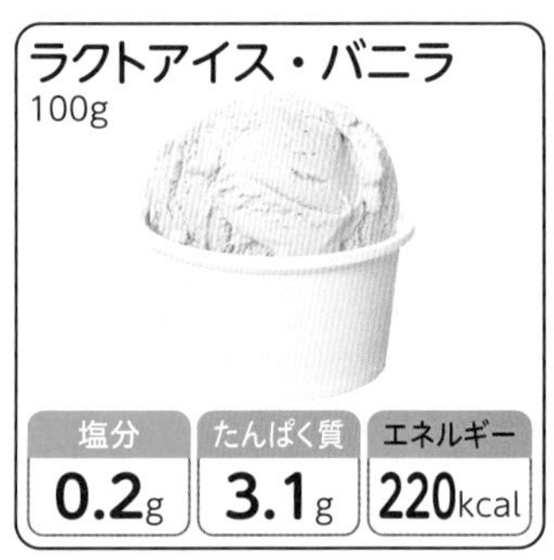

塩分	たんぱく質	エネルギー
0.2g	3.1g	220kcal

どら焼き

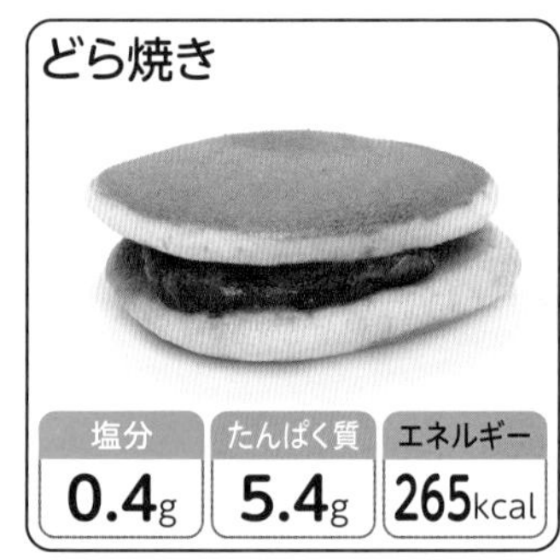

塩分	たんぱく質	エネルギー
0.4g	5.4g	265kcal

豚肉しょうが焼き

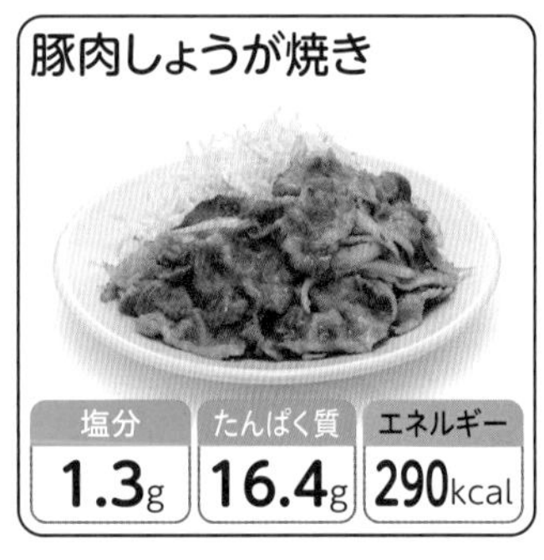

塩分	たんぱく質	エネルギー
1.3g	16.4g	290kcal

焼き鳥・鶏むね・塩
1 本

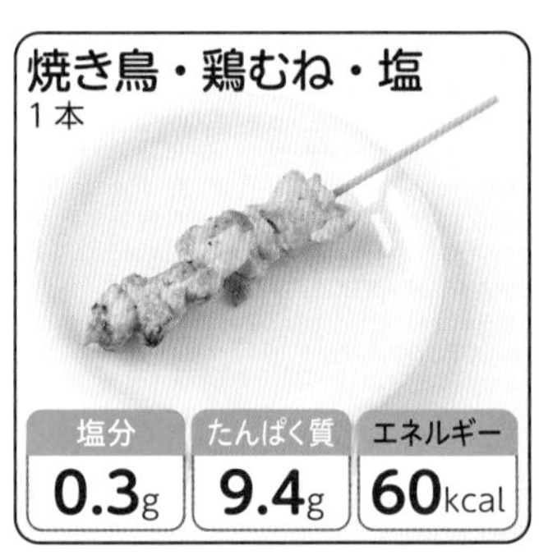

塩分	たんぱく質	エネルギー
0.3g	9.4g	60kcal

焼き鳥・鶏レバー・たれ
1 本

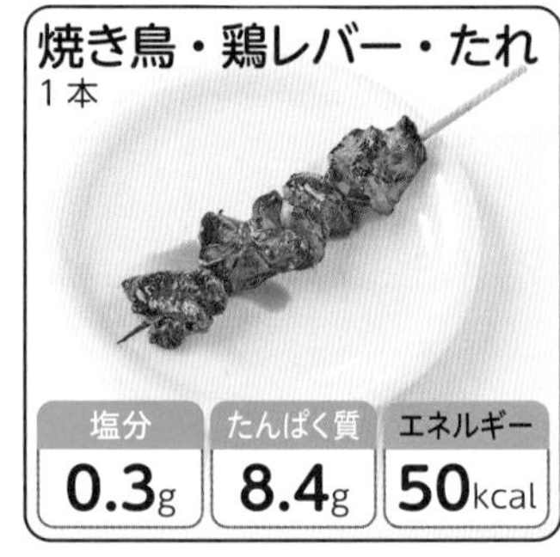

塩分	たんぱく質	エネルギー
0.3g	8.4g	50kcal

ナポリタン
200g

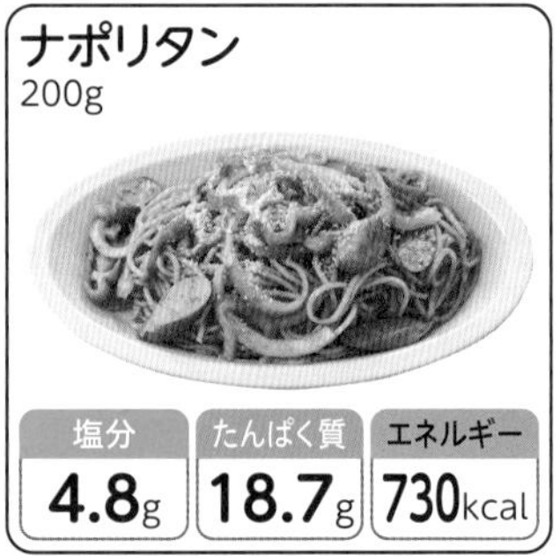

塩分	たんぱく質	エネルギー
4.8g	18.7g	730kcal

ハンバーグ
ひき肉 100g

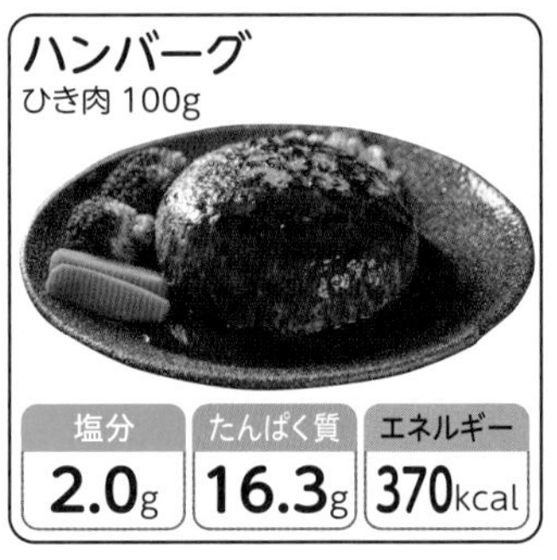

塩分	たんぱく質	エネルギー
2.0g	16.3g	370kcal

青椒肉絲

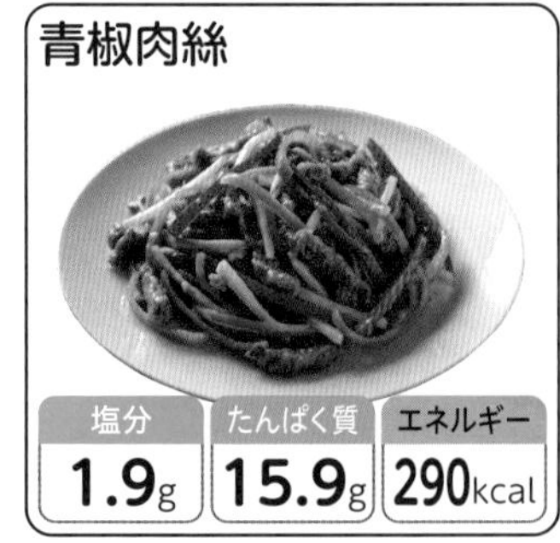

塩分	たんぱく質	エネルギー
1.9g	15.9g	290kcal

ホイコーロー

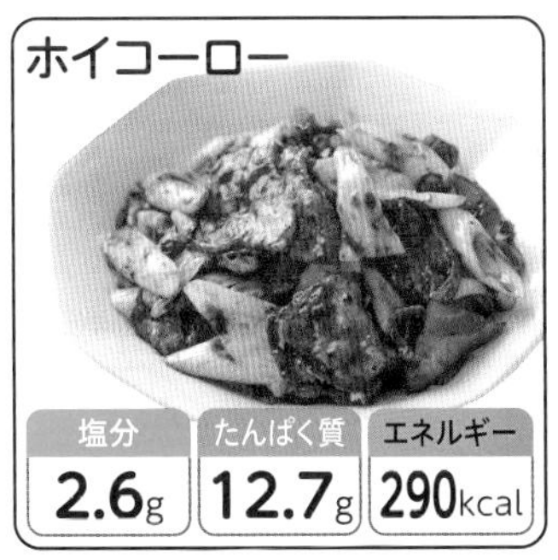

塩分	たんぱく質	エネルギー
2.6g	12.7g	290kcal

たらこスパゲッティ
200g

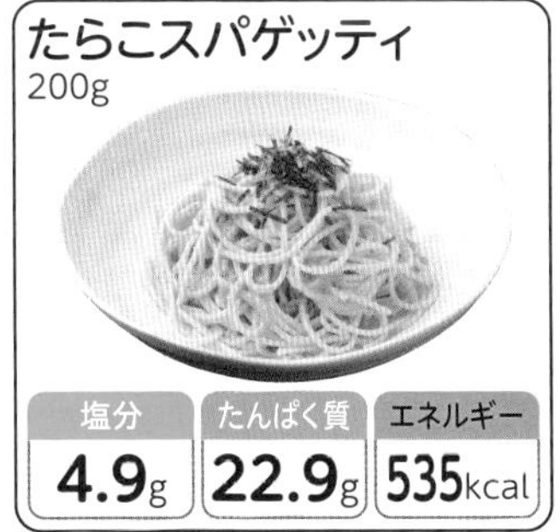

塩分	たんぱく質	エネルギー
4.9g	22.9g	535kcal

ミートソーススパゲッティ
200g

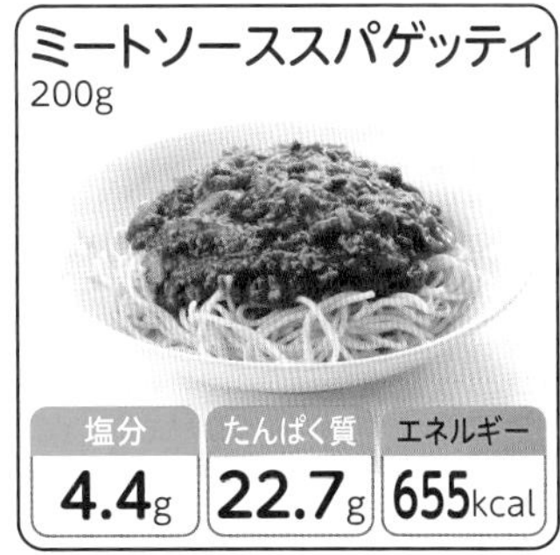

塩分	たんぱく質	エネルギー
4.4g	22.7g	655kcal

トンカツ
160g

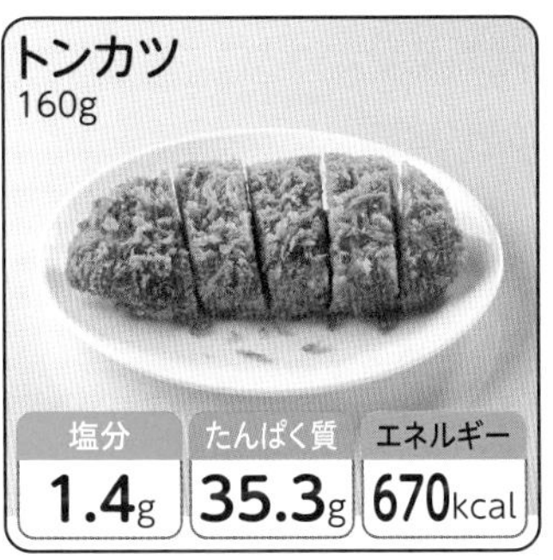

塩分	たんぱく質	エネルギー
1.4g	35.3g	670kcal

酢豚

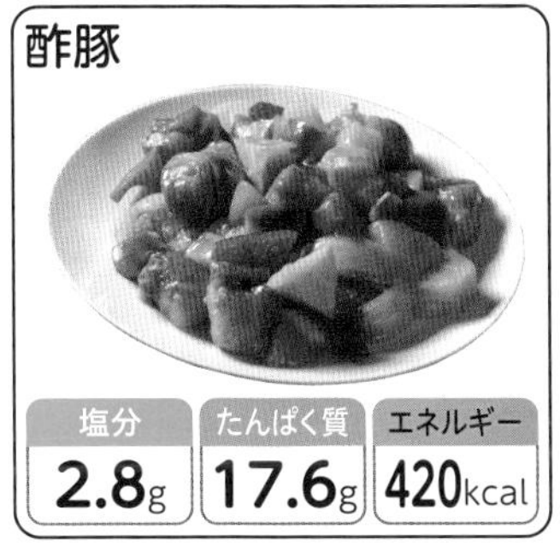

塩分	たんぱく質	エネルギー
2.8g	17.6g	420kcal

レバニラ炒め

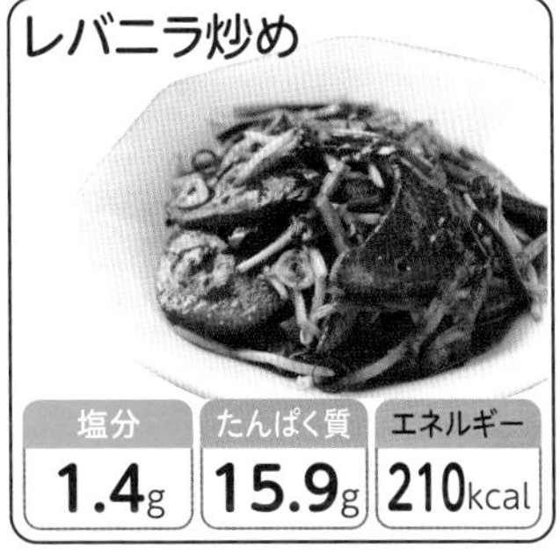

塩分	たんぱく質	エネルギー
1.4g	15.9g	210kcal

鶏肉の照り焼き
鶏もも肉 80g

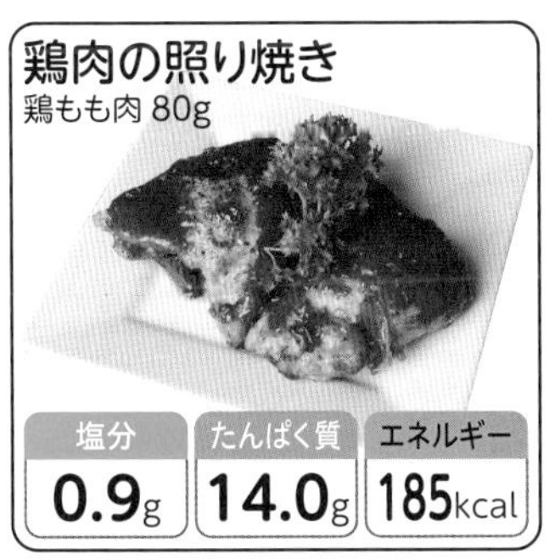

塩分	たんぱく質	エネルギー
0.9g	14.0g	185kcal

焼き餃子
150g

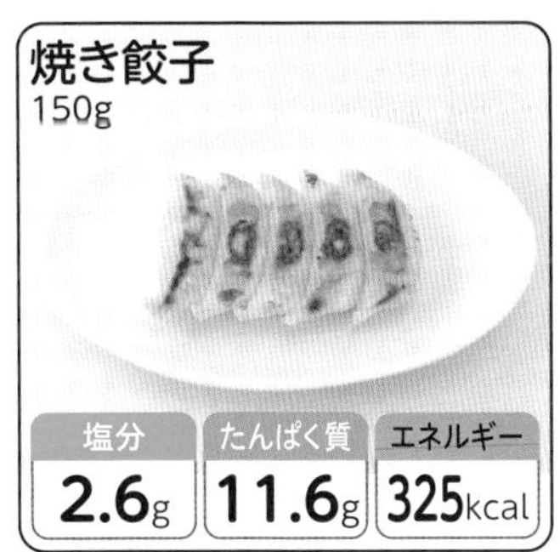

塩分	たんぱく質	エネルギー
2.6g	11.6g	325kcal

ポークシューマイ
150g

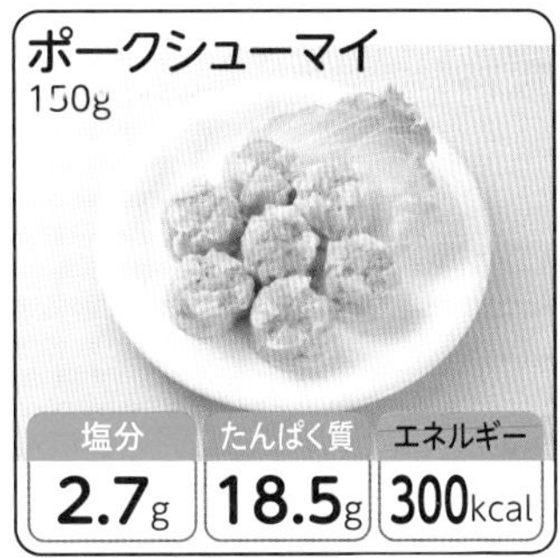

塩分	たんぱく質	エネルギー
2.7g	18.5g	300kcal

厚焼き卵
鶏卵 50g

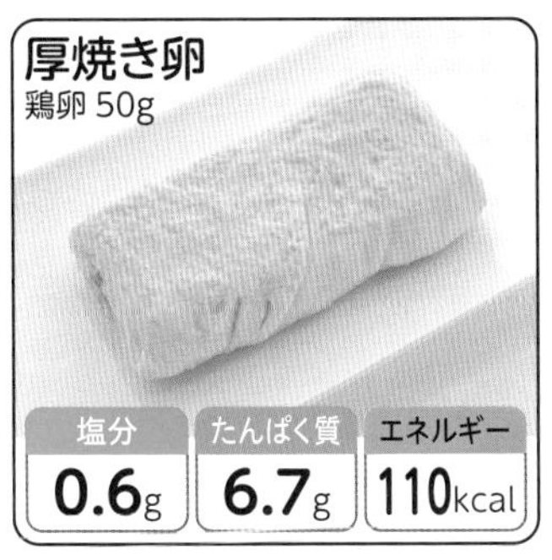

塩分	たんぱく質	エネルギー
0.6g	6.7g	110kcal

にら玉

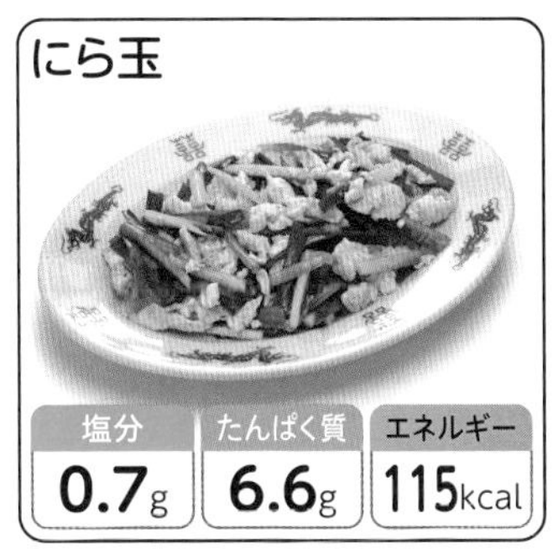

塩分	たんぱく質	エネルギー
0.7g	6.6g	115kcal

鶏肉の唐揚げ
鶏もも肉 80g

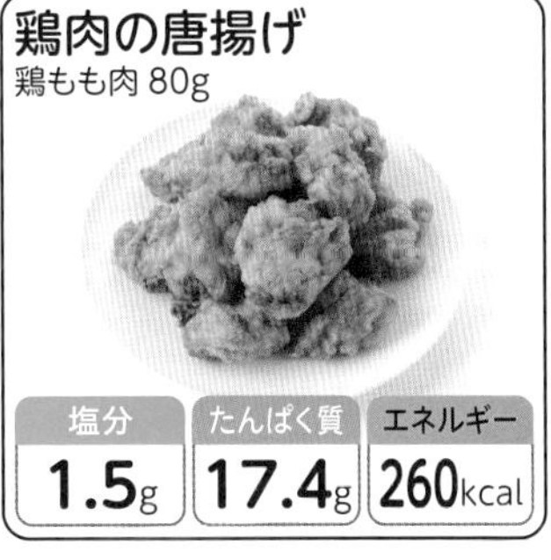

塩分	たんぱく質	エネルギー
1.5g	17.4g	260kcal

コールスローサラダ
100g

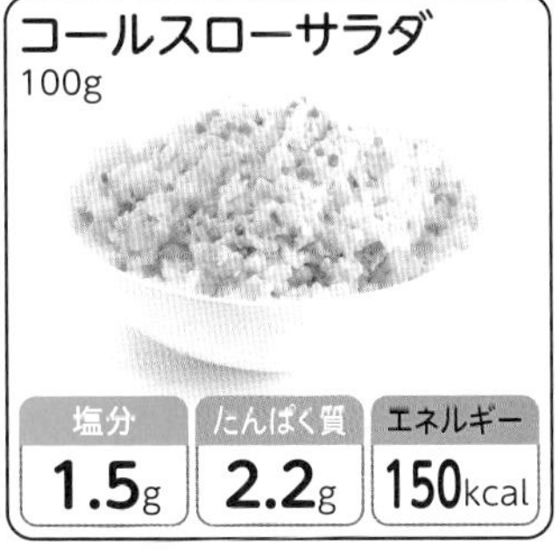

塩分	たんぱく質	エネルギー
1.5g	2.2g	150kcal

麻婆豆腐

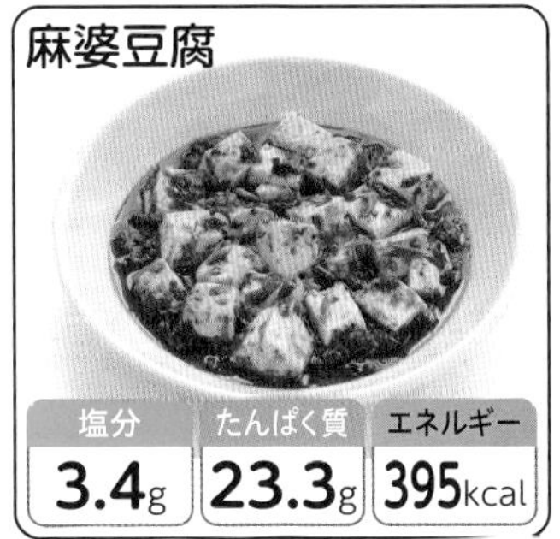

塩分	たんぱく質	エネルギー
3.4g	23.3g	395kcal

ゴーヤーチャンプルー

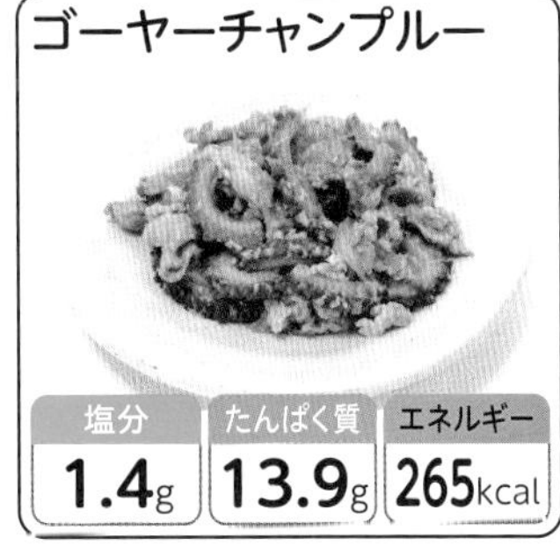

塩分	たんぱく質	エネルギー
1.4g	13.9g	265kcal

切り干し大根の煮物

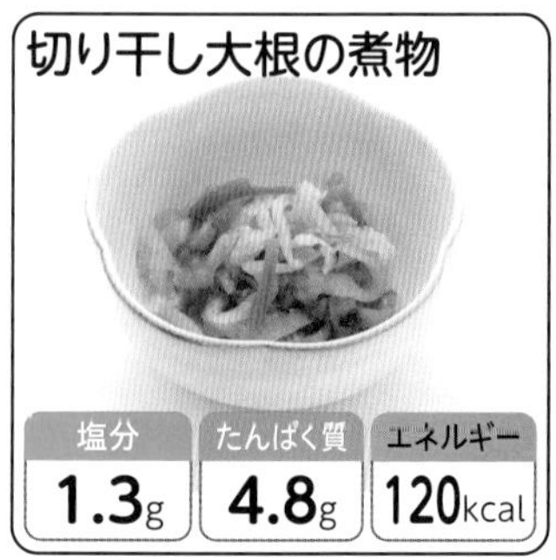

塩分	たんぱく質	エネルギー
1.3g	4.8g	120kcal

肉じゃが

200g

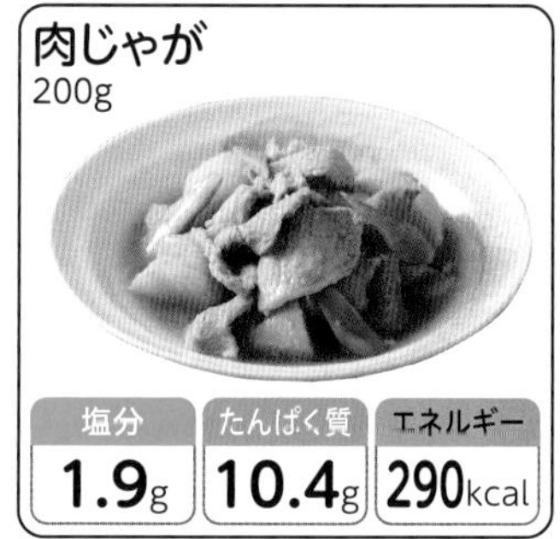

塩分	たんぱく質	エネルギー
1.9g	10.4g	290kcal

ポテトサラダ

100g

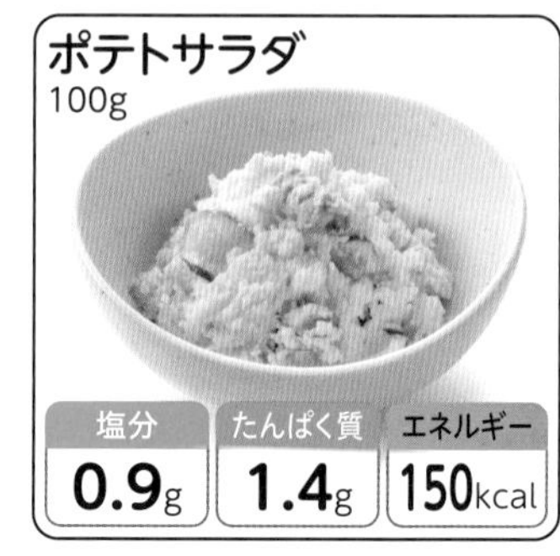

塩分	たんぱく質	エネルギー
0.9g	1.4g	150kcal

アジフライ

アジ70g

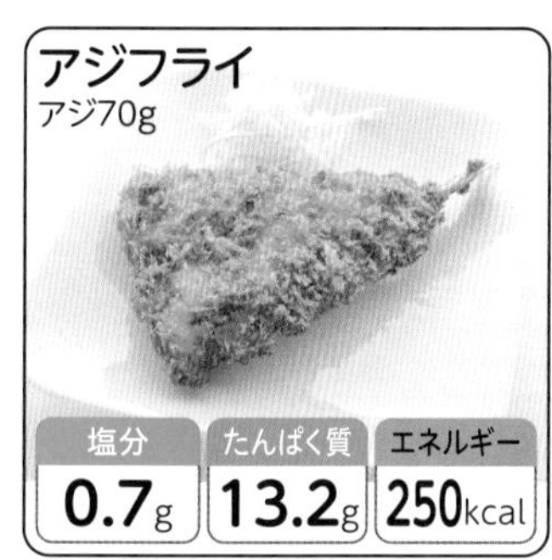

塩分	たんぱく質	エネルギー
0.7g	13.2g	250kcal

エビの天ぷら

1尾

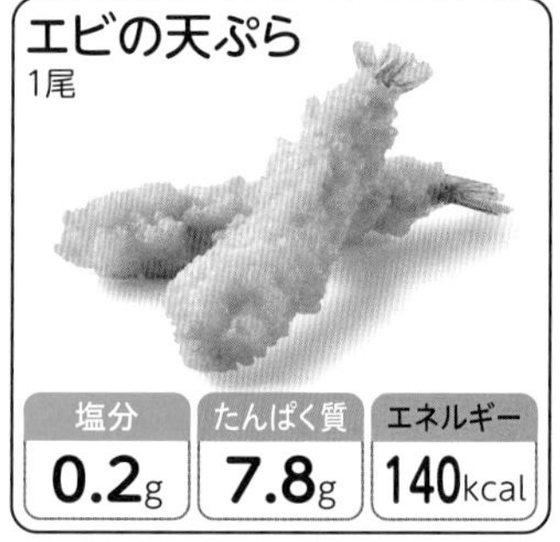

塩分	たんぱく質	エネルギー
0.2g	7.8g	140kcal

きんぴらごぼう

100g

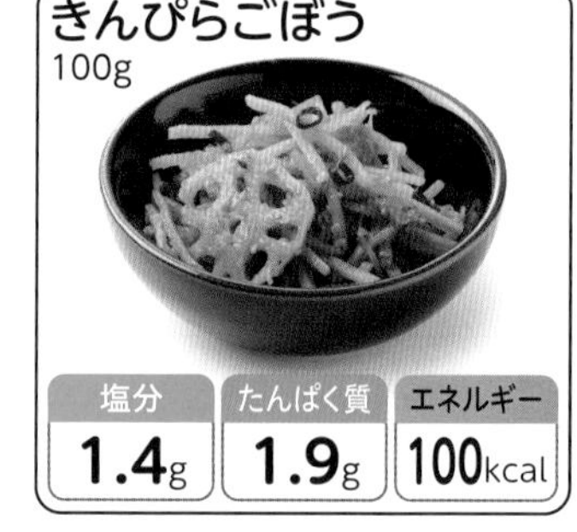

塩分	たんぱく質	エネルギー
1.4g	1.9g	100kcal

コーンクリームコロッケ

1個

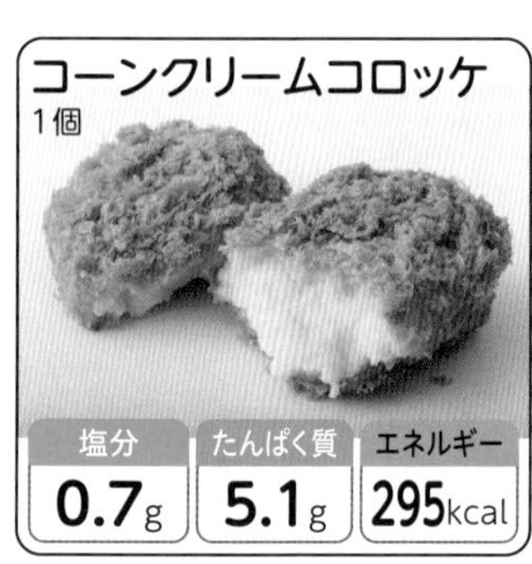

塩分	たんぱく質	エネルギー
0.7g	5.1g	295kcal

かき揚げ

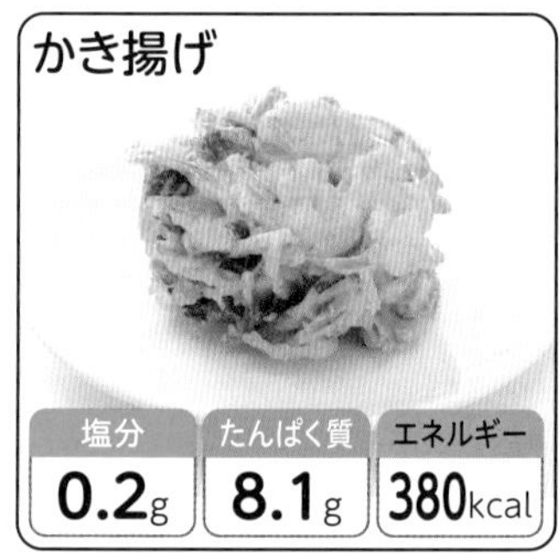

塩分	たんぱく質	エネルギー
0.2g	8.1g	380kcal

さつまいもの天ぷら

60g

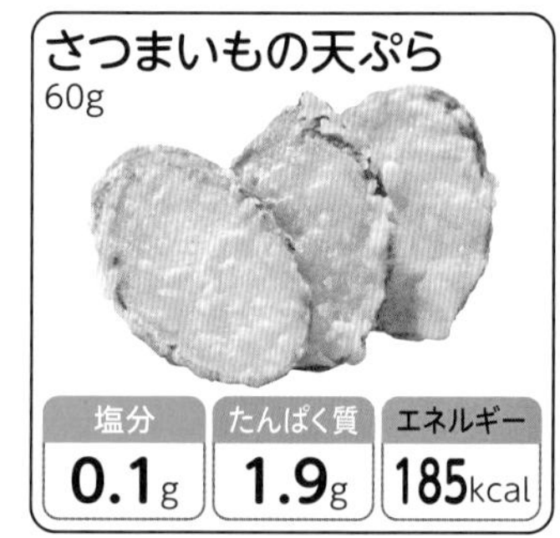

塩分	たんぱく質	エネルギー
0.1g	1.9g	185kcal

あんぱん

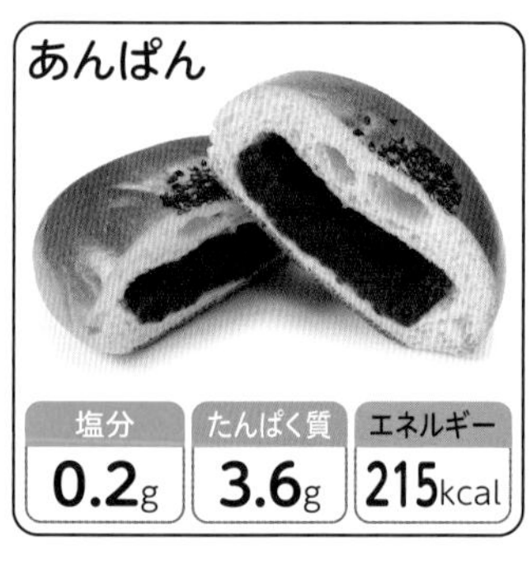

塩分	たんぱく質	エネルギー
0.2g	3.6g	215kcal

クリームパン

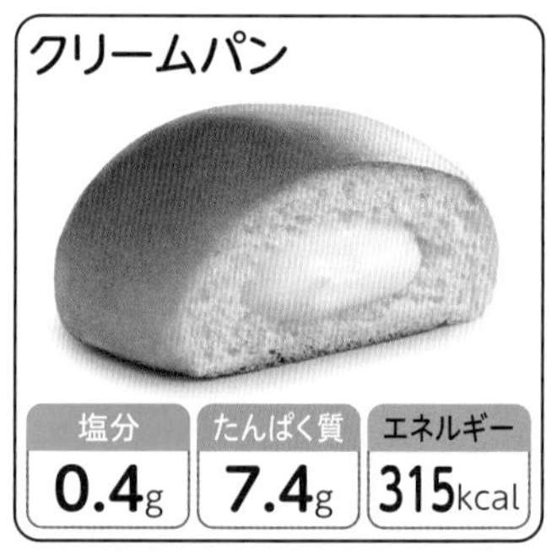

塩分	たんぱく質	エネルギー
0.4g	7.4g	315kcal

牛肉コロッケ

1個

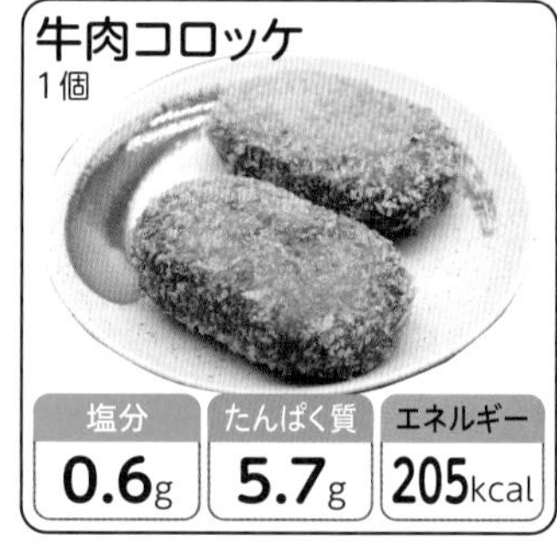

塩分	たんぱく質	エネルギー
0.6g	5.7g	205kcal

から揚げ弁当

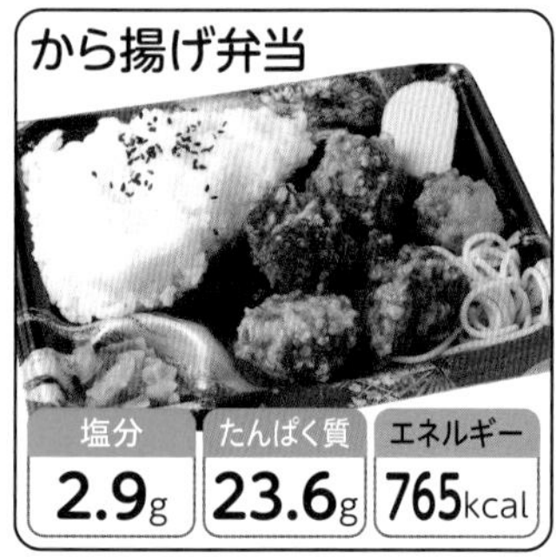

塩分	たんぱく質	エネルギー
2.9g	23.6g	765kcal

鮭弁当

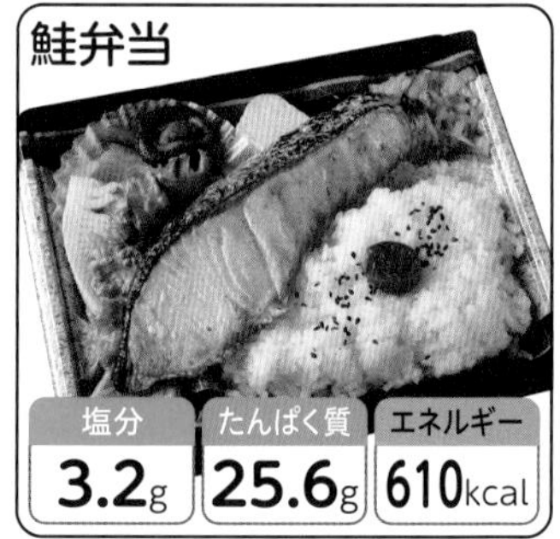

塩分	たんぱく質	エネルギー
3.2g	25.6g	610kcal

牛丼

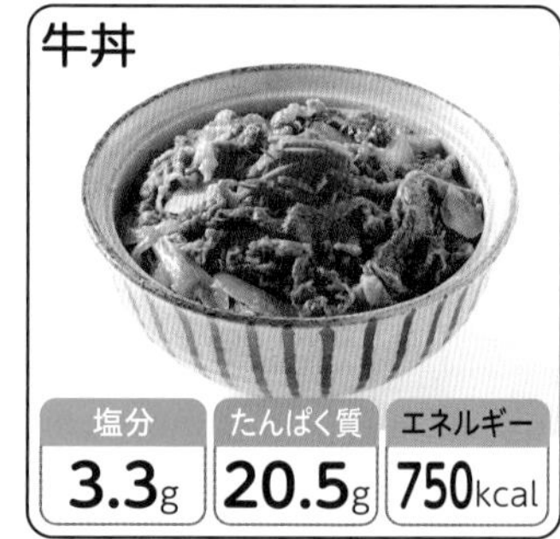

塩分	たんぱく質	エネルギー
3.3g	20.5g	750kcal

材料別料理索引

肉類・肉加工品

魚介類・海藻類

野菜類(料理の添え物使用の野菜は除外しています)

豆類・大豆加工品

きのこ類

卵

乳製品

乾物・その他

果実類

●参考資料一覧

『自宅で出来る! おうちリハビリ
腎センターに通院されている方向け』
(聖路加国際病院　リハビリテーション科)

高血圧治療ガイドライン2019

『患者のための最新医学 高血圧』
(高橋書店)

『高血圧の献立』
(オレンジページ)

日本食品標準成分表2020年版(八訂)
(文部科学省科学技術・学術審議会資源調査分科会)

『塩分早わかり 第5版』
(女子栄養大学出版部)

『エネルギー早わかり 第5版』
(女子栄養大学出版部)

◆「健康づくりのための身体活動基準2013」
https://www.mhlw.go.jp/
stf/houdou/2r9852000002xple.html

◆eヘルスネット(厚生労働省)
https://www.e-healthnet.mhlw.go.jp/

◆国立研究開発法人 国立循環器病研究センター
https://www.ncvc.go.jp/

◆公益法人 日本心臓財団
https://www.jhf.or.jp/

◆公益社団法人　日本眼科医会
https://www.gankaikai.or.jp/

◆公益財団法人
長寿科学振興財団 健康長寿ネット
https://www.tyojyu.or.jp/net/index.html

◆全国健康保険協会
https://www.kyoukaikenpo.or.jp/

監修
宮田 宏太郎（みやた こうたろう）
聖路加国際病院　循環器内科

1985年生まれ、2010年杏林大学医学部卒業、2010年から国立病院機構東京医療センターで初期研修の後、循環器科で後期研修（2010～2012, 2012～2015）。心臓血管研究所付属病院で循環器内科レジデント（2015～2018）東京逓信病院循環器内科（2018～2020）聖路加国際病院循環器内科（2020～）。
日本内科学会、総合内科専門医、日本循環器学会、循環器専門医

著者・レシピ開発
星 穂奈美（ほし ほなみ）
聖路加国際病院　管理栄養士

2017年3月管理栄養士養成課程卒業後、一般財団法人太田綜合病院附属太田西ノ内病院栄養部に入職。2021年12月より学校法人聖路加国際病院栄養科にて勤務。
病態栄養専門管理栄養士

医師と管理栄養士が考えた
おいしく食べる高血圧の減塩レシピ

2023年11月15日　初版発行
2024年３月５日　第２刷発行

著　者　星　穂　奈　美
監修者　宮　田　宏　太　郎
発行者　富　永　靖　弘
印刷所　三共グラフィック株式会社

発行所　東京都台東区 台東２丁目24　株式会社　新星出版社
〒110-0016　☎03(3831)0743

ISBN978-4-405-09715-5